中医核心知识点一本通系列

针灸学
核心知识点全攻略

主编　郭　义

中国健康传媒集团
中国医药科技出版社

内 容 提 要

本书以现行五年制中医药类统编教材《针灸学》为蓝本，通过各类图表形式的运用，将教材内容进行归纳整理，使其条理清晰、简明扼要、知识点突出，并附有习题及答案，方便掌握。本书适合中医院校学生和中医爱好者、自考及自学者学习参考。

图书在版编目（CIP）数据

针灸学核心知识点全攻略/郭义主编．—北京：中国医药科技出版社，2019.11

（中医核心知识点一本通系列）

ISBN 978-7-5214-1239-0

Ⅰ．①针…　Ⅱ．①郭…　Ⅲ．①针灸学　Ⅳ．①R245

中国版本图书馆 CIP 数据核字（2019）第 133512 号

美术编辑　陈君杞

版式设计　南博文化

出版　**中国健康传媒集团**｜中国医药科技出版社

地址　北京市海淀区文慧园北路甲 22 号

邮编　100082

电话　发行：010-62227427　邮购：010-62236938

网址　www.cmstp.com

规格　880×1230mm 1/32

印张　10

字数　368 千字

版次　2019 年 11 月第 1 版

印次　2019 年 11 月第 1 次印刷

印刷　三河市航远印刷有限公司

经销　全国各地新华书店

书号　ISBN 978-7-5214-1239-0

定价　32.00 元

获取新书信息、投稿、为图书纠错，请扫码联系我们。

丛书编委会

编委会

主　编　郭　义

副主编　尚秀葵　李桂兰

编　委　（按姓氏笔画排序）

丁沙沙　王　娟　王　超

王　邈　王娜娜　张　云

赵　雪　赵　琳　阎丽娟

出版说明

近年来，国家高度重视中医药事业的发展，中医药在人们健康生活中充当了越来越重要的角色，更多的人愿意选择中医中药，从而使更多的人愿意从事中医药行业的工作。为了帮助读者系统、快速了解中医药学科体系，帮助中医药院校学生、自学应考者，以及中医爱好者和初学者学习重点和去伪存真，我社特别策划出版了本套丛书。

本书的编写单位主要锁定在相关国家级精品课程的公认的重点中医药院校，主编多为国家级或省级精品课程的学科带头人，参编人员为多年从事教学、有丰富教学经验的资深教授，在本学科有一定的影响力，对各种考试考点非常熟悉的教学一线人员。从而，保证了本丛书内容的权威性和专业性。

本套丛书的编写形式以图和表为主，原则为：能用图表说明的一律采用图表形式；可以分条论述的不要成段地罗列论述，使核心知识点一目了然。为方便中医药相关人员准备中医执业医师资格考试、研究生入学考试、中医药院校在校生结业考试、卫生专业资格考试、规培资格考试、继续教育考试，本书中特设置【考点重点点拨】栏目，根据教材本身的特点放于不同位置，书后附有【巩固与练习】，方便读者随学随练，并达到自测的目的。

最后，祝愿使用这套书的中医药考生和爱好者，能有收获！

出版者

2019 年 5 月

前言

本书以全国统编教材《针灸学》为蓝本，以教学大纲为依据，以图和表格的简明形式，对针灸学中的经络、腧穴、刺灸法、临床应用等内容，进行提纲挈领、重点突出的介绍。每一章节均有考点重点点拨及习题，对于核心内容用下划线标注，以示突出，并采用分条论述的写作形式，用数字标记，有利于学生全面记忆。

本书编写宗旨是帮助读者系统掌握《针灸学》课程的重要知识点和核心考点，提高读者应试和应用的能力与水平。通过图表形式使课程知识点凸显，对教材重点和考点内容精简，做到一目了然。

本书的特点是对针灸学中相似、相关的内容进行归纳、比较、分析，帮助读者在学习时能够纲目清晰，领悟针灸理论中的异同，真正掌握重要的知识点。在表达方式上采用大量图表，通过形象化示意，提炼关键内容进行重点叙述。全书重点突出，条理清晰，易于掌握，便于记忆。在强调理论的科学性、系统性、完整性的同时，更强调相关内容的纵横、多方面的交叉比较，增强读者对针灸内容的深入理解，实用性强、应试性强。

本书既可供针灸专业五年制、七年制学生学习使用，也可作为研究生入学、执业医师应试、网大学生自学考试及临床医生学习参考，更可作为中医爱好者的入门指导。

限于笔者水平所限，本书叙述疏漏及不当之处，敬请读者批评指正。

编　者

2019 年 3 月

目录

中篇　针灸技术

下篇　针灸应用

绪　　论

【考点重点点拨】

1. 针灸学概念。
2. 针灸学发展史中的三次总结。
3. 历代主要医家在针灸学发展史中的贡献。

针灸学是以中医理论为指导，研究经络腧穴、刺灸技术和治疗方法，探讨针灸防治疾病规律，阐明针灸作用机制的一门学科。

一、针灸学发展简史

表1　针灸学发展简史

发展时期		代表作	著者或医家	贡献
起源时期	原始社会氏族公社时期			针灸起源可追溯的最早时期
	新石器时代	砭石		最早的针刺工具。《素问·异法方宜论》是对以石为针并以之治病的较早记载
	春秋末期	金属针的创制		标志着针刺技术的划时代进步
		《庄子·盗跖》		最早出现“灸”字的记载
	原始社会			拔罐（角法）

续表

发展时期		代表作	著者或医家	贡献
创立时期	春秋战国	医学帛书 《足臂十一脉灸经》 《阴阳十一脉灸经》		①对十一经脉的循行、主病的论述 ②反映了经络学说的雏形
		《帛书·脉法》		对灸刺部位有明 确记载
	汉	《史记·扁鹊仓公列传》		“三阳五会”关于腧穴的最早记载
	战国	《内经》		①建立了经络学说；阐述了腧穴的特性，记载了160多个腧穴；论述了行针得气和针灸补泻；确立了针灸治疗原则；介绍了针灸对多种病证治疗的处方用穴 ②《灵枢》又称为《针经》，是以论述针灸为主的医学著作 ③是对战国及以前针灸学术的一次大的总结，创立了针灸理论体系
	汉	《难经》		在奇经八脉、特定穴及针刺补泻法的认识上补充了《内经》的不足
		《伤寒杂病论》		①创立六经辨证 ②主张针药并用
			华　佗	创立华佗夹脊穴
		《伤寒杂病论》	张仲景	①主张针药并用 ②提倡辨证论治
繁荣时期	晋	《针灸甲乙经》	皇甫谧	①收录了349个穴位，介绍了针灸方法宜忌和常见病的针灸治疗 ②《内经》之后针灸学的第二次总结 ③除《灵枢》外最早的针灸专著 ④全面论述了脏腑经络学说
		《肘后备急方》	葛　洪	提倡灸法的应用
			鲍姑	葛洪之妻，女灸家

续表

发展时期		代表作	著者或医家	贡献
繁荣时期	唐	《备急千金要方》	孙思邈	①提出“阿是穴” ②创用“指寸法” ③详细记述灸法应用 ④绘制了彩色的经脉图“明堂三人图”——最早彩色经络挂图
		《外台秘要》	王　焘	收录大量灸治经验
		《骨蒸病灸方》	崔知悌	
		太医署　标志国家针灸教育体系建立，针灸成为专门学科		
	北宋	《铜人腧穴针灸图经》	王惟一	①确立354个经穴 ②制作两具针灸铜人，针灸教具应用的标志
	南宋	《针灸资生经》	王执中	①倡导针灸兼药 ②重视灸术 ③重视压痛点在诊治中的作用
	金	《备急灸法》	闻人耆年	
		《流注指微论》 《流注指微针赋》	何若愚	首创的子午流注针法，提倡按时取穴
		《针经指南》	窦汉卿	①歌赋形式阐述针灸理论和治疗 ②提出“八脉交会穴”
		《十四经发挥》	滑伯仁	首次把任、督二脉和十二经脉并称为“十四经”
		《针灸大成》	杨继洲	①载359穴 ②是针灸学的第三次总结
	明	《针灸聚英》	高武	总结腧穴主治病证
		《针灸大全》	徐凤	对针刺手法进行收集评述
		《类经》	张介宾	
		《奇经八脉考》	李时珍	对奇经专门研究，丰富经络内容
低谷时期	清	《医宗金鉴·刺灸心法要诀》	吴谦等	清代医学生必修内容
		《针灸逢源》	李学川	①强调辨证取穴、针药并重 ②完整列出361个经穴

续表

发展时期	代表作	著者或医家	贡献
振兴时期	1958 年：首次提出“针刺麻醉”概念，创立针刺麻醉法 1971 年：针刺麻醉掀起国际针灸热潮 1979 年：成立中华全国医学会针灸分会 2006 年：新修订并予以实施了（GB/T12346－2006）《腧穴名称与定位》，印堂穴归入督脉，经穴总数达 362 个 2008 年：颁布国家标准《针灸技术操作规范》 2011 年：已颁布 22 项针灸技术操作国家标准		
针灸学的对外交流	①公元 6 世纪《针灸甲乙经》被传到朝鲜、日本 ②公元 16 世纪针灸传播到欧洲 ③19 世纪初，针灸传入美国 ④目前，世界上有 160 多个国家和地区设有中医针灸医疗机构 ⑤世界卫生组织（WHO）倡导针灸防治疾病： 2002 年 WHO 列出了 106 种针灸适应证 2006 年制定针灸腧穴定位的国际标准 2010 年第一次将传统医学纳入世界主流医学范畴		

二、针灸学的学科特点

理论体系完整、治疗技术独特、诊疗常为一体、适应范围广泛、易于国际推广。

三、针灸学的学习方法

明确目的要求，掌握本课程的学习重点；

学习针灸基础理论，强调综合理解，适当背诵；

掌握针灸技术，严格手法练习，遵循操作规范；

熟悉针灸治疗，加强见习实习，提高临床动手能力。

巩固与练习

一、选择题

（一）A 型题

1. 针灸起源最早可追溯到哪个时期(　　)

A. 汉　　B. 新石器时代　　C. 旧石器时代

D. 原始社会氏族公社时期　　E. 春秋末期

2. 哪部著作标志着针灸学的第三次总结(　　)

A. 《千金方》　B. 《针灸大成》　C. 《针灸甲乙经》

D. 《针灸逢源》　E. 《针灸大全》

3. 2006 年新修订的（GB/T12346 - 2006）《腧穴名称与定位》有(　　)个穴位。

A. 361　B. 359　C. 354

D. 365　E. 362

（二）X 型题

4. 针灸学的学科特点为(　　)

A. 理论体系完整　B. 治疗技术独特　C. 诊疗常为一体

D. 适应范围广泛　E. 易于国际推广

5. 内经的主要贡献有那些(　　)

A. 建立了经络学说

B. 《灵枢》标志着针灸学理论体系的基本形成

C. 是对战国及以前针灸学术的一次大的总结

D. 阐述了腧穴的特性

E. 记载了 160 多个腧穴

二、填空题

6. 现存最早的针灸专著为________。

7. 拔罐古称________。

8. 历史上针灸学的三次总结的著作________、________、________。

9. 金代何若愚著《子午流注针经》，创立了________。

10. 清代李学川的针灸著作为________，其中记载腧穴________个。

11. 2006 年，将________穴归入________，至此十四经穴总计________个。

三、名词解释

12. 针灸学

四、简答题

13. 简述针灸学的概念。
14. 简述针灸学发展史中三次总结及贡献。
15. 孙思邈、王惟一等医家对针灸学学科发展有哪些贡献?
16. 简述针灸学的学科特点?
17. 针灸学的对外交流有哪些体现?

参考答案

一、选择题

1. D　2. B　3. E　4. ABCDE　5. ABCDE

二、填空题

6. 《针灸甲乙经》
7. 角法
8. 《内经》、《针灸甲乙经》、《针灸大成》
9. 子午流注针法
10. 《针灸逢源》、361
11. 印堂、督脉、362

其他题型答案参见本章相关内容。

上篇
针灸基础理论

第一章　经络总论

【考点重点点拨】

1. 经络的概念。
2. 经络系统的组成。
3. 十二经脉的命名、分布规律及循行走向与交接规律。
4. 奇经八脉的循行特点及作用。
5. 十二经别的循行特点。
6. 十五络脉的循行特点及作用。
7. 十二经筋的循行特点和作用。

经络是人体内运行气血、联络脏腑、沟通内外、贯穿上下的通路，包括经脉和络脉。

经脉以上下纵行为主，系经络的主体部分；络脉从经络中分出侧行，系经络的细小部分。

第一节　经络系统组成

经络系统由经脉系统和络脉系统组成，其中经脉系统包括十二经脉、奇经八脉以及附属于十二经脉的十二经别、十二经筋、十二皮部；络脉包括十五络脉、浮络及孙络等。详见图1经络系统组成。

- 经络系统
  - 经脉
    - 十二经脉
      - 手三阴经
        - 手太阴肺经
        - 手厥阴心包经
        - 手少阴心经
      - 手三阳经
        - 手阳明大肠经
        - 手少阳三焦经
        - 手太阳小肠经
      - 足三阳经
        - 足阳明胃经
        - 足少阳胆经
        - 足太阳膀胱经
      - 足三阴经
        - 足太阴脾经
        - 足厥阴肝经
        - 足少阴肾经
    - 十二经脉附属部分
      - 十二经别
      - 十二经筋
      - 十二皮部
    - 奇经八脉
      - 督脉
      - 任脉
      - 冲脉
      - 带脉
      - 阴维脉
      - 阳维脉
      - 阴跷脉
      - 阳跷脉
  - 络脉
    - 十五络脉
      - 十四经脉之络
      - 脾之大络
    - 浮络
    - 孙络

图1　经络系统组成

一、经络系统的内容、概念、循行特点及作用

表2 经络系统内容、概念、循行特点及作用

内容	概念	特点	作用
十二经脉	十二脏腑所属的经脉，是经络系统的主体，故又称为“正经”	手之三阴胸走手，手之三阳手走头；足之三阳头走足，足之三阴足走腹胸	联系脏腑、沟通内外、运行气血、营养全身、抗御病邪、保卫机体
十二经别	十二正经离、入、出、合的别行部分，是正经别行深入体腔的支脉	离—它们各自从四肢肘膝关节附近的正经别行深入体腔的支脉 入—经过躯干深入体腔的支脉 出—浅出体表上行头项部 合—在头项部，阳经经别合于本经经脉，阴经经别合于其相表里的阳经经脉 十二经别按阴阳表里关系合成六组，故有“六合”之称	加强十二经脉内外联系，加强经脉所属经络的脏腑在体腔深部的联系，补充十二经脉体表循行不足，扩大经穴主治范围
十二经筋	十二经脉之气输布于筋肉骨节的体系，是附属于十二经脉的筋肉系统	行于体表，不入内脏 始于四肢末端，结聚于关节、骨骼部，走向躯干头面	约束骨骼、屈伸关节、维持人体正常运动功能
十二皮部	十二经脉功能活动反映于体表的部位，也是络脉之气散布之所在	十二经脉在皮肤上的分属部分	保卫机体、抗御外邪、反映病证
奇经八脉	别道奇行的八条经脉，即督脉、任脉、冲脉、带脉、阴维脉、阳维脉、阴跷脉、阳跷脉。与十二正经不同，不直接隶属于脏腑，也无阴阳表里配合关系，故称“奇经”	纵横交错分布于十二经脉之间 （详见表4）	①沟通了十二经脉之间的联系 ②对十二经脉气血起蓄积和渗灌的调节作用

续表

内容	概念	特点	作用
十五络脉	十二经脉和任、督二脉各自别出一络，加上脾之大络，总计十五条，称为十五络脉，分别以其发出处的腧穴命名	十二经脉络脉从四肢肘膝关节以下别出，走向相表里的经脉；督脉之络从长强分出散布于背及头，左右别向足太阳膀胱经；任脉之络自鸠尾穴分出布散于胸腹部；脾之大络自大包分出布散胸胁部	①加强十二经中表里两经的联系，沟通表里两经经气，补充十二经脉循行不足 ②督脉之络沟通背部经气；任脉之络沟通腹部经气；脾之大络沟通侧胸部经气

二、十二经脉

1. 十二经脉的命名

（1）手足　用手、足将十二经脉分成手六经和足六经。

（2）阴阳　根据阴阳消长变化规律，阴阳又划分为三阴三阳，三阴为太阴、少阴、厥阴，三阳为阳明、太阳、少阳。

（3）脏腑　凡属六脏及循行于肢体内侧的经脉为阴经，属六腑及循行于肢体外侧的经脉为阳经。

2. 十二经脉体表分布规律

表3　十二经脉体表分布规律

<table>
<tr><th>经名</th><th>循行部位</th><th colspan="6">四肢部</th><th>躯干部</th><th>头面部</th></tr>
<tr><td>手太阴经</td><td rowspan="6">四肢的内侧和胸腹</td><td rowspan="3">上肢</td><td rowspan="6">内侧</td><td colspan="4">前</td><td rowspan="3">胸部</td><td rowspan="3"></td></tr>
<tr><td>手厥阴经</td><td colspan="4">中</td></tr>
<tr><td>手少阴经</td><td colspan="4">后</td></tr>
<tr><td>足太阴经</td><td rowspan="3">下肢</td><td rowspan="3">内踝上8寸以上</td><td>前</td><td rowspan="3">内踝上8寸以下</td><td>中</td><td>胸腹部</td><td></td></tr>
<tr><td>足厥阴经</td><td>中</td><td>前</td><td>侧胸腹部</td><td>巅顶</td></tr>
<tr><td>足少阴经</td><td>后</td><td>后</td><td>胸腹部</td><td></td></tr>
</table>

续表

<table>
<tr><th>经名</th><th>循行部位</th><th colspan="3">四肢部</th><th>躯干部</th><th>头面部</th></tr>
<tr><td>手太阳经</td><td rowspan="6">四肢的外侧、头面、躯干</td><td rowspan="3">上肢</td><td rowspan="6">外侧</td><td>后</td><td rowspan="3">肩背部</td><td rowspan="3"></td></tr>
<tr><td>手阳明经</td><td>前</td></tr>
<tr><td>手少阳经</td><td>中</td></tr>
<tr><td>足太阳经</td><td rowspan="3">下肢</td><td>后</td><td>背腰部，第一侧线距督脉旁开 1.5 寸；第二侧线距督脉旁开 3 寸</td><td>后头</td></tr>
<tr><td>足阳明经</td><td>前</td><td>前胸部——距任脉旁开 4 寸
腹部——距任脉旁开 2 寸</td><td>前额</td></tr>
<tr><td>足少阳经</td><td>中</td><td>侧胸腹部</td><td>侧头</td></tr>
</table>

3. 十二经脉表里络属关系

十二经脉在体内与脏腑相连属，其中阴经属脏，阳经属腑，一阴配一阳，一脏配一腑，形成了脏腑阴阳表里属络关系。

4. 十二经脉循行走向

①手三阴经从胸走手；②手三阳经从手走头；③足三阳经从头走足；④足三阴经从足走腹胸。

5. 十二经脉交接规律

①相表里的阴经与阳经在手足末端交接；②同名的阳经与阳经在头面部交接；③相互衔接的阴经与阴经在胸中交接。

6. 十二经脉的气血流注关系

十二经脉流注顺序：肺大胃脾心小肠，膀肾包焦胆肝乡。

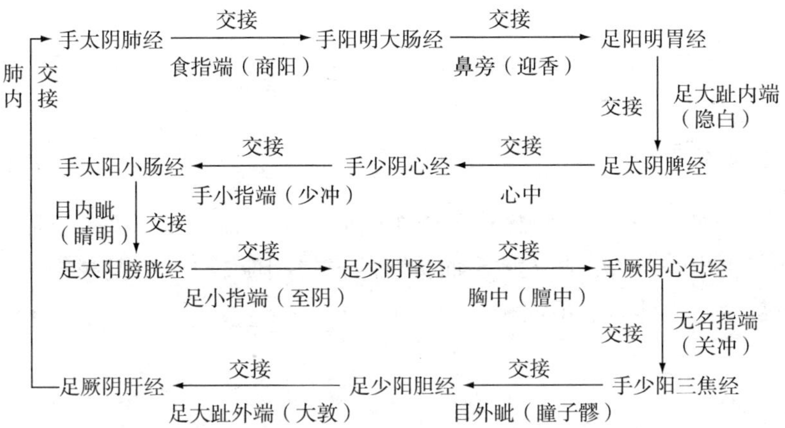

图2　十二经脉的循行走向与交接规律

三、奇经八脉

表4　奇经八脉循行分布特点和功能

名　称	循行分布特点	功　能
督　脉	腰、背、头面正中	总督六阳经，调节全身阳经经气，故称“阳脉之海”
任　脉	腹、胸、颏下正中	总任六阴经，调节全身阴经经气，故称“阴脉之海”
冲　脉	与足少阴经相并上行，环绕口唇，且与任、督、足阳明等有联系。督脉、任脉、冲脉皆起于胞中，同出于会阴，分别循行于人体的前后正中线和腹部两侧，故称为“一源三岐”	涵蓄十二经气血，故称“十二经之海”或“血海”
带　脉	起于胁下，环腰一周，状如束带	约束纵行躯干的诸条经脉
阴维脉	小腿内侧，并足太阴、厥阴上行，至咽喉合于任脉	调节六阴经经气
阳维脉	足跗外侧，并足少阳经上行，至项后会合于督脉	调节六阳经经气
阴跷脉	足跟内侧，伴足少阴等经上行，至目内眦与阳跷脉会合	①调节肢体运动 ②司眼睑开合
阳跷脉	足跟外侧，伴足太阳等经上行，至目内眦与阴跷脉会合	

第二节　经络的标本、根结、气街、四海

一、标本

“标本”主要指经脉腧穴分布部位的上下对应关系。“标”原意是树梢，引申为上部，与人体头面胸背的位置相应；“本”是树根，引申为下部，与人体四肢下端相应。

二、根结

“根结”指经气的所起与所归，反映出经气上下两极间的关系。“根”指根本、开始，即四肢末端的井穴；“结”指结聚、归结，即头、胸、腹部。

三、气街

“气街”是经气运行的共同通路。《灵枢·卫气》记载：“胸气有街，腹气有街，头气有街，胫气有街。”《灵枢·动输》又指出：“四街者，气之径路也。”说明了头、胸、腹、胫部有经脉之气聚集循行的通路。

四、四海

“四海”即髓海、血海、气海、水谷之海的总称，为人体气血精髓等精微物质汇聚之所。《灵枢·海论》指出：“人有髓海，有血海，有气海，有水谷之海，凡此四者，以应四海也。”四海的部位：髓海位于头部，气海位于胸部，水谷之海位于上腹部，血海位于下腹部。

第三节　经络的作用和经络学说的临床运用

一、经络的作用

1. 联系脏腑，沟通内外。

2. 运行气血，营养全身。
3. 抗御病邪，保卫机体。

二、经络学说的临床应用

1. 说明病理变化。
2. 指导辨证归经。
3. 指导针灸治疗。

巩固与练习

一、选择题

(一) A 型题

1. 十二经脉的名称有哪几个部分组成(　　)
   A. 阴阳、五行、脏腑　B. 五行、手足、阴阳
   C. 手足、阴阳、脏腑　D. 手足、阴阳、五行、脏腑
   E. 脏腑、手足、五行
2. 以下哪个不属于络脉的组成部分(　　)
   A. 浮络　B. 孙络　C. 脾之大络
   D. 十二经别　E. 十四经脉之络
3. 以下十二经脉循行走向，错误的是(　　)
   A. 手三阴经从胸走手　B. 足三阴经从足走腹胸
   C. 手三阳经从头走手　D. 足三阳经从头走足
   E. 手三阳经从手走头

(二) X 型题

4. 属于“四海”的有(　　)
   A. 髓海　B. 气海　C. 水谷之海
   D. 血海　E. 阴脉之海
5. 经络的作用为(　　)
   A. 联系脏腑　B. 沟通内外　C. 运行气血
   D. 营养全身　E. 抗御病邪

二、填空题

6. 十二正经的名称由________、________、________三部分组成。

7. 足内踝上8寸以下________在前，________在中，________在后。至足内踝8寸以上，________交出________之前。

8. ________能够调节全身阳经脉气，被称为________。任脉能调节全身阴经脉气，被称为________。

9. ________可以调节十二经脉气，故被称为________，又称为________。

10. 十二经别是十二正经________、________、________、________的别行部分，是正经别行深入体腔的支脉。

11. 十二经筋中________分布于项背和四肢外侧，以________为主，________分布于胸腹和四肢内侧，以________为主。

三、名词解释

12. 经络

13. 经络系统

14. 十二经脉

15. 十五络脉

16. 十二经筋

17. 十二皮部

18. 十二经别

19. 奇经八脉

20. 一源三岐

21. 标本

22. 根结

23. 气街

24. 四海

四、简答题

25. 经络系统如何组成的？

26. 十二正经循行的规律及其络脉的分布特点是什么？

27. 十二经脉的交接规律及走向规律是什么?
28. 如何概括十二经别的循行特点?
29. 十二经筋的作用为何?
30. 奇经八脉有哪些作用? 应该如何理解?
31. 经络有哪些作用?

参考答案

一、选择题

1. C　2. D　3. C　4. ABCD　5. ABCDE

二、填空题

6. 手足、阴阳、脏腑
7. 厥阴、太阴、少阴、太阴、厥阴
8. 督脉、阳脉之海、阴脉之海
9. 冲脉、十二经脉之海、血海
10. 离、入、出、合
11. 刚（阳）筋、手足阳经经筋、柔（阴）筋、手足阴经经筋

其他题型答案参见本章相关内容。

第二章　腧穴总论

【考点重点点拨】

1. 腧穴的分类、主治特点及取穴方法。
2. 特定穴的分类及各类特定穴的概念、内容及临床应用。

腧穴是人体脏腑经络之气血输注于体表的特殊部位。

《内经》称之为“节”“会”“气穴”“气府”和“骨空”等，后世医家还称之为“孔穴”“穴道”“穴位”，宋代《铜人腧穴针灸图经》通称“腧穴”。

第一节　腧穴的分类和命名

一、腧穴的分类

表5　腧穴的分类

分　类	十四经穴	奇穴	阿是穴
归　经	归属于十四经	不归属于十四经	不归属于十四经
位　置	有固定的位置	有固定的位置	无固定的位置
命　名	有具体的名称	有具体的名称	无具体的名称
数　目	362个	数目不定	数目不定
主　治	本经或表里经病证	相对单一或具有特殊性	局部病证

二、腧穴的命名

《千金翼方》说：“凡诸孔穴，名不徒设，皆有深意。”古人多采用取类比象的方法对腧穴命名。

（1）根据所在部位命名，如大椎。

（2）根据治疗作用命名，如光明。

（3）利用天体地貌命名，如水沟。

（4）参照动植物命名，如鱼际。

（5）借助建筑物命名，如气户。

（6）结合中医学理论命名，如血海。

第二节　腧穴的主治特点和规律

一、腧穴的主治特点

表6　腧穴的主治特点

主治特点	近治作用	远治作用	特殊作用
概念	具有治疗其所在部位局部及邻近组织、器官病证的作用	具有治疗其远隔部位的脏腑、组织器官病证的作用	具有双向良性调整和相对的特异的治疗作用
腧穴范围	一切腧穴主治作用的共同特点	十二经位于肘膝关节以下部位的穴位	某些腧穴的主治特点
说明	近治作用——“近部取穴”	远治作用——“远部取穴、循经取穴”	特殊作用——“随证取穴”
治疗特点	主治腧穴所在部位、邻近部位病证；“腧穴所在，主治所在”	主治本经循行所到达的远隔部位病证；“经脉所过，主治所及”	双向良性调节作用；特殊治疗作用
举例	睛明治目疾；中脘治胃病	面口合谷收；腰背委中求；头项寻列缺；肚腹三里留	大椎穴可退热；至阴穴可矫正胎位；少泽治疗产后泌乳不足；天枢治疗便秘和泄泻；合谷治疗多汗和无汗；内关治疗心动过速或心动过缓

二、腧穴的主治规律

1. 分经主治规律

表7　手三阴经穴主治

经名	本经主病	二经相同	三经相同
手太阴经	肺、喉病		胸部病
手厥阴经	心、胃病	神志病	
手少阴经	心病		

表8 手三阳经穴主治

经名	本经主病	二经相同	三经相同
手阳明经	前头、鼻、口齿病		咽喉病、热病
手少阳经	侧头、胁肋病	目病、耳病	
手太阳经	后头、肩胛、神志病		

表9 足三阳经穴主治

经名	本经主病	三经相同
足阳明经	前头、口、齿、咽喉、胃肠病	眼病、神志病、热病
足少阳经	侧头、耳病、胁肋、胆病	
足太阳经	后头、项、背腰、肛肠病	

表10 足三阴经穴主治

经名	本经主病	三经相同
足太阴经	脾胃病	腹部病、妇科病
足厥阴经	肝病	
足少阴经	肾、肺、咽喉病	

表11 任督二脉经穴主治

经名	本经主病	二经相同
任脉	中风脱证、虚寒、下焦病	神志病、脏腑病、妇科病
督脉	中风昏迷、热病、头部病	

2. 分部主治规律

表12 头面颈项部经穴主治

分部	主治
前头、侧头区	眼、鼻病
后头区	神志、头部病
项区	神志、咽喉、眼、头项病
眼区	眼病
鼻区	鼻病
颈区	舌、咽喉、食管、颈部病、喑哑、哮喘

表13 胸腹背腰部经穴主治

前	后	主治
胸膺部	上背部	肺、心（上焦病）
胁腹部	下背部	肝、胆、脾、胃（中焦病）
少腹部	腰尻部	前后阴、肾、肠、膀胱（下焦病）

第三节 特定穴

十四经中具有经穴的共同主治特点外，还有特殊的性能和治疗作用。并按特定名称归类的腧穴，称为特定穴。包括五输穴、原穴、络穴、郄穴、下合穴、背俞穴、募穴、八会穴八脉交会穴和交会穴等。

一、特定穴的分类、概念、内容和临床应用

表 14 特定穴分类、概念、内容和临床应用

<table>
<tr><th>分类</th><th>概念</th><th>首见</th><th colspan="6">内容</th><th>临床应用</th></tr>
<tr><td rowspan="14">五输穴</td><td rowspan="14">十二经脉分布在肘膝关节以下的5个特定穴位，分别称为“井、荥、输、经、合”的5个腧穴，合称“五输穴”</td><td rowspan="14">《灵枢·九针十二原》</td><td>阴经</td><td>井（木）</td><td>荥（火）</td><td>输（土）</td><td>经（金）</td><td>合（水）</td><td rowspan="14">①按五输穴主病特点选用：《难经·六十八难》“井主心下满，荥主身热，输主体重节痛，经主喘咳寒热，合主逆气而泄”
②按五行生克关系选用：《难经·六十九难》中“虚者补其母，实则泻其子”将五输穴配属五行，然后按“生我者为母，我生者为子”的原则，虚证用母穴，实证用子穴。这一取穴法亦称为“子母补泻取穴法”，分为本经子母补泻法和他经子母补泻法。详见表15子母补泻取穴表
③按时选用：春刺井、夏刺荥、季夏刺输、秋刺经、冬刺合（《难经·七十四难》）
子午流注针法是根据一日之中十二经脉气血盛衰开合的时间，而选用不同的五输穴</td></tr>
<tr><td>肺经</td><td>少商</td><td>鱼际</td><td>太渊</td><td>经渠</td><td>尺泽</td></tr>
<tr><td>心包经</td><td>中冲</td><td>劳宫</td><td>大陵</td><td>间使</td><td>曲泽</td></tr>
<tr><td>心经</td><td>少冲</td><td>少府</td><td>神门</td><td>灵道</td><td>少海</td></tr>
<tr><td>脾经</td><td>隐白</td><td>大都</td><td>太白</td><td>商丘</td><td>阴陵泉</td></tr>
<tr><td>肾经</td><td>涌泉</td><td>然谷</td><td>太溪</td><td>复溜</td><td>阴谷</td></tr>
<tr><td>肝经</td><td>大敦</td><td>行间</td><td>太冲</td><td>中封</td><td>曲泉</td></tr>
<tr><td>阳经</td><td>井（金）</td><td>荥（水）</td><td>输（木）</td><td>经（火）</td><td>合（土）</td></tr>
<tr><td>大肠经</td><td>商阳</td><td>二间</td><td>三间</td><td>阳溪</td><td>曲池</td></tr>
<tr><td>三焦经</td><td>关冲</td><td>液门</td><td>中渚</td><td>支沟</td><td>天井</td></tr>
<tr><td>小肠经</td><td>少泽</td><td>前谷</td><td>后溪</td><td>阳谷</td><td>小海</td></tr>
<tr><td>胃经</td><td>厉兑</td><td>内庭</td><td>陷谷</td><td>解溪</td><td>足三里</td></tr>
<tr><td>胆经</td><td>足窍阴</td><td>侠溪</td><td>足临泣</td><td>阳辅</td><td>阳陵泉</td></tr>
<tr><td>膀胱经</td><td>至阴</td><td>足通谷</td><td>束骨</td><td>昆仑</td><td>委中</td></tr>
</table>

续表

分类	概念	首见	内容	临床应用
原穴	脏腑原气输注、经过和留止于十二经脉四肢部的腧穴，称为“原穴”，又称“十二原”	《灵枢·九针十二原》	手太阴肺经——太渊；手阳明大肠经——合谷 手厥阴心包经——大陵；手少阳三焦经——阳池 手少阴心经——神门；手太阳小肠经——腕骨 足太阴脾经——太白；足阳明胃经——冲阳 足厥阴肝经——太冲；足少阳胆经——丘墟 足少阴肾经——太溪；足太阳膀胱经——京骨	①治疗相关脏腑的疾病，也可协助诊断 ②原络配穴：选取所病脏腑的本经原穴与其相表里经的络穴配合。根据脏腑经络表里关系，先病者为主取其原穴，后病者为客取其络穴
络穴	十五络脉从经脉分出处各有一个腧穴，称之为络穴，又称为“十五络穴”	《灵枢·经脉》	手太阴肺经——列缺；手阳明大肠经——偏历 手厥阴心包经——内关；手少阳三焦经——外关 手少阴心经——通里；手太阳小肠经——支正 足太阴脾经——公孙；足阳明胃经——丰隆 足厥阴肝经——蠡沟；足少阳胆经——光明 足少阴肾经——大钟；足太阳膀胱经——飞扬	①治疗表里两经的病证 ②扩大了经脉的主治范围 ③原络配穴：详见原穴
背俞穴	脏腑之气输注于背腰部的腧穴，称为“背俞穴”	《灵枢·背腧》	肺——肺俞；大肠——大肠俞 心包——厥阴俞；三焦——三焦俞 心——心俞；小肠——小肠俞 脾——脾俞；胃——胃俞 肝——肝俞；胆——胆俞 肾——肾俞；膀胱——膀胱俞	①治疗本脏腑及其组织器官的病证 ②协助诊断：脏腑病变可在相关背俞穴出现压痛或敏感现象 ③俞募配穴：选取所病脏腑的背俞穴和募穴配合运用，以发挥其协同作用，就是俞募配穴法，是前后配穴法典型的实例
募穴	脏腑之气汇聚于胸腹部的腧穴，称为“募穴”，又称“腹募穴”	《素问·奇病论》	肺——中府；大肠——天枢 心包——膻中；三焦——石门 心——巨阙；小肠——关元 脾——章门；胃——中脘 肝——期门；胆——日月 肾——京门；膀胱——中极	①治疗本脏腑病证 ②协助诊断：脏腑病变可在相关募穴出现压痛或敏感现象 ③俞募配穴：详见背俞穴

续表

分类	概念	首见	内容	临床应用
八会穴	指脏、腑、气、血、筋、脉、骨、髓等精气所会聚的8个腧穴	《难经·四十五难》	脏会章门，腑会中脘，气会膻中，血会膈俞，筋会阳陵泉，脉会太渊，骨会大杼，髓会绝骨	分别治脏、腑、气、血、筋、脉、骨、髓的功能失常表现的病变
郄穴	十二经脉和奇经八脉中的阴维、阳维、阴跷、阳跷脉之经气深聚的部位，称为“郄穴”	《针灸甲乙经》	手太阴肺经——孔最；手阳明大肠经——温溜 手厥阴心包经——郄门；手少阳三焦经——会宗 手少阴心经——阴郄；手太阳小肠经——养老 足太阴脾经——地机；足阳明胃经——梁丘 足厥阴肝经——中都；足少阳胆经——外丘 足少阴肾经——水泉；足太阳膀胱经——金门 阴维脉——筑宾；阳维脉——阳交 阴跷脉——交信；阳跷脉——跗阳	①病证反应点，协助诊断 ②治疗急性病证：阴经郄穴善治血证；阳经郄穴善治痛证
下合穴	是六腑之气下合于下肢足三阳经的腧穴，称为“下合穴”	《灵枢·邪气脏腑病形》	胃——足三里；大肠——上巨虚 小肠——下巨虚；胆——阳陵泉 膀胱——委中；三焦——委阳	治疗六腑病证：“合治内腑”
八脉交会穴	指十二正经与奇经八脉相通的8个腧穴，称为“八脉交会穴”；又称“交经八穴”	《针经指南》	公孙通于冲脉，内关通于阴维脉， 后溪通于督脉，申脉通于阳跷脉， 足临泣通于带脉，外关通于阳维脉， 列缺通于任脉，照海通于阴跷脉	①治疗各自相通奇经病证 ②相互配合治疗相通部位的病证，如公孙配合内关治疗心、胸、胃疾病；后溪配合申脉治疗目内眦、颈项、耳、肩部疾病；足临泣配合外关治疗目锐眦、耳后、颊、颈、肩部疾病；列缺配合照海治疗肺系、咽喉、胸膈疾病

表 15　子母补泻取穴表

		脏						腑					
		金	水	木	火	相火	土	金	水	木	火	相火	土
本经子母穴	经脉	肺经	肾经	肝经	心经	心包经	脾经	大肠经	膀胱经	胆经	小肠经	三焦经	胃经
	母穴	太渊	复溜	曲泉	少冲	中冲	大都	曲池	至阴	侠溪	后溪	中渚	解溪
	子穴	尺泽	涌泉	行间	神门	大陵	商丘	二间	束骨	阳辅	小海	天井	厉兑
他经子母穴	母经	脾经	肺经	肾经	肝经	肝经	心经	胃经	大肠经	膀胱经	胆经	胆经	小肠经
	母穴	太白	经渠	阴谷	大敦	大敦	少府	足三里	商阳	足通谷	足临泣	足临泣	阳谷
	子经	肾经	肝经	心经	脾经	脾经	肺经	膀胱经	胆经	小肠经	胃经	胃经	大肠经
	子穴	阴谷	大敦	少府	太白	太白	经渠	足通谷	足临泣	阳谷	足三里	足三里	商阳

二、特定穴歌诀

（一）五输穴

少商鱼际与太渊，经渠尺泽肺相连。商阳二三间合谷，阳溪曲池大肠牵。隐白大都太白脾，商丘阴陵泉要知。厉兑内庭陷谷胃，冲阳解溪三里随。少冲少府属于心，神门灵道少海寻。少泽前谷后溪腕，阳谷小海小肠经。涌泉然谷与太溪，复溜阴谷肾所宜。至阴通谷束京骨，昆仑委中膀胱知。中冲劳宫心包络，大陵间使传曲泽。关冲液门中渚焦，阳池支沟天井索。窍阴侠溪临泣胆，丘墟阳辅阳陵泉。大敦行间太冲看，中封曲泉属于肝。

（二）原穴

胆出丘墟肝太冲，小肠腕骨是原中，心出神门原内过，或胃冲阳气不通，脾出太白肠合谷，肺原本出太渊内，膀胱京骨阳池焦，肾出太溪大陵包。

（三）络穴

肺经列缺胃丰隆，通里心经肾大钟，支正小肠大偏历，内关包肝蠡沟逢，飞扬膀胱三焦外，胆是光明别络从，督脉长强任尾翳，公孙脾络大包从。

（四）背俞穴

三椎肺俞厥阴四，心五肝九十胆俞，十一脾俞十二胃，十三三焦椎旁居，肾俞却与命门平，十四椎外穴是真，大肠十六小十八，膀胱俞与十九平。

（五）募穴

天枢大肠肺中府，关元小肠巨阙心，中极膀胱京门肾，胆日月肝期门寻，脾募章门胃中脘，气化三焦石门针，心包募穴何处取？胸前膻中觅浅深。

（六）八会穴

腑会中脘脏章门，髓会绝骨筋阳陵，血会膈俞骨大杼，脉太渊气膻中存。

（七）郄穴

郄犹空隙意，本属气血聚。病证反应点，临床常救急。肺向孔最取，大肠温溜郄。胃经是梁丘，脾主地机宜。心经取阴郄，小肠养老名。膀胱金门求，肾向水泉觅。心包郄门寻，三焦会宗居。胆经是外丘，肝取中都应。阳维取阳交，阴维筑宾取。阳跷系跗阳，阴跷交信毕。

（八）下合穴

胃经下合三里乡，上下巨虚大小肠，膀胱当合委中穴，三焦下合属委阳，胆经之合阳陵泉，腑病用之效必彰。

（九）八脉交会穴

公孙冲脉胃心胸，内关阴维下总同，临泣胆经连带脉，阳维目锐外关逢，后溪督脉内眦颈，申脉阳跷络亦通，列缺任脉行肺系，阴跷照海膈喉咙。

第四节 腧穴的定位取穴方法

一、腧穴的定位

表16 腧穴定位方法

<table>
<tr><th>分类</th><th colspan="2">概念</th><th>应用</th></tr>
<tr><td rowspan="2">体表解剖标志定位法</td><td rowspan="2">是以人体解剖学的各种体表标志为依据来确定腧穴定位的方法。体表解剖标志，可分为固定标志和活动标志两种</td><td>固定标志：在人体自然姿势下可见的标志，包括由骨节和肌肉所形成的凸起或凹陷、五官轮廓。发际、指（趾）甲、乳头、肚脐等</td><td rowspan="2">适用于大部分腧穴，取穴相对准确</td></tr>
<tr><td>活动标志：是指在人体活动姿势下出现的标志，包括各种的关节、肌肉、肌腱、皮肤随活动而出现的空隙、凹陷、皱纹、尖端等</td></tr>
<tr><td>骨度折量定位法</td><td>是指以体表骨节为主要标志折量全身各部的长度和宽度，定出分寸，用于腧穴定位的方法</td><td>详见表17常用骨度表及图3</td><td>适用于部分穴位，取穴相对准确</td></tr>
<tr><td rowspan="3">指寸定位法</td><td rowspan="3">又称手指同身寸定位法，是指依据被取穴者本人手指所规定的分寸，以量取腧穴的方法。此法常用的有中指同身寸、拇指同身寸和横指同身寸三种</td><td>中指同身寸是以被取穴者中指中节桡侧两端纹头之间的距离为1寸。详见图4</td><td rowspan="3">适用于部分穴位，取穴相对不准确</td></tr>
<tr><td>拇指同身寸是以被取穴者拇指指间关节的宽度为1寸。详见图5</td></tr>
<tr><td>横指同身寸是被取穴者手四指并拢，以其中指中节横纹为准，其四肢的宽度作为3寸。四指相并名曰“一夫”，用横指同身寸法量取腧穴，又称“一夫法”。详见图6</td></tr>
<tr><td>简便定位取穴法</td><td colspan="2">临床中一种简便易行的腧穴定位方法。此法是一种辅助取穴方法</td><td>简便取穴法通常仅作为取穴法的参考。适用于特殊穴位</td></tr>
</table>

二、常用骨度定位法

表 17 常用骨度表

部位	起止点	折量寸	度量法	说明
头部	前发际正中至后发际正中	12 寸	直	用于确定头部腧穴的纵向距离
	眉间（印堂）至前发际正中	3 寸	直	用于确定前或后发际及头部腧穴的纵向距离
	前额角发际（头维）之间	9 寸	横	用于确定头前部腧穴的横向距离
	耳后两乳突（完骨）之间	9 寸	横	用于确定头后部腧穴的横向距离
胸腹胁部	胸骨上窝（天突）至剑胸结合中点（歧骨）	9 寸	直	用于确定胸部任脉腧穴的纵向距离
	歧骨至脐中	8 寸	直	用于确定上腹部腧穴的纵向距离
	脐中至耻骨联合上缘（曲骨）	5 寸	直	用于确定下腹部腧穴的纵向距离
	两肩胛骨喙突内侧缘之间	12 寸	横	用于确定胸部腧穴的横向距离
	两乳头之间	8 寸	横	用于确定胸腹部腧穴的横向距离
背腰部	肩胛骨内侧缘至后正中线	3 寸	横	用于确定背腰部腧穴的横向距离
上肢部	腋前、后纹头至肘横纹（平尺骨鹰嘴）	9 寸	直	用于确定上臂部腧穴的纵向距离
	肘横纹（平尺骨鹰嘴）至腕掌（背）侧远端横纹	12 寸	直	用于确定前臂部腧穴的纵向距离
下肢部	耻骨联合上缘至髌底	18 寸	直	用于确定大腿部腧穴的纵向距离
	髌底至髌尖	2 寸	直	
	髌尖（膝中）至内踝尖	15 寸	直	用于确定小腿内侧部腧穴的纵向距离
	胫骨内侧髁下方阴陵泉至内踝尖	13 寸	直	
	股骨大转子至腘横纹（平髌尖）	19 寸	直	用于确定大腿前外侧部腧穴的纵向距离
	臀沟至腘横纹	14 寸	直	用于确定大腿后侧部腧穴的纵向距离
	腘横纹（平髌尖）至外踝尖	16 寸	直	用于确定小腿外侧部腧穴的纵向距离
	内踝尖至足底	3 寸	直	用于确定足内侧部部腧穴的纵向距离

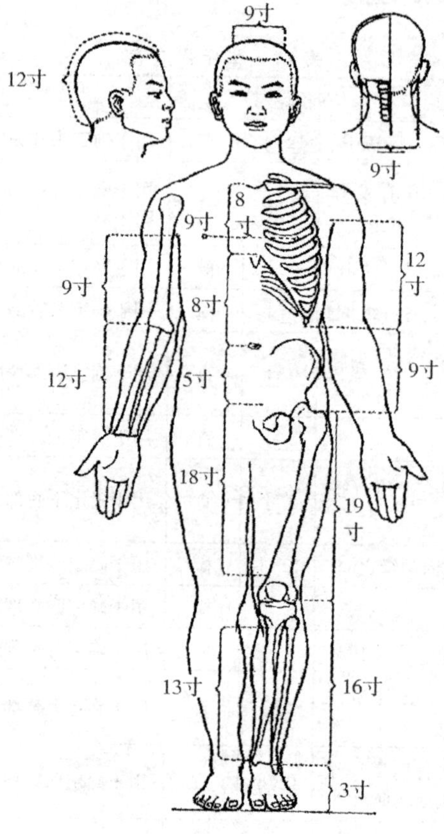

图3　常用骨度分寸示意图

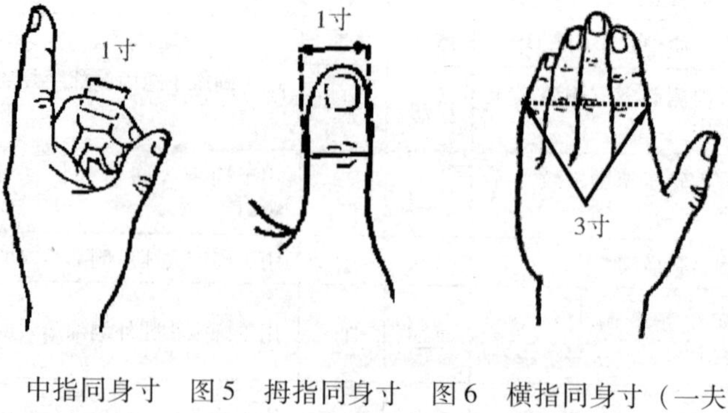

图4　中指同身寸　图5　拇指同身寸　图6　横指同身寸（一夫法）

巩固与练习

一、选择题

（一）A 型题

1. 腧穴大体上可分为三类，它们是(　　)

A. 十二经穴、阿是穴、特定穴
B. 十四经穴、阿是穴、经外奇穴
C. 十二经穴、奇穴、阿是穴
D. 经穴、络穴、阿是穴
E. 络穴、郄穴、五输穴

2. 根据骨度分寸法，股骨大转子到腘横纹为几寸(　　)

A. 12　B. 13　C. 16
D. 18　E. 19

3. 下列特定穴除哪项以外基本位于肘膝关节以下(　　)

A. 八脉交会穴　B. 五输穴　C. 原穴
D. 十二络穴　E. 八会穴

（二）X 型题

4. 下列属于背俞穴的是(　　)

A. 膈俞　B. 脾俞　C. 气海俞
D. 厥阴俞　E. 心俞

5. 可以治疗急性腰扭伤的腧穴是(　　)

A. 攒竹　B. 水沟　C. 养老
D. 委中　E. 关元

1. 腧穴的主治特点有(　　)

A. 近治作用　B. 远治作用　C. 分经主治
D. 分部主治　E. 特殊作用

2. 腧穴的定位方法有(　　)

A. 体表解剖标志定位法　B. 指寸定位法
C. 骨度折量法　D. 阿是定位法

E. 简便定位法

二、填空题

6. 腧穴既是疾病的________，又是针灸的________。

7. 阿是穴是以病痛局部或病痛的反应点作为穴位的一类腧穴，又称为________、________、________。

8. 腧穴的特殊作用是指有些腧穴具有________调节作用和________作用，如________穴退热，________穴矫正胎位。

9. 五输穴是十二井穴分布在四肢肘膝关节一下的五个特定穴，分别称为________、________、________、________、________。

10. 原穴中阴经________，阴经三输并于原。

11. 十二经脉和奇经八脉中的________、________、________、________脉之经气深聚的部位，称为“郄穴”。

12. 十二正经与________相通的八个腧穴，称为“八脉交会穴”，又称“交经八穴”。

三、名词解释

13. 腧穴

14. 十四经穴

15. 奇穴

16. 阿是穴

17. 五输穴

18. 原穴

19. 络穴

20. 郄穴

21. 背俞穴

22. 下合穴

23. 八会穴

24. 八脉交会穴

25. 体表解剖标志定位法

26. 骨度折量定位法

27. 一夫法

四、简答题

28. 简述腧穴作用。
29. 腧穴分哪几类？各有什么特点？
30. 腧穴的定位方法有哪几类？简述其概念。
31. 何为五输穴？包括哪些穴位？
32. 何谓子母补泻法？举例说明。
33. 原穴、络穴的概念是什么？临床如何应用？
34. 什么是背俞穴、募穴？包括哪些穴位？临床如何应用？
35. 郄穴包括哪些穴位？在什么情况下多选用郄穴？
36. 八脉交会穴有哪些穴位？临床如何应用？
37. 下合穴在治疗中有哪些特点？
38. 简述八会穴的概念及内容。临床如何应用？
39. 何为原络配穴法？何为俞募配穴法？请举例说明。
40. 腧穴治疗作用有哪些？并举例说明。

参考答案

一、选择题

1. B　2. E　3. E　4. ABE　5. ABCE

二、填空题

6. 反应点、施术部位
7. 天应穴、不定穴、压痛点
8. 双向调节、相对特异、大椎、至阴
9. 井、荥、输、经、合
10. 以输为原
11. 阴维、阳维、阴跷、阳跷
12. 奇经八脉

其他题型答案参见本章相关内容。

第三章　经络腧穴各论

【考点重点点拨】

1. 经脉循行：掌握十二经脉、任脉、督脉的循行起止部位、经过的部位和联系的脏腑、器官。

2. 掌握十二经脉、任脉、督脉的特定穴属性。

3. 掌握以下重点穴位的定位及治疗特点：

（1）手太阴肺经：中府、尺泽、孔最、列缺、太渊、鱼际、少商。

（2）手阳明大肠经：商阳、合谷、阳溪、偏历、手三里、曲池、臂臑、肩髃、扶突、迎香。

（3）足阳明胃经：承泣、四白、地仓、颊车、下关、头维、人迎、梁门、天枢、归来、伏兔、梁丘、足三里、上巨虚、条口、下巨虚、丰隆、解溪、内庭、厉兑。

（4）足太阴脾经：隐白、太白、公孙、三阴交、地机、阴陵泉、血海、大横、大包。

（5）手少阴心经：极泉、少海、通里、阴郄、神门、少府、少冲。

（6）少太阳小肠经：少泽、后溪、腕骨、养老、支正、小海、肩贞、天宗、颧髎、听宫。

（7）足太阳膀胱经：睛明、攒竹、天柱、大杼、风门、肺俞、心俞、膈俞、肝俞、胆俞、脾俞、胃俞、三焦俞、肾俞、大肠俞、小肠俞、膀胱俞、次髎、承扶、委阳、委中、膏肓、志室、秩边、承山、飞扬、昆仑、申脉、束骨、至阴。

（8）足少阴肾经：涌泉、然谷、太溪、大钟、照海、复溜、阴谷、大赫、肓俞。

（9）手厥阴心包经：天池、曲泽、郄门、间使、内关、大陵、劳宫、中冲。

（10）手少阳三焦经：关冲、中渚、阳池、外关、支沟、天井、肩髎、翳风、角孙、耳门、丝竹空。

(11) 足少阳胆经：瞳子髎、听会、率谷、完骨、阳白、头临泣、风池、肩井、日月、带脉、环跳、风市、阳陵泉、光明、悬钟、丘墟、足临泣、侠溪、足窍阴。

(12) 足厥阴肝经：大敦、行间、太冲、蠡沟、曲泉、章门、期门。

(13) 任脉：中极、关元、气海、神阙、下脘、建里、中脘、上脘、膻中、天突、廉泉、承浆。

(14) 督脉：长强、腰阳关、命门、至阳、身柱、大椎、哑门、风府、百会、上星、神庭、素髎、水沟、印堂。

第一节　十二经脉

一、手太阴肺经

1. 经脉循行

(1) 循行原文　《灵枢·经脉》：肺手太阴之脉，起于中焦，下络大肠，还循胃口，上膈属肺。从肺系，横出腋下，下循臑内，行少阴心主之前，下肘中，循臂内上骨下廉，入寸口，上鱼，循鱼际，出大指之端。其支者，从腕后，直出次指内廉，出其端。

(2) 循行示意图

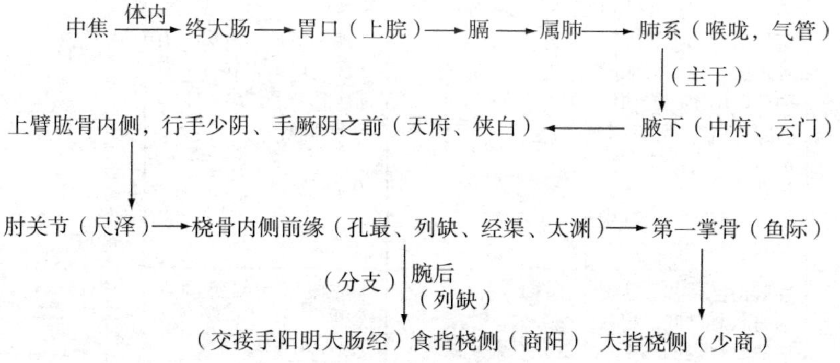

图 7　手太阴肺经循行示意图

（3）循行表解

表18　手太阴肺经循行表解

名词解释	联系脏腑	经过器官
①肺系：肺及其相联系的组织器官 ②臑：臑音闹，指上臂 ③上骨：指桡骨 ④胃口：指胃之上口，贲门部	①属肺 ②络大肠 ③行胃口	①膈 ②喉咙 ③气管

2. 腧穴表解（共计11穴，重点7穴）

表19　手太阴肺经腧穴表解

穴位	定位	穴位属性	治疗特点	治疗共同点
中府	在胸部，横平第一肋间隙，锁骨下窝外侧，前正中线旁开6寸	①肺之募穴 ②手太阴肺经起始穴	①咳嗽、气喘、胸满痛等胸肺病证 ②肩背痛	肺系病证：咳嗽，气喘，咽喉肿痛，胸痛等。经脉循行部位的其他病证：肩背痛，肘臂挛痛，手腕痛等
尺泽	在肘区，肘横纹上，肱二头肌腱桡侧缘凹陷中	合穴	①咳嗽、气喘、咯血、咽喉肿痛等肺系实热性病证 ②肘臂挛痛 ③急性吐泻、中暑、小儿惊风等急症	
孔最	前臂区，尺泽穴与太渊穴连线上，腕掌侧远端横纹上7寸处	郄穴	①咯血、咳嗽、气喘、咽喉肿痛等肺系病症 ②肘臂挛痛	
列缺	在前臂，腕掌侧远端横纹上1.5寸，拇短伸肌腱和拇长展肌腱之间，拇长展肌腱沟的凹陷中。简便取穴法：两手虎口自然平直交叉，一手食指按在另一手桡骨茎突上，指尖下凹陷中是穴	①络穴 ②八脉交会穴（通于任脉）	①咳嗽、气喘、咽喉肿痛等肺系病症 ②偏正头痛，齿痛，项强痛，口眼歪斜等头面部疾患 ③手腕痛	
太渊	在腕前区，桡骨茎突与舟状骨之间，拇长展肌腱尺侧凹陷中	①输穴 ②原穴 ③八会穴之脉会	①咳嗽、气喘等肺系疾患 ②无脉症 ③腕臂痛	

续表

穴位	定位	穴位属性	治疗特点	治疗共同点
鱼际	在手外侧，第1掌骨桡侧中点，赤白肉际处	荥穴	①咳嗽、咯血、咽干、咽喉肿痛、失音等肺系热性病症 ②掌中热 ③小儿疳积	
少商	在手指，拇指末节桡侧，指甲根角侧上方0.1寸（指寸）	①井穴 ②手太阴肺经末穴	①咽喉肿痛、鼻衄、高热、昏迷等肺系实热证 ②癫狂	

二、手阳明大肠经

1. 经脉循行

（1）循行原文　《灵枢·经脉》：大肠手阳明之脉，起于大指次指之端，循指上廉，出合谷两骨之间，上入两筋之中，循臂上廉，入肘外廉，上臑外前廉，上肩，出髃骨之前廉，上出于柱骨之会上，下入缺盆，络肺，下膈，属大肠。其支者：从缺盆上颈，贯颊，入下齿中；还出挟口，交人中，左之右，右之左，上挟鼻孔。

（2）循行示意图

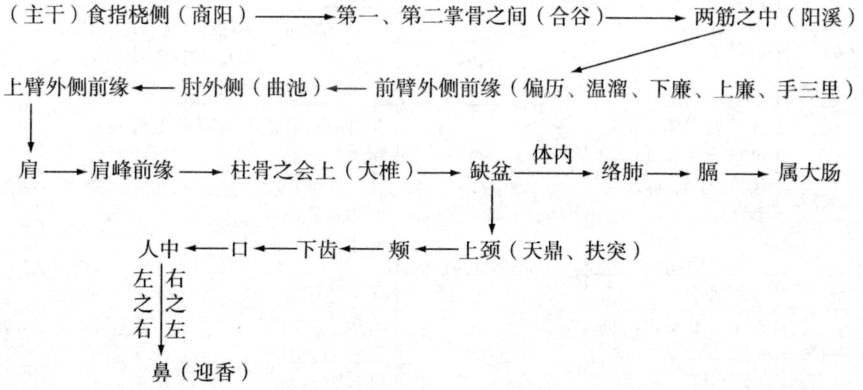

图8　手阳明大肠经循环示意图

（3）循行表解

表 20 手阳明大肠经循行表解

名词解释	联系脏腑	经过器官
①合谷两骨：指第 1、2 掌骨 ②两筋：指拇长伸肌腱、拇短伸肌腱	①属大肠 ②络肺	①膈 ②下齿 ③口

2. 腧穴表解（共计 20 穴，重点 9 穴）

表 21 手阳明大肠经腧穴表解

穴位	定位	穴位属性	治疗特点	治疗共同点
商阳	食指末节桡侧，指甲根角上方 0.1 寸	①井穴 ②手阳明大肠经起始穴	①齿痛、咽喉肿痛等五官疾患 ②热病、昏迷等热证、急症	①头面五官疾病：齿痛，咽喉肿痛，鼻衄，口眼歪斜，耳聋等 ②热病及神志病：热病昏迷，眩晕，癫狂等 ③胃肠病：腹胀，腹痛，肠鸣，泄泻等 ④经脉循行部位的其他病证：手臂酸痛，半身不遂，手臂麻木等
合谷	在手背，第一、第二掌骨间，当第二掌骨桡侧的中点处。简便取穴法：以一手的拇指指间关节横纹，放在另一手拇、食指之间的指蹼缘上，当拇指尖下是穴	原穴	①头痛、目赤肿痛、齿痛、鼻衄、口眼歪斜、耳聋等头面五官诸疾 ②发热恶寒等外感病证 ③热病无汗或多汗 ④经闭、滞产等妇产科病证 ⑤牙拔除术、甲状腺手术等口面五官及颈部手术针麻常用穴	
偏历	在前臂，腕背侧远端横纹上 3 寸，阳溪穴与曲池穴连线上	络穴	①耳鸣、鼻衄等五官疾患 ②手臂酸痛 ③腹部胀满 ④水肿	上肢疼痛、上肢活动不利
手三里	在前臂，肘横纹下 2 寸，阳溪穴与曲池穴连线上		①上肢不遂、手臂无力等上肢病症 ②腹痛，腹泻 ③齿痛，颊肿	

续表

穴位	定位	穴位属性	治疗特点	治疗共同点
曲池	屈肘成直角，在尺泽与肱骨外上髁连线中点凹陷处	合穴	①上肢不遂、手臂痹痛等上肢病证－两臂曲池妙 ②热病 ③眩晕 ④腹痛、吐泻等肠胃病证 ⑤咽喉肿痛、齿痛、目赤肿痛等五官热性病证 ⑥瘾疹、湿疹、瘰疬等皮外科疾患 ⑦癫狂	上肢疼痛、上肢活动不利
肩髃	在三角肌区，肩峰外侧缘前端与肱骨大结节两骨间凹陷中。简便取穴法：屈臂外展，肩峰外侧缘呈现前后两个凹陷，前下方的凹陷即是本穴		①肩周炎、肩臂挛痛、上肢不遂等肩、上肢病证 ②瘾疹	
天鼎	在颈部，横平环状软骨，胸锁乳突肌后缘		①暴喑气哽、咽喉肿痛、吞咽困难等咽喉病证 ②瘰疬，瘿气	颈项不适、活动不利
扶突	在胸锁乳突肌区，横平喉结，胸锁乳突肌前、后缘中间		①咽喉肿痛、暴喑、吞咽困难、呃逆等咽喉病证 ②瘰疬、瘿气 ③咳嗽、气喘 ④颈部手术针麻用穴	
迎香	在面部，鼻翼外缘中点旁，当鼻唇沟中	手阳明大肠经末穴	①胆道蛔虫症 ②鼻塞、鼻衄等鼻病 ③口歪、面痒等面部病证	

三、足阳明胃经

1. 经脉循行

（1）循行原文　《灵枢·经脉》：胃足阳明之脉，起于鼻，交頞中，旁纳太阳之脉，下循鼻外，入上齿中，还出挟口，环唇，下交承浆，却循颐后下廉，出大迎，循颊车，上耳前，过客主人，循发际，至额颅。其支者，从大迎前，下人迎，循喉咙，入缺盆，下膈，属胃，络脾。其直者，从缺盆下乳内廉，下挟脐，入气街中。其支者，起于胃口，下循腹里，下至气街中而合。以下髀关，抵伏兔，下膝髌中，下循胫外廉，下足跗，入中指内间。其支者，下膝三寸而别，下入中指外间。其支者，别跗上，入大指间，出其端。

（2）循行示意图

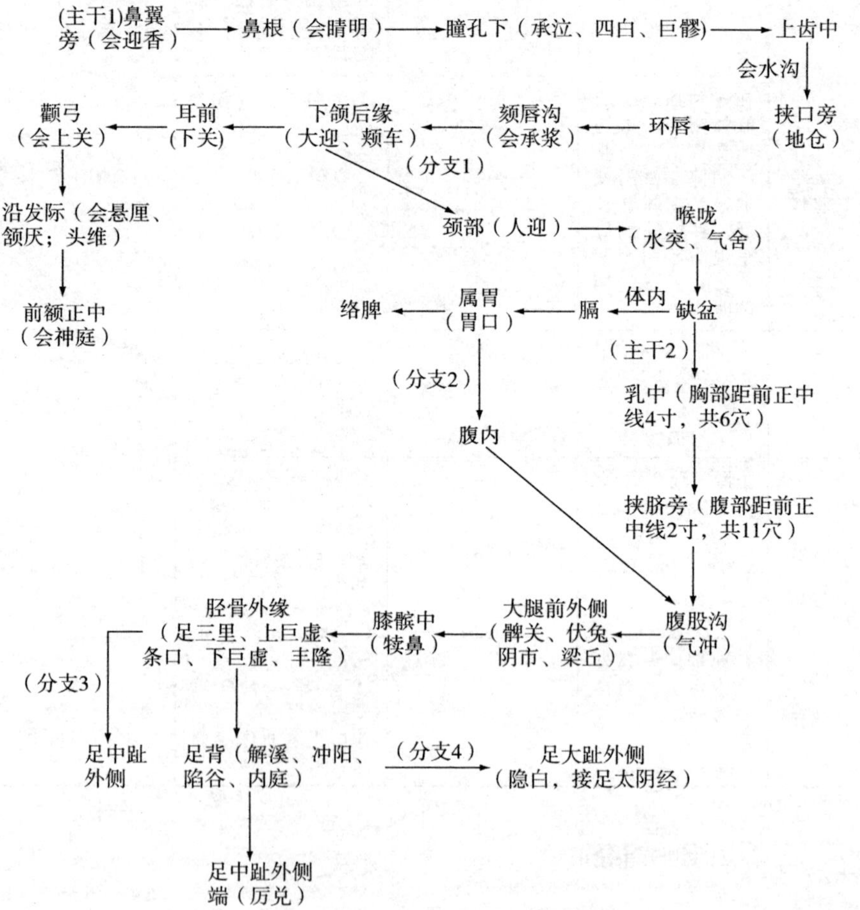

图9 足阳明胃经循行示意图

（3）循行表解

表 22　足阳明胃经循行表解

名词解释	联系脏腑	经过器官
①客主人：即上关穴，当耳前颧弓上缘 ②气街：此处指气冲部，当股动脉搏动处 ③髀关：骨外为髀。穴在髂前上棘直下，缝匠肌外侧，约平会阴 ④伏兔：大腿前正中部，股四头肌隆起状如伏兔 ⑤中指内间："指"通"趾"。内间指它的内侧指缝，实则止于第 2 趾外侧端	①属胃 ②络脾 ③合于大肠、小肠	①鼻 ②眼 ③口 ④上齿 ⑤喉咙 ⑥乳房

2. 腧穴表解（共计 45 穴，重点 18 穴）

表 23　足阳明胃经腧穴表解

穴位	定位	穴位属性	治疗特点	治疗共同点
承泣	在面部，眼球与眶下缘之间，瞳孔直下	足阳明胃经起始穴	①目疾：眼睑瞤动、近视、迎风流泪、夜盲 ②口眼歪斜，面肌痉挛	头面、目、鼻、口齿痛等五官疾病
四白	在面部，眶下孔处		①目赤痛痒、眼睑瞤动、目翳等目疾； ②口眼㖞斜、面痛、面肌痉挛等面部病证 ③头痛、眩晕	
地仓	在面部，口角旁开 0.4 寸		①口角歪斜、流涎、面痛等局部病证	
颊车	在面部，下颌角前上方约 1 横指（中指），闭口咬紧牙时咬肌隆起，放松时按之有凹陷处		①齿痛、牙关不利、颊肿、口角歪斜等局部病证	
下关	在面部，颧弓下缘中央与下颌切迹之间的凹陷中		①牙关不利、面痛、齿痛、口眼歪斜等面口病证 ②耳部疾患：耳聋、耳鸣、聤耳	

续表

穴位	定位	穴位属性	治疗特点	治疗共同点
头维	额角发际直上 0.5 寸，头正中线旁开 4.5 寸		①头目疾患：头痛、目眩、目痛等瞤动	头面、目、鼻、口齿痛等五官疾病
梁门	脐中上 4 寸，前正中线旁开 2 寸		①腹胀、纳少、胃痛、呕吐、等胃疾	胃肠病证：肠鸣、腹胀、胃痛、呕吐等
天枢	横平脐中，前正中线旁开 2 寸	大肠募穴	①肠腑疾患：腹痛、腹胀、便秘、腹泻、痢疾等胃肠病证 ②妇科疾病：月经不调、痛经等	
归来	脐中下 4 寸，前正中线旁开 2 寸		①小腹痛、疝气 ②妇科：月经不调、带下等	
伏兔	在股前区，髂底上6 寸，髂前上棘与髌底外侧端的连线上		①下肢痿痹、腰痛、膝冷等腰及下肢病证 ②疝气 ③脚气	下肢痿痹
梁丘	在股前区，髌底上2 寸，股外侧肌与股直肌肌腱之间	郄穴	①急性胃痛 ②膝肿痛、下肢不遂等下肢病证 ③乳痈、乳痛等乳疾	
足三里	在小腿外侧	①合穴 ②胃下合穴	①胃肠诸疾：胃痛、呕吐、噎膈、腹胀、腹泻、痢疾、便秘 ②下肢痿痹 ③癫狂等神志病 ④乳痈、肠痈等外科疾患 ⑤虚劳诸症，为强壮保健要穴	
上巨虚	在小腿外侧，犊鼻穴下 6 寸，犊鼻与解溪连线上	大肠下合穴	①肠胃疾患：肠鸣、腹痛、腹泻、便秘、肠痈、痢疾等胃肠病证 ②下肢痿痹	

续表

穴位	定位	穴位属性	治疗特点	治疗共同点
条口	小腿外侧，犊鼻下8寸，犊鼻与解溪连线上		①下肢痿痹，转筋 ②肩臂痛（透承山） ③脘腹疼痛	
下巨虚	小腿外侧，犊鼻下9寸，犊鼻与解溪连线上	小肠下合穴	①胃肠疾患：腹泻、痢疾、小腹痛 ②下肢痿痹 ③乳痈	下肢痿痹
丰隆	在小腿外侧，外踝尖上8寸，胫骨前嵴外缘，条口穴旁开1寸	络穴	①下肢痿痹、头痛、眩晕 ②神志疾患：癫狂、痫证、梅核气 ③心胸肺疾患：胸痛、痰多、咳嗽、哮喘——痰疾首选穴	
解溪	在踝区，踝关节前面中央凹陷中，拇长伸肌腱与趾长伸肌腱之间	经穴	①下肢痿痹，踝关节病，足下垂等下肢、踝关节疾患 ②头痛，眩晕 ③神志疾患：癫狂 ④腹胀，便秘	
内庭	足背第2、3趾间，趾蹼缘后方赤白肉际处	荥穴	①五官热性病证：齿痛、咽喉肿痛、鼻衄 ②热病 ③胃肠疾患：吐酸、腹泻、痢疾、便秘 ④足背肿痛、跖趾关节痛	足踝部扭伤、疼痛
厉兑	第2趾末节外侧，趾甲根角侧后方0.1寸	①井穴 ②足阳明胃经末穴	①实热性五官病证：鼻衄、齿痛、咽喉肿痛 ②热病 ③神志疾患：多梦、癫狂	

四、足太阴脾经

1. 经脉循行

（1）循行原文　《灵枢·经脉》：脾足太阴之脉，起于大指之端，循指内侧白肉际，过核骨后，上内踝前廉，上踹内，循胫骨后，交出厥阴之前，上膝股内前廉，入腹，属脾，络胃，上膈，挟咽，连舌本，散舌下。

其支者：复从胃，别上膈，注心中。

（2）循行示意图

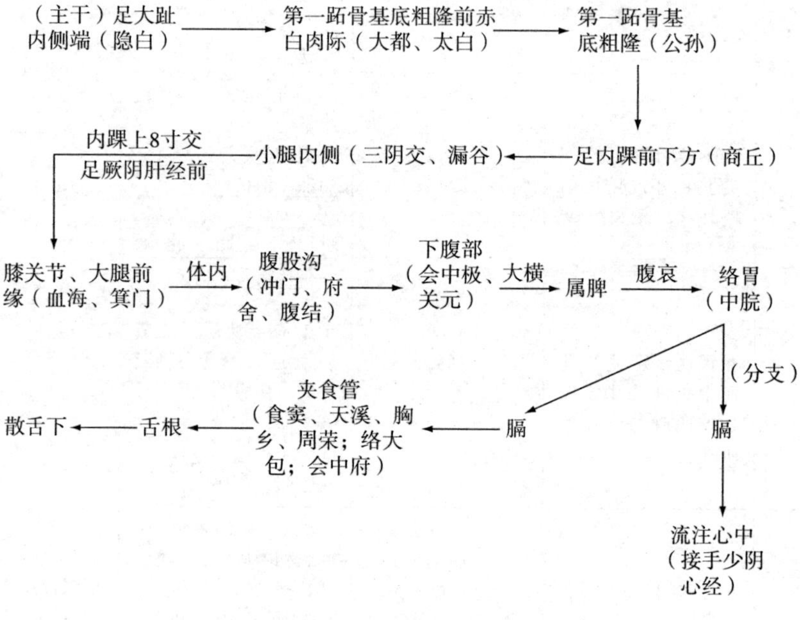

图10 足太阴脾经循行示意图

（3）循行表解

表24 足太阴脾经循行表解

名词解释	联系脏腑	经过器官
①核骨：即指第一跖骨的头部突起 ②踹：音篆。小腿肚，即腓肠肌部 ③咽：兼指食管	①属脾 ②络胃 ③联系心脏	①舌 ②咽、食道

2. 腧穴表解（共计21穴，重点9穴）

表 25　足太阴脾经腧穴表解

穴位	定位	穴位属性	治疗特点	治疗共同点
隐白	在足趾，大趾末节内侧，趾甲根角侧后方 0.1 寸（指寸）	①井穴 ②足太阴脾经起始穴	①月经过多、崩漏 ②便血、尿血 ③癫狂、多梦 ④惊风 ⑤腹满，暴泻	①腹痛、腹泻等脾胃病 ②月经不调、崩漏、痛经等妇科病 ③阴挺、不孕、遗精、阳痿等前阴病 ④下肢痿痹、胸胁痛等经脉循行部位病证
太白	在跖区，第 1 跖趾关节近端赤白肉际凹陷中	①输穴 ②原穴	①肠鸣、腹胀、腹泻、胃痛、便秘 ②体重节痛	
公孙	在跖区，第 1 跖骨底的前下缘赤白肉际处	①络穴 ②八脉交会穴（通于冲脉）	①胃痛、呕吐、腹痛、腹泻、痢疾 ②心烦、失眠、狂证 ③逆气里急、气上冲心（奔豚气）	
三阴交	在小腿内侧，内踝尖上 3 寸，胫骨内侧缘后际		①腹泻、腹胀等脾胃虚弱诸症 ②月经不调、不孕、遗尿、遗精等妇科及男科生殖泌尿系统疾患 ③阴虚诸症、下肢痿痹 ④心悸、失眠	
地机	在小腿内侧，阴陵泉下 3 寸，胫骨内侧缘后际	郄穴	①痛经、崩漏、月经不调 ②腹痛、腹泻 ③疝气 ④小便不利、水肿	
阴陵泉	在小腿内侧，胫骨内侧髁下缘与胫骨内侧缘之间的凹陷中	合穴	①水肿、腹胀、泄泻、黄疸 ②小便不利，遗尿、尿失禁 ③阴部痛、痛经、遗精 ④膝痛	
血海	在股前区，髌底内侧端上 2 寸，股内侧肌隆起处		①月经不调、经闭、崩漏、痛经 ②瘾疹、湿疹、丹毒 ③膝股内侧痛	
大横	在腹部，脐中旁开 4 寸		腹寒痛、泄泻、便秘	
大包	在胸外侧区第 6 肋间隙，在腋中线上	①脾之大络 ②足太阴脾经末穴	①气喘、胸胁痛 ②全身疼痛、四肢无力	

五、手少阴心经

1. 经脉循行

（1）循行原文 《灵枢·经脉》：心手少阴之脉，起于心中，出属心系，下膈，络小肠。其支者：从心系，上挟咽，系目系。其直者：复从心系，却上肺，下出腋下，下循臑内后廉，行太阴、心主之后，下肘内，循臂内后廉，抵掌后锐骨之端，入掌内后廉，循小指之内，出其端。

（2）循行示意图

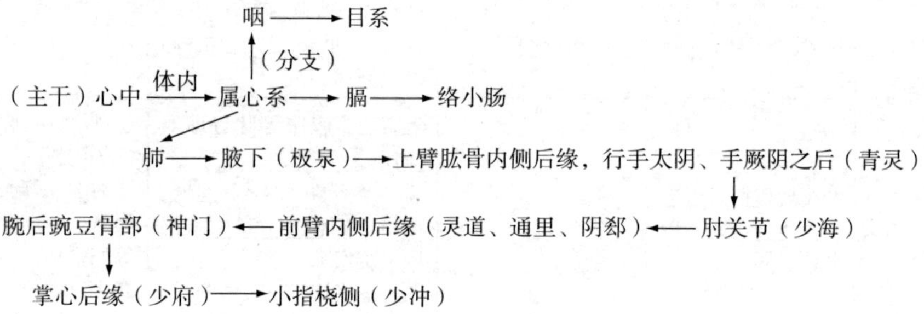

图 11 手少阴心经循行示意图

（3）循行表解

表 26 手少阴心经循行表解

名词解释	联系脏腑	经过器官
①心系：是指心与各脏相连的组织	①属心	①膈
②目系：指眼后与脑相连的组织	②络小肠	②咽
③掌后锐骨：指腕后之豌豆骨部		③目

2. 腧穴表解（共计 9 穴，重点 7 穴）

表 27　手少阴心经腧穴表解

穴位	定位	穴位属性	治疗特点	治疗共同点
极泉	在腋区，腋窝中央，腋动脉搏动处	手少阴心经起始穴	①上肢不遂、肩臂疼痛等上肢疾患 ②瘰疬 ③腋臭 ④上肢针麻用穴	①心胸疾病：心痛、胸痛、心悸、怔忡、失眠等 ②神志病：痴呆、癫狂痫等
少海	在肘前区，横平肘横纹，肱骨内上髁前缘	合穴	①心痛、癔症 ②肘臂挛痛，臂麻手颤 ③头项痛，腋胁部痛 ④瘰疬	
通里	在前臂前区，腕掌侧远端横纹上 1 寸，尺侧腕屈肌腱的桡侧缘	络穴	①舌强不语、暴喑等舌疾 ②腕臂痛	
阴郄	在前臂前区，腕掌侧远端横纹上 0.5 寸，尺侧腕屈肌腱的桡侧缘	郄穴	①骨蒸盗汗 ②吐血、衄血	
神门	在腕前区，腕掌侧远端横纹尺侧端，尺侧腕屈肌腱的桡侧缘	①输穴 ②原穴	①心与神志病 ②高血压 ③胸胁痛	
少府	在手掌，横平第 5 掌指关节近端，第 4、5 掌骨之间	荥穴	①阴痒、阴痛 ②痈疡	
少冲	在手指，小指末节桡侧，指甲根角侧上方 0.1 寸	①井穴 ②手少阴心经末穴	热病、昏迷、癫狂、开窍醒神	

六、手太阳小肠经

1. 经脉循行

（1）循行原文　《灵枢·经脉》：小肠手太阳之脉，起于小指之端，循手外侧上腕，出踝中，直上循臂骨下廉，出肘内侧两骨之间，上循臑外后廉，出肩解，绕肩胛，交肩上，入缺盆，络心，循咽下膈，抵胃，属小肠。其支者，从缺盆循颈，上颊，至目锐眦，却入耳中。其支者，别颊，上䪼，抵鼻，至目内眦（斜络于颧）。

（2）循行示意图

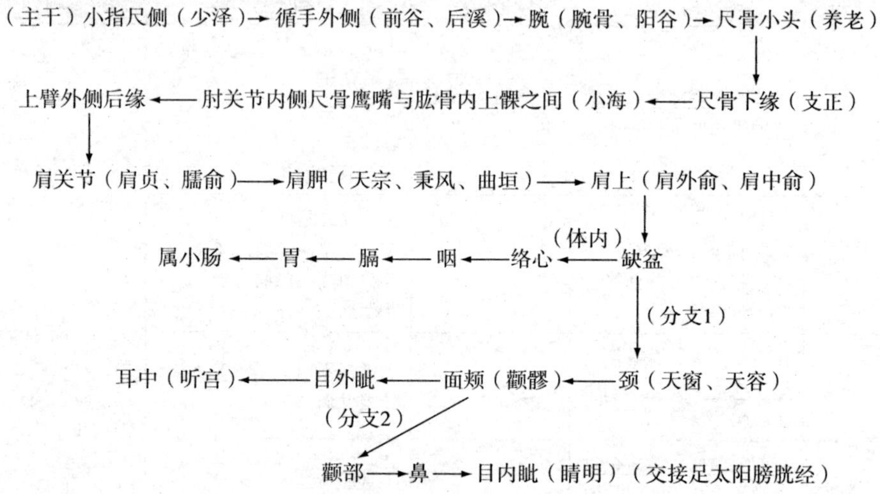

图 12　手少阳小肠经循行示意图

（3）循行表解

表 28　手太阳小肠经循行表解

名词解释	联系脏腑	经过器官
①踝：此指手腕后方的尺骨小头隆起处 ②臂骨：尺骨 ③两骨：尺骨鹰嘴和肱骨内上髁 ④肩解："肩后骨缝曰肩解"（张介宾注） ⑤目锐眦：指目外眦	①络心 ②属小肠 ③胃	①咽喉 ②膈 ③耳 ④鼻 ⑤目

2. 腧穴表解（共计 19 穴，重点 10 穴）

表 29　手太阳小肠经腧穴表解

穴位	定位	穴位属性	治疗特点	治疗共同点
少泽	在手指，小指末节尺侧，指甲根角侧上方 0.1 寸（指寸）	①井穴 ②手少阳小肠经起始穴	①乳痈、乳汁少等乳疾 ②热病、昏迷等急症、热证，开窍醒神	①头面五官病证：头痛、目痛、咽喉肿痛、耳鸣等 ②上肢痹痛
后溪	在手内侧，第 5 掌指关节尺侧近端赤白肉际凹陷中	①输穴 ②八脉交会穴（通于督脉）	①头项强痛、腰背痛 ②癫痫 ③疟疾	

续表

穴位	定位	穴位属性	治疗特点	治疗共同点
腕骨	在腕区，第5掌骨底与三角骨之间的赤白肉际凹陷中	原穴	①指挛腕痛，头项强痛 ②黄疸 ③热病，疟疾	
养老	在前臂后区，腕背横纹上1寸，尺骨头桡侧凹陷中	郄穴	①目视不明 ②急性腰扭伤	
支正	在前臂后区，腕背侧远端横纹上5寸，尺骨尺侧与尺侧腕屈肌之间	络穴	①头痛、项强 ②喜笑不休 ③热病 ④疣症	上肢痹痛、活动不利
小海	在肘后区，尺骨鹰嘴与肱骨内上髁之间凹陷中	合穴	肘关节疼痛	
肩贞	在肩胛区，肩关节后下方，腋后纹头直上1寸	肩贞、天宗与臑俞、秉风、曲垣、肩外俞、肩中俞合称为“七星台”	①肩臂疼痛、上肢不遂 ②瘰疬	肩胛疼痛、肩背疼痛、上肢痹痛
天宗	在肩胛区，肩胛冈中点与肩胛骨下角连线上1/3与下2/3交点凹陷中		①肩胛疼痛、肩背部损伤等局部病证 ②气喘 ③乳痈	
颧髎	在面部，颧骨下缘，目外眦直下凹陷中		口眼歪斜、眼睑瞤动、齿痛、面痛等面部病证	①耳鸣、耳聋、咽喉肿痛、暴喑等五官病证 ②颈项强痛
听宫	在面部，耳屏正中与下颌骨髁突之间的凹陷中	手少阳小肠经末穴	①耳鸣、耳聋、聤耳等耳疾 ②齿痛	

七、足太阳膀胱经

1. 经脉循行

（1）循行原文　《灵枢·经脉》：膀胱足太阳之脉，起于目内眦，上额，交巅。其支者，从巅至耳上角。其直者，从巅入络脑，还出别下项，循肩髆内，挟脊抵腰中，入循膂，络肾，属膀胱。其支者，从腰中，下挟脊，贯臀，入腘中。其支者，从髆内左右别下贯胛，挟脊内，过髀枢，循髀外后廉下合腘中，以下贯踹内，出外踝之后，循京骨至小指外侧。

（2）循行示意图

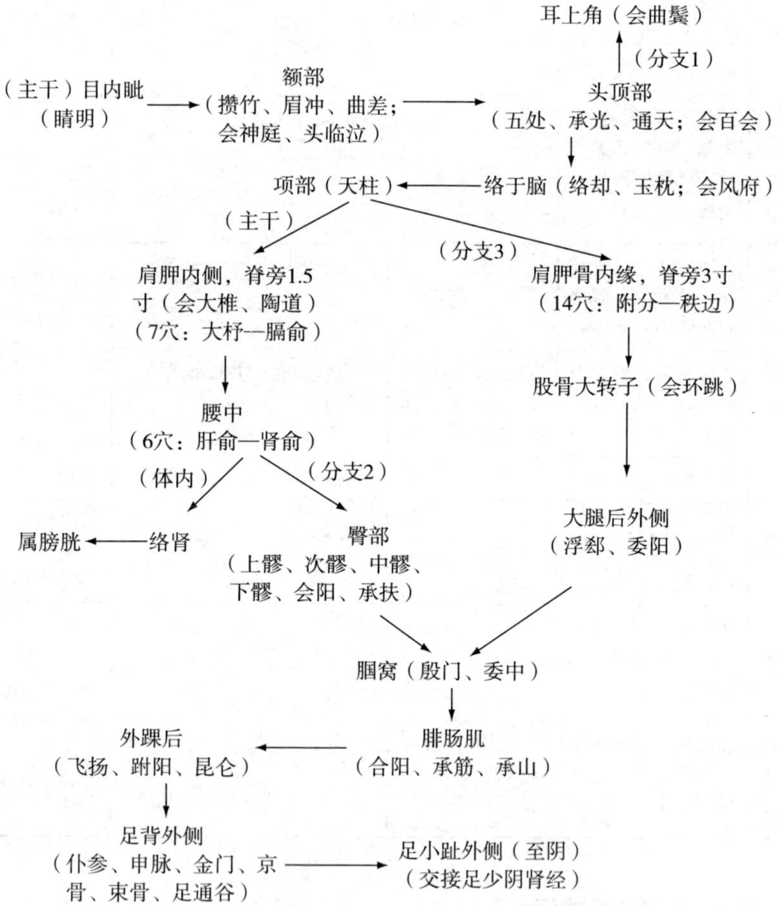

图13　足太阳膀胱经循行示意图

（3）循行表解

表 30　足太阳膀胱经循行表解

名词解释	联系脏腑	经过器官
①交巅：当百会穴处与督脉相交会 ②肩髆：指肩胛区 ③膂：挟脊两旁的肌肉 ④髀枢：髋关节部 ⑤京骨：即第 5 跖骨粗隆。又为穴名	①属膀胱 ②络肾 ③联系脑及体腔内的其他脏腑	①眼 ②鼻

2. 腧穴表解（共计 67 穴，重点 28 穴）

表 31　足太阳膀胱经腧穴表解

穴位	定位	穴位属性	治疗特点	治疗共同点
睛明	在面部，目内眦内上方眶内侧壁凹陷中	足太阳膀胱经起始穴	①一切目疾：目赤肿痛、胬肉攀睛、迎风流泪、视物不明、目眩、近视、夜盲、色盲 ②头痛、腰痛、坐骨神经痛	头、项、目病证
攒竹	在面部，眉头凹陷中，额切迹处		①头痛、眉棱骨痛 ②眼睑瞤动、眼睑下垂、口眼歪斜、目赤肿痛、青盲	
天柱	在颈后区，横平第 2 颈椎棘突上际，斜方肌外缘凹陷中		①头痛、项强、肩背腰痛 ②鼻塞、目赤肿痛、咽喉肿痛、热病 ③癫狂、痫证	
大杼	在脊柱区，第 1 胸椎棘突下，后正中线旁开 1.5 寸	八会穴之骨会	头痛、发热、咳嗽、鼻塞等感冒症状	①背、腰、下肢疼痛、活动不利病证 ②癫痫等神志病 ③相应脏腑及相关组织器官病证
风门	在脊柱区，第 2 胸椎棘突下，后正中线旁开 1.5 寸		外感及肺系疾病：感冒、咳嗽、发热、头痛	
肺俞	在脊柱区，第 3 胸椎棘突下，后正中线旁开 1.5 寸	肺之背俞穴	胸肺部疾患：胸满、骨蒸潮热、咳嗽、气喘	

续表

穴位	定位	穴位属性	治疗特点	治疗共同点
心俞	在脊柱区，第5胸椎棘突下，后正中线旁开1.5寸	心之背俞穴	①心脏疾患：心痛、心悸、心烦 ②神志疾患：癫痫、失眠、健忘 ③咳嗽、吐血、盗汗	①背、腰、下肢疼痛、活动不利病证 ②癫痫等神志病 ③相应脏腑及相关组织器官病证
膈俞	在脊柱区，第7胸椎棘突下，后正中线旁开1.5寸	八会穴之血会	①血证：吐血、衄血、便血、贫血 ②心胸疾患：心痛、心悸、胸闷、胸痛 ③脾胃疾患：胃痛、呕吐、呃逆	
肝俞	在脊柱区，第9胸椎棘突下，后正中线旁开1.5寸	肝之背俞穴	①肝胆疾患：肝疾、胁肋痛、黄疸、胆石症 ②头目疾患：头痛、目赤、目视不明、夜盲 ③吐血、脊背痛、眩晕、癫狂、痫证	
胆俞	在脊柱区，第10胸椎棘突下，后正中线旁开1.5寸	胆之背俞穴	①肝胆疾患：黄疸、口苦、咽干咽痛、饮食不下 ②胸胁疾患：胸胁疼痛、腋下肿痛 ③肺痨、潮热	
脾俞	在脊柱区，第11胸椎棘突下，后正中线旁开1.5寸	脾之背俞穴	①脾胃肠疾患：腹胀、纳呆、呕吐、完谷不化、水肿 ②背痛、羸瘦、癥瘕、积聚	
胃俞	在脊柱区，第12胸椎棘突下，后正中线旁开1.5寸	胃之背俞穴	脾胃疾患：胃脘痛、呕吐、腹胀、肠鸣	
肾俞	在脊柱区，第2腰椎棘突下，后正中线旁开1.5寸	肾之背俞穴	①肾脏疾患：遗尿、小便不利、水肿、腰膝酸软 ②生殖泌尿系疾患：月经不调、带下；遗精、阳痿	
大肠俞	在脊柱区，第4腰椎棘突下，后正中线旁开1.5寸	大肠背俞穴	①胃肠疾患：腹胀、腹泻、便秘 ②腰腿痛、坐骨神经痛、荨麻疹	

续表

穴位	定位	穴位属性	治疗特点	治疗共同点
膀胱俞	在骶区，第2骶椎棘突下，旁开1.5寸，约平第2骶后孔	膀胱背俞穴	①前阴病：小便赤涩、尿闭、遗精、遗尿 ②胃肠疾患：腹泻、便秘、痢疾 ③腰腿痛、坐骨神经痛	①背、腰、下肢疼痛、活动不利病证 ②癫痫等神志病 ③相应脏腑及相关组织器官病证
次髎	在骶区，正对第2骶后孔中		①妇科疾患：月经不调、痛经、带下 ②小便不利、遗精、疝气 ③腰骶痛、下肢痿痹	
膏肓	在脊柱区，第4胸椎棘突下，后正中线旁开3寸		①咳嗽、气喘、肺痨、健忘、遗精 ②肩胛背痛 ③完谷不化	
志室	在腰区，第2腰椎棘突下，后正中线旁开3寸		①遗精、阳痿 ②腰脊强痛、小便不利、水肿	
秩边	在骶区，横平第4骶后空，骶正中嵴旁开3寸		①腰骶痛、下肢痿痹 ②小便不利、痔疾	
承扶	在股后区，臀横纹的中点		①腰腿痛、下肢痿痹 ②痔疾	下肢痿痹
委阳	在膝部，腘横纹上，股二头肌腱的内侧	三焦下合穴	①腹满、小便不利 ②腰脊强痛、腿足挛痛、腋下肿痛	
委中	在膝后区，腘横纹中点	①合穴 ②膀胱之下合穴	①胃肠疾患：腹痛、急性吐泻 ②腰背痛、半身不遂、闪腰岔气——腰背委中求 ③皮肤疾患：丹毒、疔疮	
承山	在小腿后区，腓肠肌两肌腹与肌腱交角处		①腓肠肌痉挛 ②痔疾、便秘、脚气	
飞扬	在小腿后区，昆仑直上7寸，腓肠肌外下缘与跟腱移行处	络穴	①头项疾患：头痛、目眩、鼻衄 ②痔疾、癫狂	

续表

穴位	定位	穴位属性	治疗特点	治疗共同点
昆仑	在踝区，外踝尖与跟腱之间的凹陷中	经穴	①头面项部疾患：头痛、目眩、目痛、项强 ②癫痫、滞产	①足部疾病：疼痛、活动不利 ②头面五官疾患：头痛、眩晕
申脉	在踝区，外踝尖直下，外踝下缘与跟骨之间凹陷中	八脉交会穴（通于阳跷脉）	①头面五官疾患：头痛、眩晕、目赤肿痛、口眼歪斜 ②神志疾患：癫、狂、痫、失眠 ③腰腿酸痛、足跟疼痛	
京骨	在跖区，第5跖趾关节的近端，赤白肉际处	原穴	①头目疾患：头痛、眩晕 ②腰背疾患：腰痛、脊强	
至阴	在足趾，小趾末节外侧，趾甲角侧后方0.1寸（指寸）	①井穴 ②足太阳膀胱经末穴	①胎位不正、滞产 ②头面部疾患：头痛、目痛、鼻塞、鼻衄 ④神志病及热证	

八、足少阴肾经

1. 经脉循行

（1）循行原文　《灵枢·经脉》：肾足少阴之脉，起于小指之下，邪走足心，出于然谷之下，循内踝之后，别入跟中，以上踹内，出腘内廉，上股内后廉，贯脊属肾，络膀胱。其直者，从肾上贯肝、膈，入肺中，循喉咙，挟舌本。其支者，从肺出，络心，注胸中。

（2）循行示意图

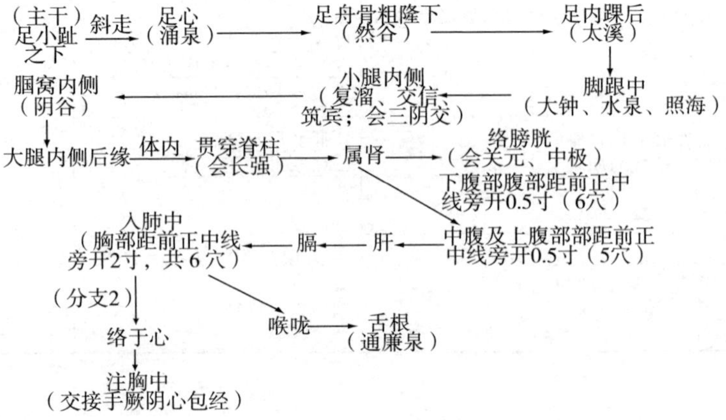

图14　足少阴肾经循行示意图

（3）循行表解

表 32　足少阴肾经循行表解

名词解释	联系脏腑	经过器官
①邪：通“斜” ②然骨：指舟骨粗隆	①属肾 ②络膀胱 ③联系心、肺、肝、脊髓	①舌 ②喉咙

2. 腧穴表解（共计 27 穴，重点 7 穴）

表 33　足少阴肾经腧穴表解

穴位	定位	穴位属性	治疗特点	治疗共同点
涌泉	在足底，屈足卷趾时足心最凹陷中；约当足底第 2、3 趾蹼缘与足跟连线的前 1/3 与后 2/3 交点凹陷中	①井穴 ②足少阴肾经起始穴	①小儿惊风、昏厥、中暑、癫狂、癔病 ②巅顶痛、眩晕、失眠 ③咽喉肿痛、喉痹 ④足心热、急救要穴之一	①妇科、前阴病 ②面、目、鼻、口齿痛、五官疾病 ③肾、肺、咽喉病 ④经脉循行部位的病证
然谷	在足内侧，足舟骨粗隆下方，赤白肉际处	荥穴	①月经不调、阴挺、阴痒、遗精、阳痿 ②咳血、咽喉肿痛 ③消渴、腹泻、小便不利 ④小儿脐风、口噤、下肢痿痹	
太溪	在足踝区，内踝尖与跟腱之间的凹陷中	①输穴 ②原穴	①肾阴虚证：头痛、目眩、失眠、健忘、耳鸣耳聋 ②肾阳虚证：气喘、小便频数 ③咳嗽、咳血、咽喉肿痛、齿痛 ④内踝肿痛、腰痛、下肢厥冷 ⑤月经不调、遗精、阳痿	
大钟	在跟区，内踝后下方，跟骨上缘，跟腱附着部前缘凹陷中	络穴	①癃闭、二便不利 ②腰脊强痛、足跟痛 ③咳血、气喘 ④痴呆、嗜卧	
照海	在踝区，内踝尖下 1 寸，内踝下缘边际凹陷中	八脉交会穴（通于阴跷脉）	①月经不调、带下、阴挺、小便频数、大便秘结 ②咽干咽痛、口干渴 ③失眠、癫痫（夜发） ④脚气	

续表

穴位	定位	穴位属性	治疗特点	治疗共同点
复溜	在小腿内侧，太溪穴上2寸，当跟腱的前缘	经穴	①汗证：汗出不止、自汗、盗汗等 ②水肿、腹胀、泄泻 ③腰脊强痛、下肢痿痹	①妇科、前阴病 ②面、目、鼻、口齿痛、五官疾病 ③肾、肺、咽喉病 ④经脉循行部位的病证
俞府	在腹部，脐中旁开0.5寸	足少阴肾经末穴	气喘不得息、胸满不得饮食	

九、手厥阴心包经

1. 经脉循行

（1）循行原文　《灵枢·经脉》：心主手厥阴心包络之脉，起于胸中，出属心包络，下膈，历络三焦。其支者，循胸出胁，下腋三寸，上抵腋下，循臑内，行太阴、少阴之间，入肘中，下臂，行两筋之间，入掌中，循中指，出其端。其支者，别掌中，循小指次指出其端。

（2）循行示意图

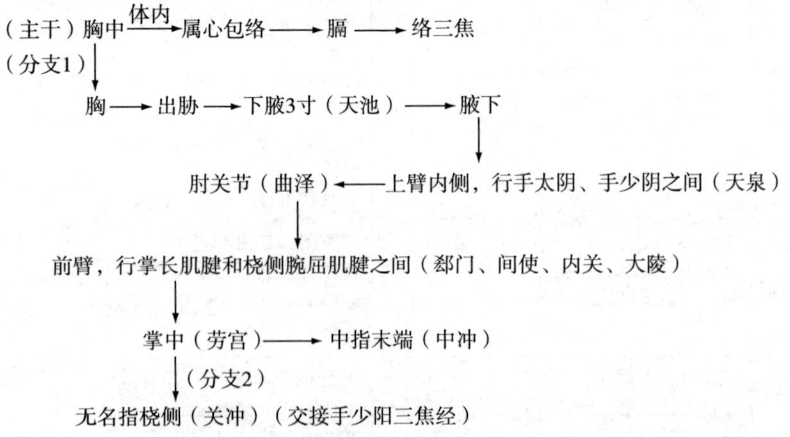

图15　手厥阴心包经循行示意图

（3）循行表解

表 34　手厥阴心包经循行表解

名词解释	联系脏腑	经过器官
①历络三焦：指自胸至腹依次联络上、中、下三焦 ②两筋：指掌长肌腱和桡侧腕屈肌腱	①属心包络 ②络三焦	膈

2. 腧穴表解（共计 9 穴，重点 7 穴）

表 35　手厥阴心包经腧穴表解

穴位	定位	穴位属性	治疗特点	治疗共同点
天池	在胸部，第 4 肋间隙，前正中线旁开 5 寸	手厥阴心包经起始穴	①咳嗽、痰多、胸痛等肺心病证 ②乳痈 ③瘰疬	①心胸疾病：心痛、胸痛、心悸、怔忡、失眠等 ②神志病：痴呆、癫狂痫等 ③胃病：胃痛、呕吐、呃逆等
曲泽	在肘前区，肘横纹上，肱二头肌腱的尺侧缘凹陷中	合穴	①胃痛、呕吐、呕血等热性胃病 ②高热、中暑等暑热病 ③肘关节屈伸不利、疼痛	
郄门	在前臂前区，腕掌侧远端横纹上 5 寸，掌长肌腱与桡侧腕屈肌腱之间	郄穴	①急性心脏疾患 ②咯血、呕血、衄血等热性出血证 ③疔疮	
间使	在前臂前区，腕掌侧远端横纹上 3 寸，掌长肌腱与桡侧腕屈肌腱之间	经穴	①胃病 ②热病、疟疾	
内关	在前臂前区，腕掌侧远端横纹上 2 寸，掌长肌腱与桡侧腕屈肌腱之间	①络穴 ②八脉交会穴（通于阴维脉）	①心痛、心悸等心胸胃疾病及痴呆、癫狂痫等神志病——心胸内关谋 ②晕车（船）、耳源性眩晕等眩晕症 ③中风	
大陵	在前臂前区，腕掌侧远端横纹中，掌长肌腱与桡侧腕屈肌腱之间	①输穴 ②原穴	①心痛、心悸等心胸疾病 ②胃痛、呕吐、口臭等胃腑病证 ③喜笑悲恐、癫狂痫等神志病证	

续表

穴位	定位	穴位属性	治疗特点	治疗共同点
劳宫	在掌区，横平第3掌指关节近端，第2、3掌骨之间偏于第3掌骨。简便取穴法：握拳，中指尖下是穴	荥穴	①中风昏迷、中暑等急症 ②鹅掌风 ③口疮、口臭	
中冲	在手指，中指末端最高点	井穴	中风昏迷、中暑、昏厥、舌强不语、小儿惊风等急症，高热	

十、手少阳三焦经

1. 经脉循行

（1）循行原文　《灵枢·经脉》：三焦手少阳之脉，起于小指次指之端，上出两指之间，循手表腕，出臂外两骨之间，上贯肘，循臑外上肩，而交出足少阳之后，入缺盆，布膻中，散络心包，下膈，遍属三焦。其支者，从膻中，上出缺盆，上项，系耳后，直上出耳上角，以屈下颊至䪼。其支者，从耳后入耳中，出走耳前，过客主人，前交颊，至目锐眦。

（2）循行示意图

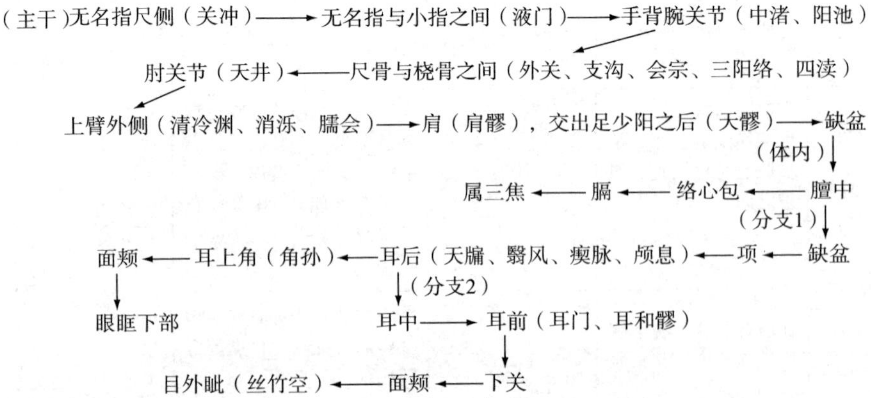

图16　手少阳三焦经循行示意图

（3）循行表解

表 36 手少阳三焦经循行表解

名词解释	联系脏腑	经过器官
①手表腕：手背腕关节 ②臂外两骨之间：前臂背侧，尺骨与桡骨之间 ③膻中：此指胸中，不指穴名 ④𩓐：音拙。眼眶的下方，包括颧骨内连及上牙床的部位 ⑤客主人：指上关穴	①络心包 ②属三焦	①膈 ②耳 ③目

2. 腧穴表解（共计 23 穴，重点 10 穴）

表 37 手少阳三焦经腧穴表解

穴位	定位	穴位属性	治疗特点	治疗共同点
关冲	在手指，第 4 指末节尺侧，指甲根角侧上方 0.1 寸	①井穴 ②手少阳三焦经起始穴	热病、中暑、开窍醒神	①头面五官病证：头痛、目赤、耳鸣、耳聋、喉痹等 ②热病
中渚	在手背，第 4、5 掌骨间，第 4 掌指关节近端凹陷中	输穴	①肩背肘臂酸痛，手指不能屈伸 ②善治耳鸣、耳聋等耳部疾患	
阳池	腕背横纹中，指总伸肌腱尺侧缘凹陷中	原穴	①消渴、口干 ②腕痛、肩臂痛	
外关	在前臂后区，腕背侧远端横纹上 2 寸，尺骨与桡骨间隙中点	①络穴 ②八脉交会穴（通阳维脉）	①瘰疬 ②胁肋痛 ③上肢痿痹不遂 ④发热、恶寒、鼻塞、头痛等外感表证	
支沟	在前臂后区，腕背侧远端横纹上 3 寸，尺骨与桡骨间隙中点	经穴	①便秘 ②胁肋疼痛 ③瘰疬	上肢痹痛，活动不利
肩髎	在三角肌区，肩峰角与肱骨大结节两骨间凹陷中		肩周炎	

续表

穴位	定位	穴位属性	治疗特点	治疗共同点
翳风	在颈部，耳垂后方，乳突下端前方凹陷中		①耳鸣、耳聋等耳疾 ②口眼歪斜、面风、牙关紧闭等面口病证 ③瘰疬	上肢痹痛，活动不利
角孙	在头部，耳尖正对发际处		①头痛、项强 ②痄腮	
耳门	在耳区，耳屏上切迹与下颌骨髁突之间的凹陷中		①耳鸣、耳聋、聤耳等耳疾 ②齿痛、颈颔痛	
丝竹空	在面部，眉梢凹陷中	手少阳三焦经末穴	①癫痫 ②目眩、目赤肿痛、眼睑瞤动等目疾	

十一、足少阳胆经

1. 经脉循行

（1）循行原文　《灵枢·经脉》：胆足少阳之脉，起于目锐眦，上抵头角，下耳后，循颈，行手少阳之前，至肩上，却交出手少阳之后，入缺盆。

其支者，从耳后入耳中，出走耳前，至目锐眦后。

其支者，别锐眦，下大迎，合于手少阳，抵于䪼，下加颊车，下颈，合缺盆，以下胸中，贯膈，络肝，属胆，循胁里，出气街，绕毛际，横入髀厌中。

其直者，从缺盆下腋，循胸，过季胁，下合髀厌中。以下循髀阳，出膝外廉，下外辅骨之前，直下抵绝骨之端，下出外踝之前，循足跗上，入小指次指之间。

其支者，别跗上，入大指之间，循大指歧骨内，出其端，还贯爪甲，出三毛。

（2）循行示意图

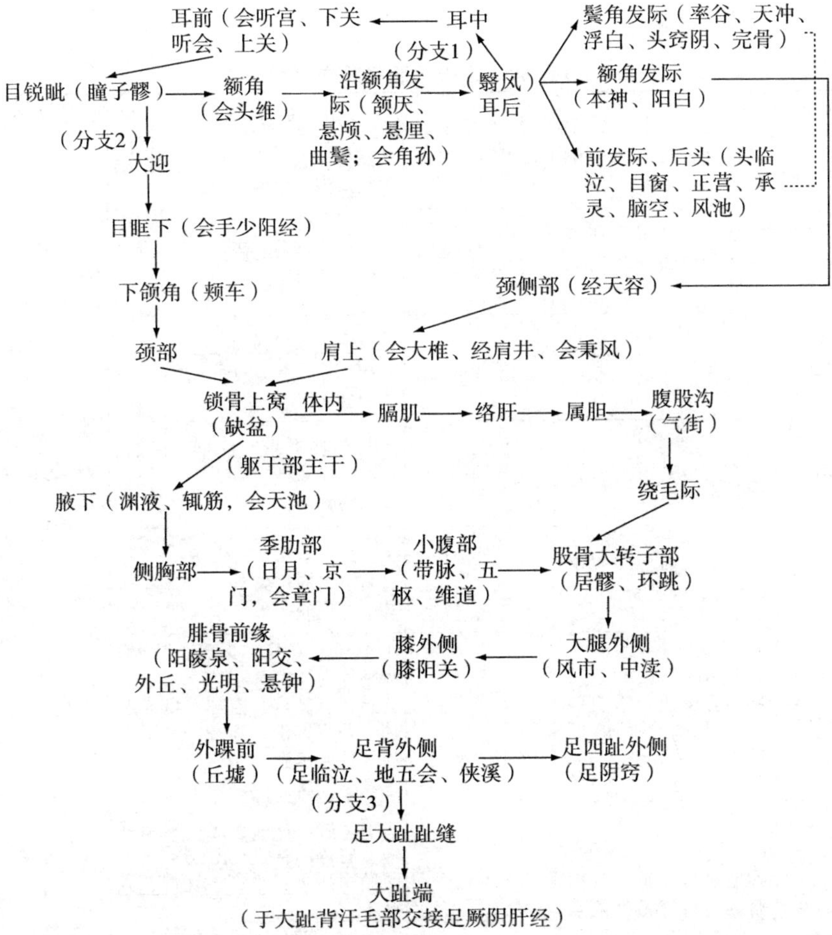

图 17　足少阳胆经循行示意图

（3）循行表解

表 38　足少阳胆经循行表解

名词解释	联系脏腑	经过器官
①毛际：指耻骨阴毛部 ②髀阳：指大腿外侧 ③外辅骨：即腓骨 ④三毛：指足趾背短毛	①属胆 ②络肝	①眼 ②耳

2. 腧穴表解（共计44穴，重点18穴）

表39　足少阳胆经腧穴表解

穴位	定位	穴位属性	治疗特点	治疗共同点
瞳子髎	在面部，目外眦外侧0.5寸凹陷中	足少阳胆经起始穴	头面目疾患：头痛、目赤肿痛、羞明流泪、内障、目翳	①头、面、目、鼻、咽喉等五官疾病 ②神志病
听会	在面部，耳屏间切迹与下颌骨髁突之间的凹陷中		①耳鸣、耳聋、聤耳 ②齿痛、口眼歪斜	
完骨	在头部，耳后乳突后下方凹陷中		①头痛、颈项强痛 ②颊肿、齿痛、口歪 ③不寐	
阳白	在头部，眉上1寸，瞳孔直上		①头痛、头晕、目眩、目痛、视物模糊 ②眼睑瞤动、口眼㖞斜	
头临泣	在头部，前发际直上0.5寸，瞳孔直上		①头面五官疾患：头痛、目痛、目眩、目翳、鼻塞 ②小儿惊痫	
风池	在颈后区，枕骨之下，胸锁乳突肌上端与斜方肌上端之间的凹陷中		①中风、癫痫、头痛、眩晕、耳鸣等内风疾病 ②感冒、鼻塞、鼽衄、目赤肿痛、羞明流泪、耳聋、口眼歪斜等外风病症 ③颈项强痛	
肩井	在肩胛区，第7颈椎棘突与肩峰最外侧点连线的中点		①项、肩、背部疾患：颈项强痛、肩背疼痛、上肢不遂 ②胎产疾患：难产、乳痈、乳汁不下 ③下肢不遂、癔病性瘫痪——两足肩井搜 ④瘰疬	
日月	在胸部，第七肋间隙中，前正中线旁开4寸	胆之募穴	①胆腑疾患：黄疸、呕吐、吞酸、呃逆 ②胁肋疼痛	
带脉	在侧腹部，第11肋骨游离端垂线与脐水平线的交点上		①妇科疾病：月经不调、闭经 ②腰胁疾患：腰胁痛、少腹痛、疝气	

续表

穴位	定位	穴位属性	治疗特点	治疗共同点
环跳	在臀部，股骨大转子最凸点与骶管裂孔连线的外 1/3 与内 2/3 交点处		腰胯疼痛、半身不遂	下肢痿痹，麻木
风市	在股部，髌底上 7 寸：直立垂手，掌心贴于大腿时，中指尖所指凹陷中，髂胫束后缘		遍身瘙痒、脚气	
阳陵泉	在小腿外侧，腓骨小头前下方凹陷中	①合穴 ②胆之下合穴 ③八会穴之筋会	①膝肿痛 ②黄疸、呕吐、胁肋疼痛 ③小儿惊风、筋脉挛急	
光明	在小腿外侧，外踝尖上 5 寸，腓骨前缘	络穴	①眼目疾患：目痛、夜盲 ②胸乳胀痛	
悬钟	在小腿外侧，外踝尖上 3 寸，腓骨前缘	八会穴之髓会	①筋骨疾患：颈项强痛、胸胁满痛、关节酸痛 ②痴呆、半身不遂、高血压	
丘墟	在踝区，外踝的前下方，趾长伸肌腱的外侧凹陷中	原穴	①目赤肿痛、目生翳膜 ②胸胁痛、外踝肿痛 ③下肢痿痹、疟疾	①足踝部病证：扭伤、疼痛 ②头面五官疾患：偏头痛、目赤肿痛、耳鸣耳聋
足临泣	在足背，第 4、5 跖骨底结合部的前方，第 5 趾长伸肌腱外侧凹陷中	①输穴 ②八脉交会穴（通于带脉）	①头面五官病证：偏头痛、目赤肿痛、耳鸣耳聋 ②乳痈 ③瘰疬	
侠溪	在足背，第 4、5 趾间，趾蹼缘后方赤白肉际处	荥穴	①惊悸 ②头面五官病：头痛、眩晕、耳鸣、耳聋、颊肿、目赤肿痛等 ③胁肋疼痛、膝股痛、足跗肿痛 ④乳痈 ⑤热病	
足窍阴	在足趾，第 4 趾末节外侧，趾甲根角侧后方 0．1 寸（指寸）。	①井穴 ②足少阳胆经末穴	①头面五官疾患：头痛、目赤肿痛、耳鸣、耳聋、咽喉肿痛 ②胸胁痛、足跗肿痛 ③多梦、热病 ④神志病证：闭证、厥证、神昏、癫、狂、痫	

十二、足厥阴肝经

1. 经脉循行

（1）循行原文　《灵枢·经脉》：肝足厥阴之脉，起于大指丛毛之际，上循足跗上廉，去内踝一寸，上踝八寸，交出太阴之后，上腘内廉，循股阴，入毛中，环阴器，抵小腹，夹胃，属肝，络胆，上贯膈，布胁肋，循喉咙之后，上入颃颡，连目系，上出额，与督脉会于巅。

其支者，从目系下颊里，环唇内。

其支者，复从肝别贯膈，上注肺。

（2）循行示意图

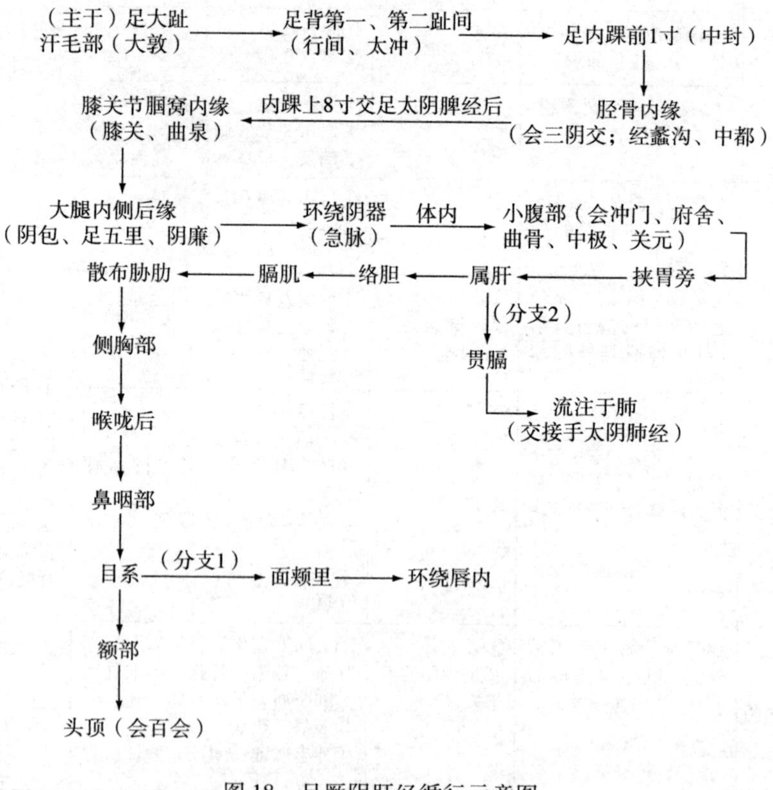

图18　足厥阴肝经循行示意图

（3）循行表解

表 40　足厥阴肝经循行表解

名词解释	联系脏腑	经过器官
①股阴：大腿内侧 ②颃颡：同吭嗓，此指喉头和鼻咽部	①属肝 ②络胆 ③联系肺、胃	①生殖器 ②喉咙 ③目系 ④颊里 ⑤唇内

2. 腧穴表解（共计 14 穴，重点 7 穴）

表 41　足厥阴肝经腧穴表解

<table>
<tr><th>穴位</th><th>定位</th><th>穴位属性</th><th colspan="2">治疗特点</th><th>治疗共同点</th></tr>
<tr><td>大敦</td><td>在足趾，足大趾末节外侧，趾甲根角侧后方0.1寸（指寸）</td><td>①井穴
②足厥阴肝经起始穴</td><td rowspan="3">①妇科疾病：月经不调、崩漏、闭经、痛经、带下、阴中痛
②神志疾病：癫狂、痫证
③遗尿、癃闭、淋证；疝气</td><td>①疝气坠痛、少腹痛、尿血
②神志疾患：癫痫、善寐</td><td rowspan="5">①肝胆病、妇科病及前阴病：黄疸、胁痛、月经不调、阴中痛等
②经脉循行部位的病证</td></tr>
<tr><td>行间</td><td>在足背，第 1、2 趾间，趾蹼缘后方赤白肉际处</td><td>荥穴</td><td>①心胸胁疾患：胸胁满痛、心烦、失眠
②下肢内侧痛、足跗肿痛
③头面五官疾患：头痛、目眩、目赤肿痛、青盲、中风、口歪</td></tr>
<tr><td>太冲</td><td>在足背，第 1、2 跖骨间，跖骨底结合部前方凹陷中，或触及动脉搏动</td><td>①输穴
②原穴</td><td>①中风、半身不遂、下肢痿痹、足跗肿痛
②头痛、眩晕、耳鸣、小儿惊风、胁痛、黄疸</td></tr>
<tr><td>蠡沟</td><td>在小腿内侧，内踝尖上 5 寸，胫骨内侧面的中央</td><td>络穴</td><td colspan="2">①月经不调、赤白带下、阴挺、阴痒、痛经；阳痿、睾丸肿痛
②小便不利</td></tr>
<tr><td>曲泉</td><td>在膝部，腘横纹内侧端，半腱肌肌腱内缘凹陷中</td><td>合穴</td><td colspan="2">①妇科及男科疾病、小便不利
②膝髌肿痛、下肢痿痹</td></tr>
</table>

续表

穴位	定位	穴位属性	治疗特点	治疗共同点
章门	在侧腹部，第11肋游离端的下际	①脾之募穴 ②八会穴之脏会	①腹痛腹胀、肠鸣泄泻、小儿疳疾 ②胁痛、痞块、黄疸	
期门	在胸部，第6肋间隙，前正中线旁开4寸	①肝之募穴 ②足厥阴肝经末穴	①胸胁胀痛、腹胀、腹泻、呕吐 ②乳痈；疟疾	

第二节 奇经八脉

一、任脉

1. 经脉循行

（1）循行原文 《素问·骨空论》：任脉者，起于中极之下，以上毛际，循腹里，上关元，至咽喉，上颐，循面，入目。

（2）循行示意图

胞宫 → 会阴（会阴穴）→ 阴部毛际

↓

（曲骨、中极、关元、石门、气海、阴交）下腹部 → 脐（神阙）

↓

（水分、下脘、建里、中脘、上脘、巨阙、鸠尾）上腹部

↓

（中庭、膻中、玉堂、紫宫、华盖、璇玑、天突）胸部

↓

目 ← 面 ← 下颌部（承浆）← 咽喉（廉泉）

图19 任脉循行示意图

（3）循行表解

表42 任脉循行表解

名词解释	联系脏腑	经过器官
①中极之下：张介宾注："中极之下，即胞宫之所" ②颐：口角外下方，腮部前方	女子胞	①咽喉 ②目

2. 腧穴表解（共计 24 穴，重点 13 穴）

表 43 任脉腧穴表解

穴位	定位	穴位属性	治疗特点	治疗共同点
中极	前正中线上，脐下4寸	膀胱募穴	治疗膀胱功能失常病证为主：遗尿、小便不利、癃闭等	①生殖泌尿病证：遗尿、小便不利、遗精、阳痿、月经不调、不孕等 ②小腹部疼痛
关元	前正中线上，脐下3寸	小肠募穴	①中风脱证、虚劳等元气虚损病证 ②腹泻、痢疾等肠腑病证 ③生殖病证：遗精、阳痿、月经不调、痛经等 ④保健常用穴	
气海	前正中线上，脐下1.5寸	肓之原穴	①虚脱、形体羸瘦、脏气衰惫等气虚病证 ②绕脐疼痛、腹泻、痢疾等肠腑病证 ③保健常用穴	
神阙	脐窝中央		①虚脱、中风脱证等元阳暴脱 ②水肿、小便不利 ③腹痛、腹泻、脱肛等肠腑病证 ④保健常用穴	①胃肠病证：腹痛、腹胀、腹泻、痢疾、呕吐等 ②上腹部不适
下脘	前正中线上，脐上2寸		①腹痛、腹泻、呕吐、痞积等脾胃病证 ②痞块	
中脘	前正中线上，脐上4寸，或脐与胸剑联合连线的中点处	①胃之募穴 ②八会穴之脏会	①胃痛、呕吐、呃逆等脾胃病证 ②黄疸 ③癫狂，脏躁	
上脘	前正中线上，脐上5寸		①胃痛、呕吐等胃腑病证； ②癫痫	
建里	前正中线上，脐中上3寸		①胃痛、呕吐、食欲不振、腹胀、腹痛等脾胃病证 ②水肿	心胸病证：胸痛、胸闷、心悸等
鸠尾	前正中线上，脐上7寸，或剑突下，胸剑联合下1寸	①络穴 ②膏之原穴	①以癫、狂、痫为主 ②胸痛 ③腹胀、呃逆	
膻中	前正中线上，平第四肋间隙；或两乳头连线与前正中线的交点处	①心包募穴 ②八会穴之气会	①咳喘、胸闷、心痛、呃逆等胸中气机不畅病证 ②产后乳少、乳痈、乳癖等乳疾	

续表

穴位	定位	穴位属性	治疗特点	治疗共同点
天突	胸骨上窝正中		①咳喘、胸痛、咽痛等肺系病证 ②瘿气、梅核气、噎嗝等气机不畅病证	
廉泉	微仰头，在喉结上方，当舌骨体上缘的中点处		中风失语、暴喑、吞咽困难等咽喉口舌病证	
承浆	颏唇沟的正中凹陷处	任脉末穴	①口歪、齿龈肿痛等口部病证 ②暴喑、癫狂	

二、督脉

1. 经脉循行

（1）循行原文　《难经·二十八难》：督脉者，起于下极之输，并于脊里，上至风府，入属于脑。

（2）循行示意图

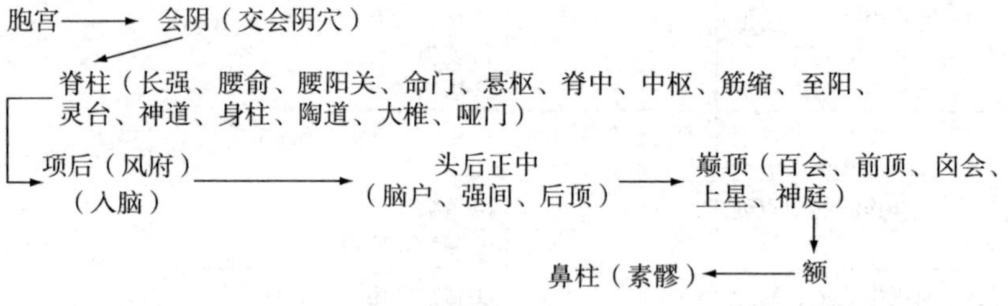

图20　督脉循行示意图

（3）循行表解

表44　督脉循行表解

名词解释	联系脏腑	经过器官
①下极之输：指脊柱下端的长强穴 ②脑：此下《针灸甲乙经·奇经八脉第二》有“上巅，循额，至鼻柱”七字	①脑 ②女子胞 ③肾	①唇 ②鼻 ③目 ④咽喉

2. 腧穴表解（共计 28 穴，重点 14 穴）

表 45　督脉腧穴表解

穴位	定位	穴位属性	治疗特点	治疗共同点
长强	跪伏或胸膝位，当尾骨尖端与肛门连线的中点处	①络穴 ②督脉起始穴	①腹泻、痢疾、便秘、脱肛等肠腑病证 ②癫狂痫 ③腰脊和尾骶部疼痛	
腰阳关	后正中线上，第 4 腰椎棘突下凹陷中，约与髂嵴相平		①月经不调等妇科病证 ②遗精、阳痿等男科病证	①生殖病证：月经不调、赤白带下、遗精、阳痿等 ②腰脊强痛，下肢痿痹
命门	后正中线上，第 2 腰椎棘突下凹陷中		①月经不调等妇科病证 ②遗精、精冷不育、尿频等男性肾阳不足性病证 ③小腹冷痛、腹泻	
至阳	后正中线上，第 7 胸椎棘突下凹陷中		①黄疸、胸胁胀满等肝胆病证，退黄要穴 ②咳喘	
身柱	后正中线上，第 3 胸椎棘突下凹陷中，约与两侧肩胛冈高点相平		①疔疮发背	①身热、咳嗽、气喘等外感病证 ②癫狂痫、惊厥等神志病证 ③脊痛、脊强
大椎	后正中线上，第 7 颈椎棘突下凹陷中		①热病、疟疾、恶寒发热等外感病证 ②骨蒸潮热 ③风疹、痤疮	
哑门	第 1 颈椎下，后发际正中直上 0.5 寸		暴喑、舌缓不语	①癫狂痫、癔病等神志病 ②头痛、颈项强痛
风府	正坐，头微前倾，后正中线上，入后发际上 1 寸		①中风、眩晕、癫狂痫等内风为患的神志病证 ②后头痛、颈项强痛等外风患者 ③咽喉肿痛、目痛、鼻衄等头面五官病证	

续表

穴位	定位	穴位属性	治疗特点	治疗共同点
百会	后发际正中直上7寸，或当头部正中线与两耳尖连线的交点处		①脱肛、阴挺、胃下垂等气失固摄而致的下陷性病证，升阳举陷 ②中风、失语、痴呆、失眠等神志病证	①头痛、目痛、鼻渊、鼻衄等头面五官病证 ②癫狂痫等神志病证
上星	囟会穴前1寸或前发际正中直上1寸		①热病、疟疾 ②鼻塞、鼻渊、鼻衄	
神庭	前发际正中直上0.5寸		失眠、惊悸	
素髎	鼻尖正中		①昏迷、惊厥、休克、新生儿窒息、呼吸衰竭等急危重证 ②鼻渊、鼻衄等鼻病	①昏迷、晕厥、中风、休克、呼吸衰竭等急危重证 ②鼻塞、鼻衄等鼻病
水沟	在人中沟的上1/3与下2/3交点处		①昏迷、中风、休克等急危重证，急救要穴之一 ②癫狂痫、惊风等神志病证 ③鼻塞、口歪、齿痛等面鼻口部病证 ④闪挫腰痛	
印堂	在头部，两眉毛内侧端中间的凹陷中		①痴呆、痫证、失眠、健忘等神志病证 ②头痛、眩晕 ③鼻渊、鼻衄 ④小儿惊风，产后血晕，子痫	

巩固与练习

一、选择题

（一）A型题

1. 手太阴肺经起于(　　)

A. 肺脏　　B. 胸中　　C. 下焦

D. 中焦　　E. 上焦

2. 治疗咳血的首选穴是(　　)

A. 中府　　B. 孔最　　C. 尺泽
D. 少商　　E. 太渊

3. 手太阴肺经位于腕横纹上的穴位是(　　)
A. 太渊　　B. 列缺　　C. 大陵
D. 神门　　E. 经渠

4. 手阳明大肠经联系(　　)
A. 下齿　　B. 上齿　　C. 目
D. 舌　　E. 目

5. 治疗面部病症首选穴是(　　)
A. 商阳　　B. 三间　　C. 合谷
D. 曲池　　E. 手三里

6. 两臂疼痛首选是(　　)
A. 商阳　　B. 三间　　C. 合谷
D. 曲池　　E. 手三里

7. 足阳明胃经循行联系(　　)
A. 下齿　　B. 上齿　　C. 目
D. 舌　　E. 目

8. 治疗胃肠病症首选穴是(　　)
A. 内庭　　B. 解溪　　C. 丰隆
D. 足三里　　E. 梁丘

9. 足阳明胃经在腹部循行距前正中线旁开多少寸(　　)
A. 0.5　　B. 1 寸　　C. 2 寸
D. 3　　E. 4 寸

10. 足太阴脾经直接联系的五官是（　　）
A. 眼　　B. 舌　　C. 口
D. 鼻　　E. 耳

11. 既是络穴，又是八脉交会穴的腧穴是（　　）
A. 隐白　　B. 公孙　　C. 三阴交
D. 地机　　E. 太白

12. 足太阴脾经中与神阙穴相平的腧穴是（　　）

A. 天枢　B. 府舍　C. 腹结
D. 腹哀　E. 大横

13. 手少阴心经的络穴是（　）
A. 神门　B. 阴郄　C. 通里
D. 少府　E. 支正

14. 阴郄穴位于腕掌侧远端横纹上（　）
A. 0.5 寸　B. 1 寸　C. 1.5 寸
D. 2 寸　E. 2.5 寸

15. 具有降压作用的腧穴是（　）
A. 极泉　B. 通里　C. 阴郄
D. 神门　E. 少府

16. 既是输穴，又是八脉交会穴的腧穴是（　）
A. 少泽　B. 后溪　C. 养老
D. 小海　E. 支正

17. 手太阳小肠经循行“出肩解”，“肩解”指的是（　）
A. 肩胛骨　B. 肩关节　C. 肩锁关节
D. 肩胛冈　E. 肩峰

18. 具有催乳作用的腧穴是（　）
A. 少泽　B. 后溪　C. 养老
D. 小海　E. 支正

19. 下列经脉中腧穴最多的是(　)
A. 督脉　B. 足阳明胃经　C. 足少阳胆经
D. 足太阳膀胱经　E. 足厥阴肝经

20. 治疗虚劳诸疾的首选穴是(　)
A. 百会　B. 足三里　C. 膏肓
D. 中脘　E. 膈俞

21. 与哑门穴位于同一水平线上的是(　)
A. 风池　B. 天柱　C. 风府
D. 翳风　E. 风门

22. 下列经脉中在大腿部位没有腧穴的是(　)

A. 足阳明胃经　　B. 足少阳胆经　　C. 足厥阴肝经
D. 足少阴肾经　　E. 足太阳膀胱经

23. 足少阴肾经循行于腹部时距前正中线旁开(　　)
A. 0.5 寸　　B. 2 寸　　C. 1.5 寸
D. 4 寸　　E. 6 寸

24. 循行中“贯脊”的经脉是(　　)
A. 督脉　　B. 带脉　　C. 足太阴脾经
D. 足太阳膀胱经　　E. 足少阴肾经

25. 善于治疗心痛、烦闷、口疮、口臭的腧穴是(　　)
A. 内关　　B. 外关　　C. 劳宫
D. 曲泽　　E. 间使

26. 手厥阴心包经的起止穴是(　　)
A. 天池、中冲　　B. 极泉、中冲　　C. 中冲、天泉
D. 极泉、少冲　　E. 天池、少冲

27. 在肘横纹上，肱二头肌腱尺侧缘凹陷中的腧穴是(　　)
A. 少海　　B. 小海　　C. 尺泽
D. 曲泽　　E. 曲池

28. 属于手少阳三焦经，位于腕背横纹上的腧穴是(　　)
A. 阳溪　　B. 阳池　　C. 阳谷
D. 腕骨　　E. 养老

29. 手少阳三焦经的循行特点是(　　)
A. 走行于上肢内侧的前缘
B. 走行于上肢外侧的前缘
C. 走行于上肢外侧的中间
D. 走行于上肢内侧的中间
E. 走行于上肢外侧的后缘

30. 手少阳三焦经循行止于何处(　　)
A. 鼻旁　　B. 目内眦　　C. 目外眦
D. 眉梢内侧　　E. 眉梢外侧

31. 听会是属于哪条经的腧穴(　　)

A. 手少阳三焦经　B. 手太阳小肠经　C. 足少阳胆经
D. 手阳明大肠经　E. 足太阳膀胱经

32. 位于颈后区，枕骨之下，胸锁乳突肌上端与斜方肌上端之间的凹陷中的腧穴是(　　)

A. 风池　B. 风府　C. 完骨
D. 天柱　E. 哑门

33. 足少阳胆经的原穴是(　　)

A. 足临泣　B. 丘墟　C. 侠溪
D. 地五会　E. 足窍阴

34. 足厥阴肝经将经气交会给下列那一条经(　　)

A. 足少阳胆经　B. 手太阴肺经　C. 手少阳三焦经
D. 手厥阴心包经　E. 足太阴脾经

35. 位于足背，第1、2跖骨间，跖骨底结合部前方凹陷中的腧穴是(　　)

A. 内庭　B. 行间　C. 太冲
D. 太溪　E. 太白

36. 八会穴之脏会、脾之募穴章门穴属于哪一条经脉(　　)

A. 足太阴脾经　B. 足厥阴肝经　C. 足少阳胆经
D. 足少阴肾经　E. 足阳明胃经

37. 膀胱的募穴是(　　)

A. 关元　B. 中极　C. 中脘
D. 膻中　E. 巨阙

38. 下列脏腑募穴中，不位于任脉的是(　　)

A. 膀胱募　B. 小肠募　C. 大肠募
D. 心募　E. 心包募

39. 脐上5寸的腧穴是(　　)

A. 下脘　B. 中脘　C. 上脘
D. 建里　E. 巨阙

40. 第2腰椎棘突下凹陷的穴位是(　　)

A. 梁门　B. 期门　C. 命门

D. 腰俞　　E. 腰阳关

41. 督脉的络穴是(　　)

A. 腰俞　　B. 长强　　C. 至阳

D. 身柱　　E. 大椎

42. 下列腧穴中，除哪项外均属于督脉(　　)

A. 腰俞　　B. 膈俞　　C. 至阳

D. 身柱　　E. 大椎

(二) X 型题

43. 下列属于手太阴肺经的穴是(　　)

A. 少商　　B. 商阳　　C. 尺泽

D. 青灵　　E. 中府

44. 可以治疗实证咳嗽的腧穴是(　　)

A. 太渊　　B. 列缺　　C. 鱼际

D. 尺泽　　E. 中府

45. 手阳明大肠经循行是(　　)

A. 起于大指次指之端　　B. 上入两筋之中

C. 出髃骨之前廉　　D. 属肺，下膈，络大肠

E. 左之右、右之左，上夹鼻孔

46. 曲池穴多用于治疗(　　)

A. 眩晕　　B. 上肢病症　　C. 发热

D. 湿热泄泻　　E. 汗证

47. 两穴之间相距 3 寸的穴位是(　　)

A. 犊鼻、足三里　　B. 足三里、上巨虚

C. 上巨虚、下巨虚　　D. 上巨虚、丰隆

E. 上巨虚、条口

48. 阳明腑实便秘选用那些穴位治疗(　　)

A. 内庭　　B. 丰隆　　C. 上巨虚

D. 下巨虚　　E. 足三里

49. 治疗妇科病、前阴病的腧穴有(　　)

A. 太白　　B. 公孙　　C. 三阴交

D. 地机　E. 大横

50. 三阴交穴的主治病证是(　　)
A. 脾胃病　B. 妇科、前阴病　C. 下肢病证
D. 疝气　E. 水肿、小便不利

51. 极泉穴的主治病证是(　　)
A. 上肢疾患　B. 瘰疬　C. 腋臭
D. 昏迷　E. 高血压

52. 位于尺侧腕屈肌腱桡侧缘的腧穴有(　　)
A. 少冲　B. 少府　C. 神门
D. 阴郄　E. 通里

53. 养老穴的主治病证是(　　)
A. 头面五官病证　B. 上肢痹痛　C. 目视不明
D. 急性腰扭伤　E. 咳嗽气喘

54. 属于“七星台”的腧穴有(　　)
A. 臑俞　B. 肩贞　C. 天宗
D. 肩外俞　E. 曲垣

55. 下列属于背俞穴的是(　　)
A. 膈俞　B. 脾俞　C. 气海俞
D. 厥阴俞　E. 心俞

56. 可以治疗急性腰扭伤的腧穴是(　　)
A. 攒竹　B. 水沟　C. 养老
D. 委中　E. 关元

57. 足少阴肾经循行中联系到的脏腑有(　　)
A. 心　B. 肺　C. 膀胱
D. 肝　E. 心包

58. 照海的主治病证包括(　　)
A. 失眠　B. 癫痫　C. 月经不调
D. 咽喉干痛　E. 呕吐涎沫

59. 手厥阴经腧穴可治疗的病证包括(　　)
A. 心病　B. 心包病　C. 神志病

D. 胃病　　E. 肝病

60. 曲泽穴的主治病证包括(　　)

A. 心痛、善惊　　B. 胃痛、呕血　　C. 高热、中暑

D. 咳嗽、胸满　　E. 肘臂挛痛

61. 手少阳三焦经经脉循行所联系的脏腑器官包括哪些(　　)

A. 三焦　　B. 心包　　C. 膈

D. 耳　　E. 目

62. 下列哪些腧穴属于手少阳三焦经(　　)

A. 支正　　B. 中渚　　C. 偏历

D. 外关　　E. 肩

63. 足少阳胆经的主治特点包括(　　)

A. 肝胆病　　B. 胁肋痛　　C. 耳病

D. 侧头痛　　E. 鼻病

64. 足少阳胆经联系的脏腑组织器官有哪些(　　)

A. 肝　　B. 眼　　C. 口

D. 胆　　E. 耳

65. 足厥阴肝经的主治特点包括(　　)

A. 妇科病　　B. 前阴病　　C. 肝病

D. 胆病　　E. 泌尿系病

66. 足厥阴肝经循行联系的脏腑组织器官包括(　　)

A. 肝　　B. 胆　　C. 肺

D. 胃　　E. 目

67. 在任脉中有强壮作用的腧穴有(　　)

A. 百会　　B. 关元　　C. 气海

D. 中极　　E. 阴交

68. 既是八会穴，又是募穴的有(　　)

A. 关元　　B. 中极　　C. 中脘

D. 膻中　　E. 巨阙

69. 昏迷、惊厥、休克等急危重症时可选(　　)

A. 百会　　B. 哑门　　C. 风府

D. 水沟　E. 素髎

70. 督脉的腧穴可治疗(　　)

A. 泄泻　B. 月经不调　C. 腰脊强痛

D. 气喘　E. 健忘

二、填空题

71. 手太阴肺经起于________；属________络________。

72. 面口________收；两臂________妙。

73. 痰邪壅盛选用________穴；急性胃痛选用________穴。

74. 足太阴脾经循行经过________、________、________等器官。

75. 神门穴既是________穴，又是________穴。

76. 后溪穴为八脉交会穴，通________，治疗________和________疾病。

77. 足太阳膀胱经共有穴位________个，其中背俞穴有________个。

78. 足少阴肾经循行于胸部时距前正中线旁开________寸。

79. 间使在前臂前区，腕掌侧远端横纹上________寸，掌长肌腱与桡侧腕屈肌腱之间。

80. 手少阳三焦经的原穴是________。

81. 胆经的募穴是________。

82. 肝经循行在________交出足太阴脾经后。

83. 建里穴在前正中线上，脐中上________寸。

84. 哑门穴在第1颈椎下，后发际正中直上________寸。

三、名词解释

85. 肺系

86. 两筋

87. 客主人

88. 髀关

89. 核骨

90. 踹

91. 心系

92. 目系
93. 肩解
94. 肩髆
95. 髀枢
96. 然谷
97. 历络三焦
98. 膻中
99. 目锐眦
100. 颊车
101. 髀厌
102. 髀阳
103. 外辅骨
104. 绝骨
105. 颃颡
106. 目系
107. 颐
108. 下极之输

四、简答题

109. 手太阴肺经

（1）手太阴肺经的循行原文？

（2）中府、尺泽、列缺、太渊在治疗中有何异同？

110. 手阳明大肠经

（1）手阳明大肠经循行在面部如何分布？

（2）合谷穴的主治特点？

111. 足阳明胃经

（1）足阳明胃经的循行主干如何走行？足阳明胃经的五输穴包括哪些？

（2）如何运用子母补泻法选取本经穴位。

（3）天枢、梁丘、足三里、上巨虚、丰隆、条口在治疗胃肠病症中的特点是什么？

112. 足太阴脾经

（1）简述三阴交穴的主治特点。

（2）足少阴脾经在躯干部如何循行分布？

（3）足少阴脾经与足厥阴肝经在小腿部如何交叉？

113. 手少阴心经

（1）手少阴心经在体表如何循行分布？

（2）通里、阴郄、神门治疗疾病的共同点及不同点？

（3）手少阴心经与手厥阴心包经的穴位在治疗心和神志病上有何异同？为什么？

（4）简述《灵枢·经脉》篇手少阴心经循行路线。

114. 手太阳小肠经

（1）简述《灵枢·经脉》篇手太阳小肠经循行路线。

（2）如何理解手太阳小肠经的经脉循行中“出肩解、绕肩胛、交肩上”？

115. 足太阳膀胱经

（1）足太阳膀胱经背部循行的特点？

（2）背俞穴的定位及主治特点。

（3）大杼、膈俞、申脉、委阳、至阴都是什么特定穴，治疗有何特点？

116. 足少阴肾经

（1）足少阴肾经起始部和哪经交接？

（2）涌泉、然谷、太溪、大钟、照海、复溜、阴谷、肓俞定位和主治？

117. 手厥阴心包经

（1）曲泽、郄门、间使、内关、劳宫、中冲是何特定穴？主治有何异同点？

（2）手厥阴心包经的循行起止在什么部位？

118. 手少阳三焦经

（1）手少阳三焦经与耳有哪些联系？

（2）中渚、外关、支沟、翳风穴的主治特点是什么？

119. 足少阳胆经

（1）足少阳胆经起止于何部位？

（2）足少阳胆经在头面部如何循行分布？

（3）风池、肩井、阳陵泉、光明、悬钟、足临泣、足窍阴定位和主治要点是什么？

120. 足厥阴肝经

（1）足厥阴肝经和足太阴脾经在小腿部的循行关系？

（2）大敦、行间、太冲、蠡沟、曲泉、章门、期门 主治和定位？

121. 任脉

（1）任脉位于下腹部的穴位主治的共同点是什么？

（2）本经穴位中有哪些募穴和八会穴？

122. 督脉

（1）督脉起于什么部位，在何处入络于脑？

（2）筋缩、至阳、灵台、大椎、素髎、水沟在治疗中有何特点？

参考答案

一、选择题

1. D 2. B 3. A 4. A 5. C 6. D 7. A 8. D 9. C 10. B 11. B

12. E 13. C 14. A 15. D 16. B 17. B 18. A 19. D 20. C

21. B 22. D 23. A 24. E 25. C 26. A 27. D 28. B 29. C

30. C 31. C 32. A 33. B 34. B 35. C 36. B 37. B 38. C

39. C 40. C 41. B 42. B 43. ACE 44. BCDE 45. ABCE

46. ABCDE 47. ABC 48. ABCDE 49. ABCD 50. ABC 51. ABC

52. CDE 53. ABCD 54. ABCDE 55. BDE 56. ABCD 57. ABCD

58. ABCD 59. ABCD 60. ABCE 61. ABCDE 62. BDE 63. ABCD

64. ABDE 65. ABCDE 66. ABCDE 67. BC 68. CD 69. DE

70. ABCDE

二、填空题

71. 中焦、肺、大肠
72. 合谷、曲池
73. 丰隆、梁丘
74. 舌、咽、食道
75. 输、原
76. 督脉、目内眦、颈项
77. 67，12
78. 2
79. 3
80. 阳池
81. 日月
82. 内踝高点上8寸
83. 3
84. 0.5

其他题型答案参见本章相关内容。

中篇
针灸技术

第四章　针灸技术总论

【考点重点点拨】

1. 了解针灸技术的概念。
2. 了解临床常用针灸器具的种类及临床应用。
3. 了解针灸体位的意义。
4. 掌握针灸的常用体位。
5. 理解针刺治疗量及艾灸治疗量的形成要素。
6. 了解常规针灸治疗量的确定。
7. 掌握针灸施术的注意事项。

针灸技术主要包括针刺技术和灸治技术，概指针灸工具、手段及其操作运用的方法和技能。

第一节　常用针灸器具

一、传统针灸器具

1. 针刺用具

简称“针具”。现代针灸临床常用针具由古代九针发展而来。

表 46　临床常用针刺用具

分类	特点	临床应用
毫针	细长尖锐，规格多样	适用于全身各部腧穴，可用于治疗内外妇儿等各科病证
芒针	由九针中“长针”发展而来，针身长度在 5 寸以上	可用于深刺或透刺，善治深邪远痹

续表

分类	特点	临床应用
三棱针	由九针中“锋针”改制而来，针身较粗，针尖锋利	常作为刺络放血的工具
火针	由九针中“大针”衍化而来，有单头火针和三头火针之分	烧针加热后点刺，适用于寒痹、虚寒性胃肠病证和某些外科、皮肤科病证
铍针	铍针如刀	可用于切割皮肤肌肉，多用于排脓以治疗痈肿

2. 施灸用具

施灸材料较多，以艾叶制成的艾绒最为常用。临床使用最广泛的施灸用具是艾炷和艾条。艾炷和艾条均由艾绒制作而成。在传统灸法中，还有一些材料常用于施灸，如用于灯火灸的灯心草，用于天灸的白芥子、细辛、大蒜、斑蝥等刺激性药物。古代还制作了灸罩、灸盏等施灸工具，后世改进为温灸筒、温灸盒、熏灸器等。

3. 拔罐用具

传统罐具选材不一，有陶罐、竹罐、金属罐、玻璃罐等。目前临床上使用最广泛的罐具是竹罐和玻璃罐。

二、现代针灸仪器

表 47 临床常用现代针灸仪器

分类	临床常用种类	特点
电针仪	①交流、直流可调电针仪 ②脉动感应电针仪 ③音频振荡电针仪 ④晶体管电针仪	①安全、省电、耐震、体积小、便携带、无噪声、易调节、性能稳定、刺激量大 ②可发挥针刺和电刺激双重作用
灸疗仪	电热艾灸仪	采用电加热艾绒等灸材，温熨熏灼经络腧穴以治疗疾病
	电热温灸仪	多采用稀土等电发热材料，通电后产生可控的温度，通过电热灸头给予一定的温热刺激，作用于经络腧穴以治疗疾病
	光灸仪	利用红外线、远红外线或激光产生的热量照射经络腧穴，形成温热或光电效应以治疗疾病

续表

分类	临床常用种类	特点
拔罐仪	单纯抽气罐	负压可控，使用安全
	多功能拔罐仪	利用电动机真空泵抽吸罐内空气，可准确调控罐内负压，且罐底装置有稀土发热材料，通电后可产生一定强度的磁场和温热刺激，以发挥综合性治疗作用

第二节　常用针灸体位

一、针灸体位的意义

适宜体位的选用，对于正确定位取穴、方便针灸施术、持久留针以及防止晕针、滞针、弯针、折针等意外情况的发生，都具有重要的意义。

二、针灸体位的选择

表 48　针灸的常用体位

体位	适合于针刺的部位
仰卧位	头、面、胸、腹部腧穴和四肢部分腧穴
侧卧位	身体侧面少阳经腧穴和上、下肢部分腧穴
俯卧位	头、项、脊背、腰骶部腧穴和下肢后侧及上肢部分腧穴
仰靠坐位	前头、颜面和颈前等部位的腧穴
俯伏坐位	后头和项、背部的腧穴
侧伏坐位	侧头部、面颊及耳前后部位的腧穴

第三节　常规针灸治疗量

针灸治疗量概指治疗过程中针灸作用量的总合。适度的针灸治疗量是提高针灸疗效、保证针灸安全的关键因素。

一、针刺治疗量的形成要素

表 49 针刺治疗量的形成要素

形成要素	分析	临床应用
取穴多少	在处方配穴正确的前提下，取穴越多，针刺刺激就越大，针刺作用量相应越大；反之，取穴越少，针刺刺激就越小，针刺作用量相应越小	对慢性疾病、复杂性疾病、全身性疾病等，取穴较多；对急性病证、单纯性病证、局部病证等，取穴较少
针具粗细	针具直径的大小与针刺刺激量相关，不同粗细的针具对不同的病证有不同的治疗效果	粗针刺激量大，泻邪作用较强；细针刺激量小，补虚较为适宜
针刺深浅	针刺深度是针灸临床关注的重要因素，除从安全角度考虑外，这一因素亦与疗效相关。治疗不同病证需针刺不同深度	深刺刺激强度大，适用于筋骨深部病证；浅刺刺激强度小，适用于皮脉浅表病证
手法轻重	针刺手法的轻重，主要是针对刺激强度而言 ①临床可通过针感的强弱来判断轻、中、重三种强度不同的刺激量。轻者，针下感应柔和；中者，针下感应明显；重者，针下感应强烈 ②医者往往以捻转、提插针体的频率、幅度和角度，来调节刺激量的大小，以决定手法的轻重。捻转角度及提插幅度小、频率慢、运针时间较短者则刺激量小，为轻手法；反之刺激量大，为重手法	轻手法多用于体质较弱或慢性病患者，重手法多用于体质较强或急性病患者
留针时间长短	留针时间越长，刺激量相对越大；留针时间越短，刺激量相对越小	体质较强的患者可多留针，治疗寒性病证、慢性病证，留针时间较长；体质较弱的患者可多留针，治疗热性病证、急性病证，留针时间较短

二、艾灸治疗量的形成要素

艾灸治疗量的大小由艾绒的药力、灸火的热力所决定。艾灸作用量与艾灸治疗量直接相关。艾灸治疗量的形成要素主要包括艾柱大小、壮数多少、灸火强弱、施灸时间长短等因素。

三、常规针灸治疗量的确定

常规针灸治疗量是指既能达到治疗效果，又能保证治疗安全的针灸治疗量。

1. 基本原则

常规针刺治疗量的确定应当遵循两个基本原则：一是得气，二是适度。

2. 综合因素

确定常规针灸治疗量，除需明确针灸治疗量的形成要素外，患者的具体情况是医者必须考虑的主要因素。不仅要考虑患者的禀赋、体质、年龄、性别等基本情况，还要考虑患者的病性、病位、病程等病情状况。

3. 治疗常规

（1）治疗次数：针灸治疗常规为一日治疗一次；根据病情和实际情况，也可一日两次或两日一次。

（2）留针时间：每次治疗，一般留针 15 ~ 30 分钟，留针期间，常运用一定针刺手法以守气，每 5 ~ 10 分钟行针一次，以保持得气感而提高疗效。

（3）疗程：目前多以现行 7 天为一周的作息制度，一般针灸治疗 1 ~ 2 周为一个疗程。至于需要多少疗程，视患者体质、病情等具体情况而定。

第四节　针灸施术的注意事项

一、施术前的消毒

表 50　针灸施术前的消毒

消毒范围	方法
针具器械消毒	①高压蒸气灭菌法（1.0 ~ 1.4kg/cm² 压强、115℃ ~ 123℃，30 分钟） ②药液浸泡消毒法（75% 酒精内浸泡 30 ~ 60 分钟） ③煮沸消毒法（水沸后再煮 15 ~ 20 分钟）

续表

消毒范围	方法
医者手指消毒	针刺前，医者应先用肥皂水将手洗刷干净，待干再用75%乙醇棉球擦试后，方可持针操作
针刺部位消毒	用75%乙醇棉球擦拭需要针刺的部位皮肤，或用1.5%碘伏擦拭。擦拭时应从腧穴部位的中心点向外绕圈消毒
治疗室内消毒	治疗室应卫生洁净，定期消毒净化，保持空气流通，治疗床垫、枕巾、毛毯、垫席等物品，要按时换洗晾晒

二、刺灸法的宜忌

表51　刺灸法的宜忌

分类	临床应用
施术部位的宜忌	①避开重要脏器：胸、胁、腰、背、缺盆等部位的腧穴，一般不宜直刺、深刺。针刺小腹部腧穴前，应令患者排尿；针刺尿潴留患者小腹部腧穴，应掌握适当的针刺方向、角度、深度等，以免误伤膀胱等器官 ②避开重要组织器官：眼区穴位，不宜大幅度提插、捻转；后项部深层为延髓，脊柱深层为脊髓，均不可深刺 ③避开某些特殊部位：大血管附近腧穴，如人迎、委中等，应避开血管针刺；乳中、脐中一般不刺；小儿囟门部位、头缝尚未骨化部位则禁针；皮肤有感染、溃疡、创伤、瘢痕或肿瘤的部位，不宜针灸
患者状态的宜忌	①体质状态：初病、体质强壮者，针灸治疗量宜大；久病、体质虚弱者和老人、儿童，针灸治疗量宜小 ②功能状态：对于大醉、大怒、饥饿、疲劳、精神过度紧张的患者，不宜立即针灸。首次接受针灸者，医生应在针刺前做好解释工作，以帮助患者克服恐惧心理，避免针刺异常情况的发生。妇女行经时，若非为了调经，亦慎用针刺。孕妇尤其有习惯性流产史者，应慎用针灸治疗。孕妇下腹、腰骶部及三阴交、合谷、昆仑、至阴等腧穴，应禁行针刺
病情性质的宜忌	①病情程度：气血严重亏虚者（如大出血、大吐、大泄、大汗的患者），不宜针刺；形体极度消瘦者（如癌症、慢性肝炎晚期等患者），不宜针刺；传染性强的疾病和凝血机制障碍患者，一般不宜针刺 ②疾病性质：一般表证宜浅刺，表寒者应久留针，表热者应疾出针；里证宜深刺，里寒者用补法、灸法，里热者应行泻法；虚证宜用补法，虚寒者宜少针多灸，虚热者宜多针慎灸；实证宜用泻法，表实者宜浅刺，里实者宜深刺；寒证宜深刺，久留针；热证宜浅刺，疾出针，或刺络出血

巩固与练习

一、选择题

（一）A 型题

1. 下列哪一组穴位可用仰靠坐位（　　）
   A. 风池，风府，曲池，血海
   B. 百会，哑门，足三里，太冲
   C. 廉泉，列缺，照海，太溪
   D. 水沟，腰阳关，委中，承山
   E. 风池，腰阳关，环跳，阳陵泉

2. 取头、面、胸、腹部以及下肢前面的腧穴应选择的体位是（　　）
   A. 仰卧位　B. 侧卧位　C. 俯卧位
   D. 仰靠坐位　E. 俯伏坐位

3. 针刺双侧环跳时，宜选用（　　）
   A. 仰卧位　B. 侧卧位　C. 俯卧位
   D. 仰靠坐位　E. 俯伏坐位

4. 下列针具器械的消毒方法有错误的是（　　）
   A. 高压蒸气灭菌　B. 药液浸泡消毒法
   C. 煮沸消毒法　D. 自来水冲洗干净即可
   E. 75% 酒精内浸泡 30 ~ 60 分钟

5. 针刺眼部穴位时，下列操作错误的是（　　）
   A. 注意针刺方向、角度　B. 注意针刺深度
   C. 不可大幅度提插及捻转　D. 缓慢进针
   E. 出针后不按压针孔

（二）X 型题

6. 临床常用针刺用具包括哪些（　　）
   A. 毫针　B. 芒针　C. 三棱针
   D. 火针　E. 铍针

7. 俯卧位适用于哪些部位的穴位（　　）

A. 头项部　B. 背腰部　C. 臀部
D. 下肢背侧　E. 面部

8. 仰靠坐位适用于哪些部位的穴位(　　)
A. 前头部　B. 颜面部　C. 后头部
D. 项背部　E. 颈前

9. 针刺治疗量的形成要素包括(　　)
A. 取穴多少　B. 针具粗细　C. 针刺深浅
D. 手法轻重　E. 留针时间长短

10. 医者手指消毒的操作方法是(　　)
A. 在75%酒精内浸泡30 min
B. 用肥皂水洗刷干净
C. 在1∶1000的苯扎溴铵溶液内浸泡30min
D. 用75%乙醇棉球认真擦拭
E. 自来水冲洗干净即可

11. 针刺前的消毒包括(　　)
A. 针具器械　B. 医者的双手
C. 病人的施术部位　D. 治疗室内
E. 治疗室外

12. 临床不宜立即进行针刺的情况是(　　)
A. 过于饥饿　B. 气虚血亏　C. 过度疲劳
D. 皮肤瘙痒　E. 胸胁疼痛

13. 对尿潴留的患者，在针刺小腹部腧穴时应注意掌握(　　)
A. 针刺方向、角度　B. 针刺深度　C. 不可捻转
D. 不可提插　E. 不可留针

二、填空题

14. 常用的针刺体位有________、________、________、________、________、________。

15. 常规针刺治疗量的确定应当遵循两个基本原则：一是________，二是________。

16. 针灸施术前的消毒包括________、________、________、

________、________。

三、简答题

17. 简述针刺治疗量的形成要素及临床应用。

18. 针灸施术前的常规消毒包括哪几个方面？如何消毒？

19. 简述刺灸法的宜忌。

参考答案

一、选择题

1. C　2. A　3. C　4. D　5. E　6. ABCDE　7. ABCD　8. ABE
9. ABCDE　10. B、D　11. ABCD　12. AC　13. AB

二、填空题

14. 仰卧位、侧卧位、俯卧位、仰靠坐位、俯伏坐位、侧伏坐位

15. 得气、适度

16. 针具器械、医者手指、针刺部位、治疗室内

其他题型答案参见本章相关内容。

第五章　针灸技术各论

第一节　毫针刺法

【考点重点点拨】

1. 毫针的构造和作用。

2. 毫针针刺过程及手法（包括进针法——基本手法——辅助手法——得气——针刺补泻——留针——出针）。

3. 影响针刺疗效的因素：针刺的角度、深度及候气、催气、守气。

4. 常用单式补泻手法操作。

5. 针刺异常情况的临床表现。

6. 晕针、滞针、弯针、断针、血肿、气胸、刺伤脑脊髓、外周神经损伤的处理及预防。

7. 灸法的种类、各种灸法的操作及适应症。

8. 闪罐法、留罐法、走罐法、刺络拔罐法的操作方法和适应症。

9. 三棱针法的操作方法、作用及适应范围。

10. 皮肤针法的操作方法、叩刺部位、适应范围。

11. 皮内针法的操作方法及适用范围。

12. 火针法的操作方法及适用范围。

13. 常用的针刀刀法。

14. 电针的波型及作用特点。

15. 穴位注射法的操作方法及适用范围。

16. 穴位贴敷法的操作方法及适用范围。

17. 穴位埋线法的操作方法及适用范围。

18. 头针的概念、标准头穴线的定位及主治及针刺方法。

19. 耳穴分布规律、临床常用耳穴定位及选穴原则和方法。

20. 耳针临床常用的针刺方法。

一、毫针的构造、规格、检查和保养

1. 毫针的构造和检查

表 52 毫针的构造、概念、作用及检查

构造	概念	作用	检查
针尖	针身的尖端锋锐部分，亦称针芒	毫针刺入腧穴的关键部位	端正不偏，光洁度高，形如“松针”，尖中带圆，圆而不钝，无毛钩，锐利适度，使进针阻力小而不易钝涩
针身	针尖至针根的部分，又称针体	毫针刺入腧穴内相应深度的主要部分	光滑挺直，圆正匀称，坚韧而富有弹性，无弯曲、折痕、斑剥、锈痕
针根	针身与针柄的连接处	观察针身刺入腧穴深度和提插幅度的外部标志	牢固，无剥蚀、损伤及毛刺
针柄	从针根到针尾的部分	医者持针、运针的主要部位，也是温针灸法装置艾绒之处	金属丝应缠绕均匀、牢固而无松动或断丝，针柄的长短、粗细要适中，便于持针、运针
针尾	针柄的末端部分，亦称针顶	可观察捻转角度的外部标志，也是温针灸法装置艾绒之处	

2. 毫针的规格和保养

（1）规格

①长度：指针身的长度而言。常以寸表示，临床常用 1 ~ 3 寸(25 ~ 75 毫米）的毫针。

②直径：指针身的粗细而言。常以号数表示，临床常用为 28 ~ 30 号（0. 32 ~ 0. 38 毫米）的毫针。

（2）保养

①需反复使用的毫针都应注意保养，以防止针结构的五部分不受到损伤。如针尖受损、针身弯曲或生锈、污染等。

②存放器具：针盒、针管和针夹等。

③存放时基本要求：用纱布、干棉球等柔软之物，将毫针与存放器具的四壁分隔开，以防针尖受损。已消毒备用的毫针，存放时应避免受到污染。

二、毫针刺法的练习

表 53　毫针刺法的练习

种类	方法	作用
指力练习	纸垫上练习	锻炼指力和捻转的基本手法
手法练习	棉团上练习	练习提插、捻转、进针、出针等操作手法
手感练习	纸垫上练习，在此基础上，可在自身或他人穴位上练习	增强指力，提高对针下感觉的敏锐觉察能力，并体会指力的强弱、针刺的感觉、行针的手法等

三、毫针的选择

选择毫针，应根据患者的性别、年龄、形体的肥瘦、体质的强弱、病情的虚实、病变部位的表里深浅和腧穴所在的部位，选择长短、粗细适宜的毫针。

四、毫针基本操作技术

1. 进针法

（1）概念

进针法是指将毫针刺入腧穴的操作方法。

（2）刺手与押手

表 54　刺手与押手的概念和作用

分类	概念	作用
刺手	是指持针操作的手，以拇、食、中指挟持针柄，其状如持笔	掌握针具，施行手法操作
押手	是指辅助的手，爪切按压所刺部位或辅助固定针身	①固定腧穴的位置，协助刺手进针，减少疼痛 ②协助调节、控制针感

（3）分类

表 55　进针方法及适用范围

进针法		操作方法	适用范围
单手进针法		①选择体位和点穴 ②用刺手拇、食指持针，中指端紧靠穴位，指腹抵住针体中部 ③当拇、食指向下用力时，中指也随之屈曲，将针刺入，直至所需深度	适用于较短毫针的进针
双手进针法	指切进针法	①选择体位和点穴 ②用押手拇指或食指端切按在腧穴皮肤上 ③刺手持针，紧靠押手指甲面将针刺入腧穴	适用于短针的进针
	夹持进针法	①选择体位和点穴 ②用押手拇、食二指持捏无菌干棉球，夹住针身下端，将针尖固定在所刺腧穴的皮肤表面 ③刺手向下捻动针柄，押手同时向下用力，将针刺入腧穴	适用于长针的进针
	舒张进针法	①选择体位和点穴 ②用押手食、中二指或拇、食二指将拟刺腧穴处皮肤向两侧撑开，使皮肤绷紧 ③刺手持针，使针从押手食、中二指或拇、食二指的中间刺入	适用于皮肤松弛部位腧穴的进针
	提捏进针法	①选择体位和点穴 ②用押手拇、食二指将拟刺腧穴部位的皮肤提起 ③刺手持针，从捏起皮肤的上端将针刺入	适用于皮肉浅薄部位腧穴的进针
	弹针速刺法	①选择体位和点穴 ②用押手拇、食指末节指腹捏一无菌干棉球握住针身下段，留出针尖 2～3 分，对准穴上 ③刺手食指或中指指甲对准针尾弹击，使针迅速刺入	适用于较短毫针的进针
针管进针法		①选择体位和点穴 ②将针先插入用玻璃、塑料或金属制成的比针短 3 分左右的小针管内，针尖与针管下端平齐，置于拟刺腧穴上 ③押手压紧针管，刺手食指叩打或用中指弹击针尾，使针尖迅速刺入皮肤 ④然后退出针管，再将针刺入穴内	适用于儿童和惧针者的进针

2. 针刺的方向

(1) 概念

针刺的方向是指进针时针尖的朝向。

(2) 分类

表 56 针刺的方向及作用

方向确定依据	操作方法	作用
经脉循行	或循经而刺，或逆经而刺	疏通经气、提高疗效
腧穴部位特点	根据腧穴部位特点，针刺某些腧穴时必须朝向某一特定方向，如针刺哑门，针尖应朝向下颌方向	保证疗效和针刺安全
治疗需要	根据治疗需要，针刺时针尖朝向病所，促使针刺感应达到病变部位	通过气至病所以提高疗效

3. 针刺的角度

(1) 概念

针刺的角度是指进针时针身与皮肤表面所形成的夹角。

(2) 分类

表 57 针刺的角度及适用范围

角度分类	概念	适用范围
直刺	针身与皮肤表面呈 90°垂直刺入	①肌肉丰厚部位 ②便于做提插捻转手法
斜刺	针身与皮肤表面呈 45°左右刺入体内	①肌肉浅薄部位 ②穴位下有重要脏器 ③不宜直刺、深刺的腧穴 ④用于针刺导气 ⑤迎随补泻手法的操作
平刺	针身与皮肤表面呈 15°左右或沿皮以更小的角度刺入体内	①皮薄肉少部位 ②用于针刺导气 ③迎随补泻手法的操作 ④某些透穴刺

4. 针刺的深度

(1) 概念

针刺的深度是指针身刺入腧穴内的深浅度。

(2) 角度和深度的关系

深刺多用直刺，浅刺多用斜刺和平刺。

（3）针刺深浅的影响因素

表 58 针刺深浅的影响因素

影响因素	浅刺	深刺
体质	身体瘦弱	身强体胖
年龄	小儿和老年人	中青年
病情	阳证和新病	阴证和久病
部位	头、面、胸、背和皮薄肉少处的腧穴	四肢、臀、腹和肌肉丰满处的腧穴
季节	春夏	秋冬

五、行针手法

1. 概念

行针亦称运针，是指毫针刺入穴位后，为使患者产生针刺感应，或进一步调整针感的强弱，以及使针感向某一方向扩散、传导而采取的操作方法。

2. 分类

表 59 行针手法的分类及应用

行针手法		概念	应用
基本手法	提插法	将毫针刺入腧穴一定深度后，施以上提下插的操作手法。将针向上引退为提，将针向下刺入为插	①一般以3～5分为宜，频率不宜过快，每分钟60次左右，保持针身垂直，不改变针刺角度、方向 ②小幅度提插可增强针感 ③在得气的基础上，以提针为主，具有散气的作用 ④提插幅度大，频率快，刺激量大；反之，提插幅度小，频率慢，刺激量小
	捻转法	将毫针刺入腧穴一定深度后，施向前向后捻转动作，使针在腧穴内反复来回旋转的行针手法	①捻转角度一般在180°～360°左右，不能单向捻针 ②小幅度提插可增强针感 ③捻转角度大，频率快，刺激量大；捻转角度小，频率慢，刺激量小
辅助手法	循法	针刺后在留针过程中，医者用手指顺着经脉的循行路径，在针刺腧穴的上下部位轻柔循按的方法	①催气作用：推动气血，激发经气，促使针后易于得气 ②行气作用，可使经气向一定方向传导

续表

行针手法		概念	应用
辅助手法	弹法	针刺后在留针过程中，医者以手指轻弹针尾或针柄，使针体微微振动的方法	①催动经气到来 ②增强针感传导和扩散
	刮法	毫针刺入一定深度后，以拇指或食指的指腹抵住针尾，用食指或中指或拇指指甲，由下而上或由上而下频频刮动针柄的方法	①催动经气到来 ②增强针感传导和扩散
	摇法	毫针刺入一定深度后，医者手持针柄，将针轻轻摇动的方法	①直针而摇有增强针感作用 ②卧针而摇有行气作用 ③边摇边出针有泻的作用
	飞法	毫针刺入一定深度后不得气者，医者用右手拇、食指执持针柄，细细捻搓数次，然后张开两指，一搓一放，反复数次，状如飞鸟展翅，故称飞法	催气、行气、增强针感
	震颤法	毫针刺入一定深度后，医者右手持针柄，用小幅度、快频率的提插、捻转手法，使针身轻微震颤的方法	催气和增强针感

六、得气

1. 得气的概念和意义

表 60　得气概念、表现及临床意义

概念	表现		临床意义
	患者	医者	
古称“气至”，近又称“针感”，毫针刺入腧穴一定深度后，施以一定的行针手法，使针刺部位获得“经气”感应	针刺部位有酸、麻、胀、重等自觉反应，有时出现热、凉、痒、痛、抽搐、蚁行等感觉，或出现沿着一定的方向和部位传导、扩散等现象	刺手体会到针下沉紧、涩滞或针体颤动等反应	①得气与否及得气快慢与临床疗效密切相关：气速至而速效，气不至而无效。得气迅速，疗效较好；得气较慢，效果差；不得气，无治疗效果（特殊情况除外） ②反应病候，窥测病情，进行预后：正气充足，病情轻，得气快，预后好；正气亏虚，病情重，得气慢，预后差 ③施行补泻手法的基础和前提：只有在得气基础上，施行补泻手法，才可能取得预期效果

2. 得气的影响因素

表 61　得气的影响因素

影响因素	分析
医者	腧穴定位不准，针刺角度有误、深度失度，或手法运用不当等，均可影响得气的产生
患者	体质虚弱、病久体虚、正气虚惫，以致经气不足，或因其他病因，感觉迟钝、丧失，则不易得气
环境因素	气候寒冷、阴雨潮湿，不易得气；气候温暖、天气晴朗，较易得气

3. 候气、催气和守气

表 62　候气、催气和守气的概念及操作方法

	概念	操作方法
候气	当针下不得气时，需取留针候气的方法等待气至。亦可采用间歇运针，施以提插、捻转等手法，以待气至	应采取留针候气的方法等待气至，亦可采用间歇运针，施展提插、捻转等手法，以待气至
催气	通过各种手法，催促经气速至的方法	如刮动针柄，弹摇针柄沿经循摄等方法
守气	在使用候气、催气之法针下得气后，患者有舒适感觉时，医者需采取守气方法，守住针下经气，以保持针感持久	手不离针，或用拇食两指持针不动，保持着针尖不要偏离已得气的部位，或在原位施以轻巧的手法

七、毫针补泻手法

针刺补泻是通过针刺腧穴，运用一定的手法激发经气以鼓舞正气、疏泄病邪而防治疾病的方法。所谓针刺补泻，是针对患者不同的功能状态和疾病性质而言的：针刺补法鼓舞人体正气，使低下的功能恢复旺盛；针刺泻法可疏泄病邪，使亢进的功能恢复正常。毫针补泻手法是实现针刺补泻最主要的手段和方法，可分为单式补泻手法和复式补泻手法。

1. 单式补泻手法

表 63　单式补泻手法

项目		概念	补法	泻法
基本补泻	捻转补泻	指根据针体在穴位内捻转的方向、用力的轻重来区分补泻的方法	针下得气后，拇指向前用力重，向后用力轻	针下得气后，拇指向后用力重，向前用力轻
	提插补泻	指根据针体在穴位内提插手法轻重来区分补泻的针刺方法	针下得气后，先浅后深，重插轻提，以下插用力为主	针下得气后，先深后浅，轻插重提，以上提用力为主
其他补泻	疾徐补泻	指针体在穴位内，依据穴位的深浅进内与退外动作的快慢，和出针与按穴动作的快慢，以区别补泻的针刺手法	进针时徐徐刺入，疾速出针	进针时疾速刺入，徐徐出针
	迎随补泻	根据针尖与经脉循行方向之顺逆分补泻的针刺手法	进针时针尖随着经脉循行去的方向刺入	针尖迎着经脉循行来的方向刺入
	呼吸补泻	指在用针刺手法时，配合患者的呼吸以区分补泻的方法	患者呼气时进针，吸气时出针	患者吸气时进针，呼气时出针
	开阖补泻	指针刺补泻过程中，在出针时是否按闭针孔以区分补泻的方法	出针后迅速按闭针孔	出针时摇大针孔而不按
	平补平泻	得气后均匀地提插、捻转的针刺补泻操作方法	进针得气后均匀的提插、捻转	

2. 复式补泻手法

表 64　复式补泻手法

项目	概念	操作	适用证
烧山火（热补法）	通过手法使阳气入内，可使病人在局部或全身出现有温热感	①将穴位的可刺深度分为浅、中、深三层（天、人、地三部） ②先浅后深，每层各做紧按慢提（或捻转补法）九数，然后退回至浅层，称为一度 ③如此反复操作数度，再将针按至深层留针 ④在操作过程中，可配合呼吸补泻中的补法，出针时按压针孔	顽麻冷痹、虚寒性疾病

续表

项目	概念	操作	适用证
透天凉（凉泻法）	通过手法使阴气向外，可使病人出现凉感	①针刺入后直插深层 ②按深、中、浅的顺序，在每一层中紧提慢按（或捻转泻法）六数，称为一度 ③如此反复操作数度，将针紧提至浅层留针 ④在操作过程中，可配合呼吸补泻中的泻法，出针时摇大针孔而不按压	热痹、急性痈肿等实热性疾病

3. 影响针刺补泻效应的因素

表65 针刺补泻效应的影响因素

影响因素	分析
患者的功能状态	在不同的病理状态下，针刺可以产生不同的调整作用（补泻效果）
腧穴作用的相对特异性	人体不少腧穴，都能鼓舞人体正气，促使功能旺盛，具有强壮作用，适宜于补虚；此外，很多腧穴，都能疏泄病邪，抑制人体功能亢进，具有祛邪作用，适宜于泻实
针刺手法的选择和运用	针刺补泻手法是促进机体虚实状态转化的主要手段。针对患者虚实的性质和程度，选择适宜的补泻手法，恰当运用，才能达到预期的补泻效应

八、留针与出针

表66 留针与出针

项目	概念	方法
留针	针刺得气以后，将针体留置腧穴内，让它停留一段时间后，再予出针的方法	①静留针。针刺入穴内，让其安静自然地留置一段时间，其间不施行任何针刺手法 ②动留针。将针刺入穴内，得气后仍留置一段时间，其间间歇行针，施以一定的守气、行气和补泻手法
出针	毫针技术操作过程的最后步骤，是针刺达到要求后将针取出的方法	一般是以左手持无菌干棉球轻轻按压于针刺部位，右手持针作轻微的小幅度捻转，并随势将针缓慢提至皮下（不可用力过猛），静留片刻，然后出针

九、针刺异常情况的处理和预防

表 67 针刺异常情况的处理和预防

项目	概念	原因	表现	处理	预防
晕针	在针刺过程中病人发生的晕厥现象	①体质虚弱、精神紧张 ②疲劳、饥饿、大汗、大泻、大出血 ③体位不当； ④医者针刺手法过重	①患者突然出现精神疲倦、头晕目眩，面色苍白，恶心欲吐，多汗、心慌、四肢发冷，血压下降，脉象沉细 ②或神志不清，扑倒在地，唇甲青紫，二便失禁，脉微细欲绝，甚至晕厥	①立即停止针刺，将针全部起出 ②使患者平卧，松开衣带，注意保暖 ③重者可针刺刺或指压人中、素髎、内关、足三里、灸百会、关元、气海等穴	①对初次接受针刺，或紧张、体虚患者做好解释，消除对针刺的顾虑，同时选择舒适持久的体位 ②选穴宜少，手法要轻 ③饥饿、疲劳、大渴的患者，应令进食、休息、饮水后少时再予针刺 ④医者注意观察，防患于未然
滞针	行针时或留针过程中，医者感觉针下涩滞，捻转、提插、出针均感困难，而患者则感觉疼痛的现象	①精神紧张 ②行针手法不当，向单一方向捻针太过 ③患者体位改变 ④留针时间过长	针在体内难以捻转，提插、出针均感困难，若勉强捻转、提插时，则患者痛不可忍	①稍延长留针时间 ②在滞针腧穴附近，进行循按或用叩弹针柄，或在附近再刺一针 ③单向捻转而致者，可向相反方向将针捻回	对精神紧张的患者，要做好解释工作 注意行针的操作手法不要过强 避免单向捻转 选择合适的体位，确定合理的留针时间
弯针	进针时或将针刺入腧穴后，针身在体内形成弯曲	①医生进针手法不熟练 ②患者在针刺或留针时移动体位 ③针柄受到某种外力压迫、碰击等	针柄改变了进针或留针时的方向和角度，提插、捻转及出针均感困难，甚至无法出针，而患者感到疼痛	①不得再行手法 ②顺着弯曲方向将针起出；如弯曲不止一处，应视针柄扭转倾斜的方向，逐步分段取出 ③由患者移动体位所致，使患者慢慢恢复原来体位	①医者进针手法要熟练，指力要均匀，避免进针过速、过猛 ②选择适当体位，嘱患者不要随意变动体位，注意保护针柄不受外物硬碰和压迫

续表

项目	概念	原因	表现	处理	预防
断针	针身折断在体内	①针具质量欠佳 ②针刺时将针身全部刺入腧穴 ③行针时强力提插、捻转，肌肉猛烈收缩 ④弯针、滞针处理不当	行针时或出针后发现针身折断，其断端部分针身浮露于皮肤外，或断端全部没入皮下	①医者沉着冷静 ②嘱患者切勿更动原有体位 ③断端针身显露于皮外，可用手指或镊子将针起出 ④断端与皮肤相平，可用左手拇、食二指垂直向下挤压针孔两旁，使断针暴露皮外，右手持镊子将针取出 ⑤若断针完全没入皮下或肌肉深层时，外科手术取出	①针刺前认真检查针具，尤其是针根 ②避免过猛、过强地行针 ③嘱患者不要随意更换体位 ④针刺时不宜将针身全部刺入腧穴 ⑤进针、行针时，如发现弯针，应立即出针 ⑥对于滞针、弯针等异常情况及时正确处理，不可强行出针
血肿	针刺部位皮下出血而引起的肿痛	①针尖弯曲带钩，使皮肉受损 ②刺伤血管	出针后，针刺部位肿胀疼痛，继则皮肤呈现青紫色	①冷敷止血 ②24小时后再热敷或在局部轻轻揉按	①仔细检查针具 ②避开血管针刺 ③出针后立即用无菌干棉球揉按压迫针孔，切勿揉动
刺伤内脏 气胸	针具刺穿了胸腔且伤及肺组织，气体积聚胸腔，从而造成气胸出现呼吸困难等现象	针刺胸、背、腋、胁、缺盆等部位穴位时，刺入过深	突感胸闷、胸痛、心慌、呼吸不畅，严重者可见呼吸困难、唇甲发绀、出汗、血压下降等症。检查 患侧肋间隙变宽，胸廓饱满，叩诊鼓音，气管可向健侧移位，听诊肺呼吸音减弱或消失	①立即出针，半卧位休息，心情平静 ②漏气量少可自然吸收 ③密切观察，随时对症处理，重者抢救	①针刺过程中，医者思想集中 ②选择合适体位，注意选穴，掌握进针角度、深度 ③施行提插手法的幅度不宜过大

续表

项目		概念	原因	表现	处理	预防
刺伤内脏	刺伤其他内脏	在针刺过程中，由于操作不当造成除肺脏以外的其他内脏损伤	医者对腧穴和脏器的部位不熟悉，针刺过深，或提插幅度过大	疼痛和出血 ①刺伤肝、脾：内出血，肝区或脾区疼痛，可向背部放射；出血量大者，可见腹痛、腹肌紧张，并有压痛及反跳痛等急腹症症状 ②刺伤心脏：强烈刺痛，重者剧烈撕裂痛，心外射血，休克 ③刺伤肾脏：腰痛、血尿，重者血压下降、休克 ④刺伤胆囊、膀胱、胃肠：疼痛，甚至急腹症	①卧床休息 ②止血药等对症处理 ③密切观察病情及血压 ④失血性休克，迅速输血等急救或外科手术治疗	①熟悉人体解剖部位 ②掌握好针刺方向、角度、深度 ③行针幅度不宜过大
刺伤脑脊髓		由于针刺过深造成脑及脊髓的损伤	针刺的方向及深度不当、或手法太强	①误伤延髓：头痛、恶心、呕吐、呼吸困难、休克和神志不清 ②刺伤脊髓：触电样感觉向肢端放射，甚至引起暂时性肢体瘫痪	①及时出针 ②安静休息 ③重者应及时抢救	针刺头项及背腰部腧穴时，掌握正确的针刺角度和方向，不宜大幅度提插，禁深刺
外周神经损伤		针刺操作不当造成相应的外周神经损伤	针刺或使用粗针强刺激出现触电感后仍然大幅度提插	①麻木、灼痛等 ②甚至神经分布区域及所支配脏器的功能障碍或末梢神经炎	①停止提插捻转，缓慢出针 ②药物治疗：B族维生素类药物	①针刺神经干附近穴位时，手法宜轻 ②出现触电感时，不可再使用强刺激手法

第二节　灸　法

灸法主要是指借灸火的热力和药物的作用，对腧穴或病变部位进行烧灼、温熨，达到防治疾病目的的一种方法。

一、常用灸法

表 68 灸法的种类、操作和适应症

灸法种类	分类		概念	种类	操作	适应证
艾灸	艾炷灸	直接灸	将艾炷直接放在皮肤上施灸的方法	瘢痕灸	①拟灸腧穴部位涂少量大蒜汁，安放小艾炷 ②从上端点燃艾炷 ③每壮艾炷燃尽，除去灰烬，易炷再灸，直至拟灸壮数灸完为止 ④在腧穴周围轻轻拍打可缓解疼痛 ⑤一周左右形成灸疮，5～6周左右留下瘢痕	临床用治哮喘、风湿顽痹、瘰疬等慢性顽疾
				无瘢痕灸	①拟灸腧穴部位涂少量凡士林，安放大小适宜的艾炷 ②从上端点燃施灸 ③当艾炷燃剩1/3左右患者感到微有灼痛时，即用镊子将艾柱夹去，易炷再燃，直至拟灸壮数灸完为止 ④以皮肤红晕而不起疱为度 ⑤不化脓，不留瘢痕	一般虚寒性疾患均可采用本法
		间接灸	用药物或其他材料将艾炷与施灸腧穴皮肤之间隔开施灸的方法	隔姜灸	①选择体位和腧穴 ②用鲜姜切成直径大约2～3cm，厚约0.3cm的薄片，中间以针刺数孔 ③将姜片置于腧穴或患处，再将艾炷放在姜片上点燃施灸 ④艾炷燃尽，易炷再灸，直至灸完应灸壮数 ⑤以皮肤红晕而不起疱为度	有温胃止呕、散寒止痛之功效适用于因寒而致的呕吐、腹痛以及风寒痹痛
				隔蒜灸	①选择体位和腧穴 ②用鲜大蒜头切成厚约0.3cm的薄片，中间以针刺数孔，置于腧穴或患处 ③将艾炷放在蒜片上，点燃施灸 ④艾炷燃尽，易炷再灸，直至灸完应灸壮数 ⑤以皮肤红晕而不起疱为度	有清热解毒、杀虫等作用瘰疬、肺痨及肿疡初起等症

续表

灸法种类	分类		概念	种类		操作	适应证
艾灸	艾炷灸	间接灸		隔盐灸		①选择仰卧体位 ②用干燥的食盐填敷于脐部 ③或于盐上再置一薄姜片，上置大艾炷施灸	有回阳、救逆、固脱之功。治疗伤寒阴证或吐泻并作、中风脱证等
				隔附子饼灸		①选择体位和腧穴 ②将附子研成粉末，用酒调和做成直径约 3 cm，厚约 0.8 cm 的附子饼，中间以针刺数孔 ③将附子饼置于应灸腧穴或患处，然后将艾炷放在附子饼上，点燃施灸	有温补肾阳等作用，可用治命门火衰而致的阳痿、早泄或疮疡久溃不敛等症
	艾卷灸	艾条灸	将艾绒制作成艾条进行施灸	悬起灸	温和灸	①选择体位和腧穴 ②将灸条的一端点燃，对准应灸的腧穴部位或患处 ③约距皮肤 2 ~ 3cm 左右，进行熏烤，使患者局部有温热感而无灼痛为宜 ④一般每处灸 5 ~ 10 分钟，至皮肤出现红晕为度	慢性疾病
					雀啄灸	①选择体位和腧穴 ②将灸条的一端点燃，对准应灸的腧穴部位或患处 ③将艾条点燃的一端与施灸部位的皮肤并不固定在一定距离，而是像鸟雀啄食一样，一上一下活动地施灸	急性病
					回旋灸	①选择体位和点穴 ②将灸条的一端点燃，对准应灸的腧穴部位或患处 ③艾卷点燃的一端与施灸部位的皮肤虽然保持一定的距离，但不固定，而是向左右方向移动或反复旋转地施灸	
				实按灸	太乙针	①将艾条的一端烧着，用布数层包裹其烧着的一端 ②立即紧按于应灸的腧穴或患处，进行灸熨 ③针冷则再燃再熨，如此反复灸熨 7 ~ 10 次为度	风寒湿痹、肢体顽麻、痿弱无力、半身不遂等
					雷火针		急性扭挫伤

续表

灸法种类	分类	概念	种类	操作	适应证
艾灸	温针灸	针刺与艾灸结合应用的一种方法		①选择体位和腧穴 ②将针刺入腧穴得气后并给予适当补泻手法而留针 ③将纯净细软的艾绒捏在针尾上，或用艾条一段长约2cm左右，插在针柄上，点燃施灸	既需要留针而又适宜用艾灸的病证
	温灸器灸	用温灸器施灸的方法		①选择体位和腧穴 ②将艾绒，或加掺药物，装入温灸器的小筒，点燃后，将温灸器之盖扣好 ③将温灸器置于应灸腧穴或患处，进行熨灸，直到所灸部位的皮肤红润为度	对小儿、妇女及畏惧灸治者最为适宜
非艾灸法	灯火灸	又名“灯草灸”“油捻灸”，是民间沿用已久的简便灸法		①选择体位和腧穴 ②用灯芯草一根，以麻油浸之 ③燃着后用快速动作对准穴位，猛一接触听到“叭”的一声迅速离开，如无爆焠之声可重复1次	小儿痄腮、乳蛾、吐泻、麻疹、惊风等病证
	天灸	是将一些具有刺激性的药物涂于穴位或患处，使局部充血、起疱，犹如灸疮，故名天灸	白芥子灸	①选择体位和腧穴 ②将白芥子研成细末，用水调和，敷贴于腧穴或患处 ③敷灸1～3小时，以局部皮肤灼热疼痛为度	咳喘、关节痹痛、口眼歪斜等症
			细辛灸	①选择体位和腧穴 ②取细辛适量，研为细末，加醋少许，调成糊状，敷于穴位或患处，以活血止痛膏固定 ③敷灸1～3小时，以局部皮肤灼热疼痛为度	敷涌泉或神阙治疗小儿口腔炎等
			蒜泥灸	①选择体位和腧穴 ②将大蒜捣烂如泥，取3～5g贴敷于穴位或患处 ③敷灸1～3小时，以局部皮肤灼热疼痛为度	敷涌泉穴治疗咯血、衄血，敷合谷穴治疗扁桃体炎，敷鱼际穴治疗喉痹等

续表

灸法种类	分类	概念	种类	操作	适应证
非艾灸法	天灸		斑蝥灸	①选择体位和腧穴 ②将芫科昆虫南方大斑蝥或黄黑小斑蝥的干燥全虫研末，经醋或甘油、酒精等调和 ③使用时先取胶皮一块，中间剪一小孔，如黄豆大，贴在施灸穴位上，以暴露穴位并保护周围皮肤 ④将斑蝥粉少许置于孔中，上面再贴一胶布固定即可，以局部起疱为度	癣痒等证

二、灸法的作用

（1）温经散寒：温通经脉，驱散寒邪。临床上常用于治疗寒凝血滞、经络痹阻所引起的寒湿痹痛、痛经、经闭、胃脘痛、寒疝腹痛、泄泻、痢疾等病证。

（2）扶阳固脱：扶助阳气、举陷固脱。临床上多用于治疗脱证和中气不足、阳气下陷而引起的遗尿、脱肛、阴挺、崩漏、带下、久泻等病证。

（3）消瘀散结：行气活血、消瘀散结。临床常用于治疗气血凝滞之疾，如乳痈初起、瘰疬、瘿瘤等病证。

（4）防病保健：防病保健、延年益寿。灸强壮要穴能够强身健体，抵御外邪。

此外灸法还有因热外行的作用，可用于治疗某些热性病证。艾火能使皮肤腠理开放，毛窍通畅，热有去路，从而引热外行。故临床上可用灸法治疗痈疖、带状疱疹、丹毒、甲沟炎等实热病证。

第三节 拔罐法

拔罐法也称“吸筒疗法”，古称角法，是一种以罐为工具，利用燃烧、抽吸、蒸汽等方法，造成罐内负压，使罐吸附于腧穴或体表的一定部位，使局部皮肤充血甚至瘀血，以达到防治疾病目的的方法。

一、罐的种类

最早以兽角为罐具，现已逐步发展为竹罐、金属罐、陶瓷罐、玻璃罐、抽气罐、多功能罐等多种材质的罐具。

二、罐的吸附方法

表 69　罐的吸附方法、操作及注意事项

方法	分类	操作	注意事项
火罐法	闪火法	①点燃长纸条或夹紧的酒精棉球 ②使火在罐内旋绕数圈后，将火退出 ③迅速将罐扣在应拔的部位，即可吸附在皮肤上	切勿灼烧罐口，以免烫伤皮肤
	投火法	①点燃易燃纸片或95%乙醇棉球 ②投入罐内 ③迅速将罐扣在应拔的部位，即可吸附在皮肤上	罐内有燃烧物质容易落下烫伤皮肤，故适宜于侧面横拔
	贴棉法	①用直径1～2cm的95%乙醇棉片贴在罐内 ②点燃后迅速扣在应拔的部位	避免乙醇过多，滴下烫伤皮肤
水罐法	①多选用竹罐，将罐放入水中煮沸2分钟左右 ②然后用镊子将罐口朝下的挟出，迅速用折叠干毛巾捂紧罐口，以吸去罐内的水液，降低罐口的温度 ③同时保持罐内空气温度，待罐口冷却至人体能接受的程度后，将罐拔于应拔部位并固定数分钟，吸牢即可		
抽气罐法	①将抽气罐的瓶底紧扣在穴位上 ② 用注射器或抽气筒通过橡皮塞抽出空气，使其产生负压，即能吸住		

三、拔罐方法

表 70　常用的拔罐方法

方法	操作	适用范围
留罐	①将罐吸附在体表 ②使罐子吸拔留置于施术部位10～15分钟； ③将罐起下	一般疾病均可应用

续表

方法	操作	适用范围
走罐	①在所拔部位的皮肤或罐口上，涂一层凡士林等润滑油，将罐拔住 ②右手握住罐子，向上、下或左、右需要拔的部位，往返推动 ③所拔部位的皮肤红润、充血，甚或瘀血时，将罐起下	适用于面积较大，肌肉丰厚的部位
闪罐	①将罐拔住后，立即起下 ②反复多次地拔住起下，起下拔住 ③直至皮肤潮红	局部皮肤麻木、疼痛或功能减退等疾患，尤其适用于不宜留罐的部位及儿童患者
刺血拔罐	①在应拔部位的皮肤消毒后，用三棱针点刺出血或用皮肤针叩打 ②将火罐吸拔于点刺的部位，使之出血 ③留罐时间一般在10～15分钟	治疗各种慢性软组织损伤、神经性皮炎、痤疮、皮肤瘙痒、丹毒、坐骨神经痛等
留针拔罐	①针刺留针时，将罐拔在以针为中心的部位上 ②留罐约10～15分钟 ③待皮肤红润、充血或瘀血时，将罐起下 ④起针	用于病位较深的痹痛

四、起罐方法

起罐时，一般先用左手夹住火罐，右手拇指或食指从罐口旁边按压一下，使气体进入罐内，即可将罐取下。

五、注意事项

1. 选择适当体位和肌肉丰满的部位。若体位不当，骨骼凹凸不平、毛发较多的部位，火罐容易脱落，均不适用。

2. 选择大小适宜的罐。若应拔的部位有皱纹，或火罐稍大，不易吸拔时，可作一薄面饼，置于所拔部位，以增加局部面积，即可拔住。操作时必须迅速，才能使罐拔紧，吸附有力。

3. 用火罐时应注意勿灼伤或烫伤皮肤。

4. 皮肤有过敏、溃疡、水肿及心脏、大血管分布部位，不宜拔罐。高热抽搐者，以及孕妇的腹部、腰骶部位，亦不宜拔罐。

第四节　特殊针具刺法

一、三棱针法

运用三棱针刺络或挑刺治疗疾病的方法，称为三棱针法。

1. 操作方法及适应范围

表 71　三棱针法的操作方法及适应范围

项目	操作	适应范围	作用
点刺法	①针刺前在拟刺部位或其周围用推、揉、挤、捋等方法，使局部充血 ②常规消毒 ③点刺时押手固定点刺部位，刺手持针，对准所刺部位快速刺入退出，然后轻轻挤压针孔周围，使出血少许 ④然后用无菌干棉球按压针孔	多用于指、趾末端和头面、耳部，如的十宣、十二井穴、印堂、攒竹、耳尖等穴	①通经活络 ②开窍泻热 ③消肿止痛
散刺法	①对病变局部周围进行点刺 ②根据病变部位大小的不同，可刺 10～20 针 ③由病变外缘环形向中心点刺，以促使瘀血、水肿得以排除	局部瘀血、血肿或顽癣等	
刺络法	①先用止血带结扎在针刺部位上端（近心端） ②常规消毒 ③针刺时押手拇指压在被针刺部位下端，刺手持三棱针对准针刺部位的静脉，向心斜刺，刺入（2～3mm），立即将针退出，使其流出少量血液 ④放出适量血液后，松开止血带	用于曲泽、委中等穴，治疗急性吐泻、中暑、发热等	
挑刺法	①用押手按压施术部位两侧，或捏起皮肤，使皮肤固定，刺手持针迅速刺入皮肤 1～2mm，随即将针身倾斜挑破皮肤，使之出少量血液或少量黏液 ②也有再刺入 5mm 左右深，将针身倾斜并使针尖轻轻挑起，挑断皮下部分纤维组织 ③出针，覆盖敷料	常用于肩周炎、胃脘痛、颈椎病、失眠、支气管哮喘、血管神经性头痛等	

2. 注意事项

（1）施术前，为了消除患者的疑虑，要做必要的解释工作。

（2）出血量较大时，可用敞口器皿盛接，所出血液应做无害化处理，患者宜适当休息后才可离开。

（3）医者须避免直接接触患者血液。

（4）血管瘤部位，不明原因的肿块部位禁刺。

（5）应注意避免伤及大动脉。

（6）凝血功能障碍的患者慎用。

二、皮肤针法

运用皮肤针叩人体一定部位或腧穴，激发、调节脏腑经络功能，以防治疾病的方法。

1. 操作方法及适应范围

表 72　皮肤针法的操作方法及适应范围

项目		操作	适应范围
操作	叩刺	针头对准皮肤叩击，运用腕部的弹力，使针尖叩刺皮肤后，立即弹起，如此反复叩击	根据病情选择不同的刺激部位或刺激强度
	滚刺	手持筒柄，将针筒在消毒后的皮肤上来回滚动	刺激范围成为一狭长的面，或扩展成一片广泛的区域，故适用于平坦面积比较大的部位
叩刺部位	循经叩刺	沿着与疾病有关的经脉循行路线进行叩刺	①项背腰骶部的督脉和足太阳膀胱经 ②四肢肘膝关节以下的十二经脉
	穴位叩刺	选取与并行相关的穴位进行叩刺	各种特定穴、华佗夹脊穴、阿是穴等
	局部叩刺	在病变局部进行叩刺	扭伤后局部的瘀肿疼痛及顽癣等
刺激强度	弱刺激	用较轻的腕力叩刺，局部皮肤略见潮红，患者稍有疼痛的感觉	头面部、老弱妇女患者，以及病属虚证、久病者
	中等刺激	叩刺的腕力介于弱、强刺激之间，局部皮肤明显潮红，微渗血，患者有疼痛感	一般部位，以及多数患者
	强刺激	用较重的腕力叩刺，局部皮肤明显潮红、出血，患者有明显疼痛感觉	压痛点、背部、臀部、年轻体壮患者，以及病属实证、新病者

2. 注意事项

（1）针具要经常检查，注意针尖有无毛钩，针面是否平齐。

（2）为减轻患者疼痛，叩刺时动作要轻捷，用力应均匀，避免斜刺或钩挑。

（3）医者勿直接接触患者所出的血液。治疗过程中出血较多时，患者应适当休息后才能离开。

（4）凝血功能障碍、急性传染性疾病和急腹痛症患者，禁止使用本法。

三、皮内针法

将特制的小型针具固定于腧穴部位的皮内作较长时间留针，产生持续刺激作用以治疗疾病的方法，称为皮内针法。

1. 操作方法

表73 皮内针法的操作方法及适应范围

分类	操作	适用范围
颗粒式皮内针	①押手将腧穴皮肤向两侧撑开 ②刺手持镊子夹持针柄将针平刺入腧穴皮下0.5～0.8cm ③然后用医用胶布顺着针身进入的方向，粘贴固定针具	某些需要久留针的疼痛性疾病和久治不愈的慢性病证。如神经性头痛、胆绞痛、腰痛、痹证、神经衰弱、失眠、哮喘、小儿遗尿、痛经、产后宫缩疼痛等
揿钉式皮内针	①押手固定住腧穴周围皮肤，刺手持镊子挟住针柄垂直刺入 ②然后用胶布覆盖针柄，固定针具	

2. 注意事项

（1）关节、胸腹、颜面及体表大血管部位均不宜埋针。

（2）埋针部位持续疼痛时，应调整埋针深度和方向。调整后仍感疼痛，应予出针。

（3）埋针期间，针处不可着水，避免感染。若局部感染，应即出针，并做相关处理。

（4）对金属过敏者禁止埋针。

四、火针法

将特制针具的针身用火烧红后，迅速刺入一定部位，给身体局部以灼热性刺激，以治疗疾病的方法，称为火针法。

1. 操作方法

（1）烧针：一手持点燃的酒精灯或乙醇棉球，另一手持针烧灼。烧针时应靠近施治部位，一般先烧针身，后烧针尖。

（2）针刺方法

表 74 火针的操作方法及适应范围

分类	操作	适用范围
点刺法	在腧穴上施以单针点刺	主要用于痹症、网球肘、颈椎病、漏肩风、肉刺、腱鞘囊肿、慢性结肠炎、癫痫、阳痿、淋证、痛经、痈疖、痔疮、瘰疬、蛇串疮、浸淫疮、腋臭、丹毒、牛皮癣、橡皮腿、静脉曲张、历节风、疳积和疣、痣等
密刺法	在体表病灶上施以多针密集刺激，每针间隔不超过 1cm	
散刺法	在体表病灶上施以多针疏散刺激，每针间隔 2cm 左右	
围刺法	围绕体表病灶周围施以多针刺激，针刺点在病灶与正常组织的交界处	
刺络法	用火针刺入体表血液瘀滞的血络，放出适量血液	

2. 注意事项

（1）施术时应注意安全，防止烧伤或火灾等事故的发生。

（2）医者应向患者说明术后针刺部位的护理事项，如针孔局部若出现微红、灼热、轻度疼痛、瘙痒等症状属正常现象，可不作处理；应注意针孔局部清洁，忌用手搔抓，不宜用油、膏类药物涂抹；针孔当天避免着水。

（3）糖尿病患者、瘢痕体质或过敏体质者慎用。大失血、凝血机制障碍的患者，以及不明原因的肿块部位禁用。

五、针刀疗法

应用针刀以治疗疾病的方法和技术，称为针刀疗法。

1. 操作方法

（1）针刀进针的四步规程

①定点　在确定病变部位和掌握该处的解剖结构后，在金针部位用甲紫溶液或用记号笔作一记号，局部碘伏消毒后，覆盖上无菌小洞巾。

②定向　使刀口线和大血管、神经及肌肉纤维走向平行，将刀口压在进针点上。

③加压分离　刺手拇、食指捏住针柄，中指托住针体，稍加压力不使刺破皮肤，是进针点处形成一个长形凹陷，刀口线与重要血管、神经以及肌肉纤维走向平行。

④刺入　当继续加压，感到一种坚硬感时，说明刀口下皮肤已被推挤到接近骨质，稍一加压，即可穿过皮肤。穿过皮肤后，进针点处凹陷基本消失，此时可根据需要施行手术方法进行治疗。

（2）常用针刀刀法

表 75　常用针刀方法

分类	操作	适用范围
纵行疏通法	针刀刀口线与重要神经、血管走行一致，刀身以皮肤为圆心，刀刃端在体内做纵向的弧形运动	适用于粘连等病变组织的切开
横行剥离法	针刀刀口线与重要神经、血管走行一致，刀身以皮肤为圆心，刀刃端在体内做横向的弧形运动	适用于粘连、瘢痕等组织
提插切开剥离法	用一只针刀，刀口线与重要神经、血管走行一致，刀刃到达病变部位以后，切开第一刀，然后将针刀提至病变组织外，再向下插入，切开第二刀，一般提插 3～5 刀为宜	适用于粘连面大、粘连重的病变，如韧带粘连、肌腱挛缩、关节囊病变等
骨面铲剥法	针刀到达骨面，刀刃沿着骨面或骨嵴切开与骨面连接 的软组织的方法	如肩周炎、肱骨外上髁炎、第三腰椎横突综合征等
通透剥离法	将刀锋及刀身深入至粘连组织的两层之间，在两层组织之间（有大片粘连病变时）以扇形的轨迹予以剥离的方法	适用于腱鞘囊肿、滑囊积液、肩峰下滑囊炎、髌下脂肪垫损伤等疾病

2. 适用范围

针刀疗法的适用范围比较广泛，主要用于各种慢性软组织损伤疾病、部分骨质增生疾病与骨关节病、常见脊柱疾病、神经卡压综合征、某些脊柱相关性内脏疾病、部分关节内骨折和骨折畸形愈合、瘢痕挛缩等。

3. 注意事项

（1）针刀操作时，要严格执行无菌操作，防止晕针和断针，准确选择适应证，严格掌握禁忌证。

（2）对于凝血机制异常者，施术部位有皮肤感染、深部有脓肿及全身急性感染性疾病者，一切内脏疾病的发作期，施术部位有重要神经、血管或重要脏器而施术时无法避开者，血压较高且情绪紧张者，以及恶性肿瘤患者均禁用本法。

（3）体质极度虚弱者，在身体有所恢复后再施行针刀手术。

（4）注意术后出血的处理。

第五节 电针法

电针法是在毫针针刺得气的基础上，应用电针仪输出脉冲电流，通过毫针作用于人体一定部位，以治疗疾病的一种方法。

一、电针常用的输出类型

表 76 电针常用的输出类型及作用特点

输出类型	特点	作用适用范围
连续波	由基本脉冲波简单重复，中间没有停顿，频率连续可调，每分钟几十次至每秒钟几百次不等	止痛、镇静，改善血液循环，调整肌张力 常用于各种痛证、痹证和心、胃、肠、胆、膀胱、子宫等器官的功能失调，以及癫狂和肌肉、韧带、关节的损伤性疾病等，并可用于针刺麻醉
疏密波	是疏波、密波交替出现的一种波形，疏、密波交替持续的时间各约 1.5 秒	
断续波	是节律性时断时续的一种波形；断时，在 1.5 秒时间内无脉冲电输出；续时，是密波连续工作 1.5 秒	

二、注意事项

（1）电针仪在首次使用前应仔细阅读产品使用说明书，掌握电针仪的性能、参数、使用方法、注意事项及禁忌等内容。

（2）使用电针仪前，需检查其性能是否正常。如果电流输出时时断时续，需检查导线接触是否良好。干电池使用一段时间后输出电流微弱，应及时更换。

（3）毫针的针柄经过温针灸火烧之后，表面氧化不导电，不宜使用。若使用，输出导线应挟持针身。

（4）电针器最大输出血压在40V以上者，最大输出电流应限制在1mA以内，以防止触电。

（5）电针治疗过程中应严格确保每组输出电流回路通畅，避免电针仪输出端与电极线、电极线与毫针之间产生任何接触不良现象。

（6）靠近延髓、脊髓等部位使用电针事，电流量宜小，并注意电流的回路不要横跨中枢神经系统，不可过强刺激。禁止电流回路通过心脏，例如左右上肢的两个穴位不可连接于同一对电极。

（7）电针刺激量较大，要防止晕针。体质虚弱、精神紧张者，尤应注意电流不宜过大。

（8）调节电流时，不可突然增强，以防引起肌肉强烈收缩，造成弯针或折针。

（9）要注意“电针耐受”现象的发生。“电针耐受”是长期多次应用电针，是机体对电针刺激产生耐受，从而降低电针疗效的现象。

（10）心脏附近、安装心脏起搏器者、颈动脉窦附近禁用电针。

第六节　穴位注射法

又称“水针”，是以中西医理论为指导，依据穴位作用和药物性能，在穴位内注入药物以防治疾病的方法。

一、操作方法

表 77 穴位注射的操作方法

<table>
<tr><th></th><th>操作</th><th>针刺深度</th><th>推药速度</th></tr>
<tr><td rowspan="2">体弱者</td><td rowspan="4">①患者取舒适体位。根据所选穴位、用药剂量选择合适的注射器及针头
②局部皮肤常规消毒，快速将注射针头刺入腧穴或阳性反应点
③然后慢慢推进或上下提插，针下得气后回抽，若无出血，即可将药液注入</td><td rowspan="2">根据穴位所在部位及病变组织确定针刺深度，一般轻压即痛、病变在浅表的注射宜浅</td><td>通常使用中等速度推入药物</td></tr>
<tr><td>慢性病、体弱者用轻刺激，将药物慢慢推入</td></tr>
<tr><td rowspan="2">体壮者</td><td rowspan="2">用力按压出现疼痛、病变在深层的注射宜深</td><td>急性病、体壮者用强刺激，将药物快速推入</td></tr>
<tr><td>如果注射药量较多，可由深至浅，边退针边推药，或将注射器变换不同的方向进行注射</td></tr>
</table>

二、治疗周期

急症患者每日 1 ~2 次，慢性病一般每日或隔日 1 次，6 ~10 次为一疗程。同一穴位两次注射宜隔 1 ~3 天。每个疗程间可休息 3 ~5 天。

三、适用范围

穴位注射法的适用范围很广泛，针灸疗法的适应证大部分可用本法治疗。

四、注意事项

（1）治疗前应对患者说明治疗的特点和可能出现的反应。如注射后局部可能有酸胀感，4 ~8 小时内局部有轻度不适，有时持续时间长，但一般不超过 2 日。

（2）注意药物的性能、药理作用、剂量、配伍禁忌、副作用及过敏反应，并检查药物的有效期、药液有无沉淀变质等情况。凡能引起过敏反应的药物，如青霉素、链霉素、普鲁卡因等，均应在药物试敏实验结束并合格的前提下，方可使用。副作用较强的药物亦当慎用。

（3）初次治疗及小儿、老人、体弱、敏感者，药液剂量应酌减。体质过分虚弱或有晕针史的患者不宜采用本法。

（4）严格消毒、防止感染，如注射后局部红肿、发热等，应及时处理。

（5）禁止将药物注射入血管内，一般也不宜注射入关节腔或脊髓腔，以免产生不良后果。此外，应注意避开神经干，以免损伤神经。

（6）回抽针芯见血或积液时应立即出针，用无菌棉签或干棉球按压针孔 0.5 ~2 分钟，更换注射器和药液后重新注射。

（7）耳穴注射宜选用易于吸收、无刺激性的药物。注射深度以皮下为宜，不可过深，以免注入软骨膜内。

第七节　穴位贴敷法

是指在穴位上贴敷药物，通过药物和腧穴的共同作用以防治疾病的方法。若使用某些带有刺激性的药物贴敷穴位，引起局部发疱化脓如“灸疮”，则又称为“天灸”或“自灸”，现代也称发疱疗法。

一、操作方法

表 78　穴位贴敷的操作方法及适用范围

贴敷方法	操作	适用范围
贴法	①将已制备好的药物直接贴于穴位上，然后外敷医用胶布固定 ②或先将药物置于医用胶布贴面正中，再对准穴位粘贴。硬膏剂可直接或温化后将其中心对准穴位贴牢	哮喘、咳嗽、腹痛、面瘫、便秘、小儿咳嗽、小儿哮喘、小儿腹泻等
敷法	将已制备好的药物直接涂搽于穴位上，外覆医用防渗水敷料，再以医用胶布固定	腰腿痛、乳癖、鼻渊、口疮、经行腹痛、月经不调、蛇串疮
填法	将熨贴剂或药粉填于脐中，外覆纱布，再以医用胶布固定	便秘、腹痛、小儿腹泻、遗精、阳痿
熨贴法	将熨贴剂加热，趁热外敷于穴位。或先将熨贴剂贴敷于穴位上，再以艾火或其他热源温熨药物	遗精、阳痿、经行腹痛、月经不调

二、注意事项

（1）久病、体弱、消瘦、及有严重心、肝、肾功能障碍者以及孕妇、幼儿慎用毒性药物。

（2）颜面部有创、糖尿病患者慎用发疱药物。

（3）若用膏剂贴敷，膏剂温度不应超过45℃，以免烫伤。

（4）贴敷药物后应注意局部防水和观察贴敷皮肤的反应。若出现范围较大、程度较重的皮肤红斑、水疱、瘙痒现象，应立即停药，进行对症处理。出现全身性皮肤过敏症状者，应及时到医院就诊。

（5）残留在皮肤上的药膏，不宜用刺激性物质擦洗。

（6）对胶布过敏者可改用无纺布制品固定贴敷药物。

第八节 穴位埋线法

是指将可吸收性外科缝线置入穴位内，利用线对穴位产生的持续刺激作用防治疾病的方法。

一、操作方法

表79 穴位埋线的操作方法及适用范围

方法	操作	适用范围
套管针埋线法	①局部皮肤消毒后，取一段可吸收性外科缝线，放入套管针的两端，后接针芯 ②用一手拇指和食指固定穴位，另一手持针刺入穴位，达到所需深度，施以适当的手法，出现针感后，边推针芯边退针管，将线埋置在穴位的肌层或皮下组织内 ③拔针后用无菌干棉球按压针孔片刻	主要用于慢性病症，如哮喘、萎缩性胃炎、腹泻、便秘、面神经麻痹、腰腿痛、颈椎病、单纯性肥胖症、眩晕、癫痫、阳痿、月经不调、小儿遗尿、神经性皮炎、视神经萎缩等
埋线针埋线法	①局部皮肤消毒后，以利多卡因做局部浸润麻醉，一手镊取1cm左右外科缝线，将线中央置于麻醉点上，另一手持埋线针，缺口向下压线，以15°～45°角刺入皮下，将线推入 ②缝线完全被置入皮下后，再适当进针0.5cm，退针，用无菌干棉球按压针孔片刻，再用无菌敷料包扎，保护创口3～5天	

续表

方法	操作	适用范围
医用缝合针埋线法	①在穴位两侧 1～2cm 处，用碘伏作进针点标记 ②皮肤消毒并做局部麻醉后，用持针器夹住带有缝线的皮肤缝合针，从一侧局麻点刺入，穿过穴位皮下组织或肌层，从对侧局麻点穿出 ③捏起两针孔之间的皮肤并紧贴皮肤剪断两端线头，放松皮肤，轻柔局部，使线头完全进入皮下 用无菌干棉球按压针孔片刻，再用无菌敷料包扎，保护创口 3～5 天	（同前）

二、选穴与疗程

一般根据针灸治疗的处方原则辨证选穴，取穴宜少而精，每次埋线 1～3 次为宜，多取背、腰及腹等肌肉比较丰厚部位的穴位。在同一穴位做多次治疗时应偏离前次治疗的部位。每 2～4 周埋线一次，3～5 次为 1 个疗程。

三、注意事项

（1）操作过程中应保持无菌操作，埋线后创面应保持干燥、清洁、防止感染。

（2）埋线宜埋在皮下组织与肌肉之间，不能埋在脂肪层或过浅，肌肉丰满的部位可埋入肌层，以防不易吸收、溢出或感染，避免伤及内脏、大血管和神经干，不应埋入关节腔。埋线后线头不可暴露在皮肤外面。

（3）肺结核活动期、骨结核、严重心脏病或妊娠期等均不宜使用本法。

（4）外科缝线用剩后，可浸泡在 75% 乙醇中，或用苯扎溴铵处理，临用时再用生理盐水浸泡。

（5）埋线后应定期随访，注意术后反应，有异常现象时应及时处理。

第九节 头针法

是指采用毫针或其他针具刺激头部特定部位，以防治疾病的方法。

一、操作方法

表 80 头针的操作方法

步骤	操作
进针	①一般选用28～30号长1.5～3寸的毫针，针与头皮成30°左右夹角，针尖向穴线方向，快速将针刺入头皮下 ②当针尖达到帽状腱膜下层时，针下阻力减小，再将针体沿帽状腱膜下层按穴线方向进针 ③根据不同穴线长度，刺入不同深度
行针	①捻转：施术时，医者押手按压进针点以固定头皮，使针体左右旋转，捻转速度每分钟可达200次左右，持续捻转2～3分钟 ②提插：医者押手按压进针点以固定头皮，针身平卧进行提插，注意指力应均匀一致，幅度不宜过大，可持续提插2～3分钟，提插的幅度视患者的病情与针感而定
留针	得气后留针15～30分钟。留针期间宜间歇行针2～3次。每次2分钟左右。按病情需要可适当延长留针时间，增加行针次数。偏瘫患者行针或留针期间可嘱其活动肢体（重症患者可做被动运动），有助于提高疗效
出针	①押手固定：穴线周围头皮，刺手夹持针柄轻轻捻转以松动针身，如针下无紧涩感，即可出针 ②出针后应用无菌干棉球按压针孔，以防出血

二、标准头穴线的定位和主治

表 81 标准头穴线的定位及主治

标准头穴线	定位	主治
额中线	在额正中部，从督脉神庭穴向前引一条长1寸的线	头痛、强笑、自哭、失眠、健忘、多梦、癫狂痫、鼻病等
额旁1线	在额部，从膀胱经眉冲穴向前引一条长1寸的线	冠心病、心绞痛、支气管哮喘、支气管炎、失眠等上焦病症
额旁2线	在额部，从胆经头临泣穴向前引一条长1寸的线	急慢性胃炎、胃和十二指脂溃疡、肝胆疾病等中焦病证

续表

标准头穴线	定位	主治
额旁3线	在额部，从胃经头维穴内侧0.75寸起向下引一条长1寸的线	功能性子宫出血、阳痿、遗精、子宫脱垂、尿频、尿急等下焦病证
顶中线	在头顶部，从督脉百会穴至前顶穴之间的连线	腰腿足病证如瘫痪、麻木、疼痛，皮层性多尿、小儿夜尿、脱肛、胃下垂、子宫脱垂、高血压、头顶痛等
顶颞前斜线	在头部侧面，从督脉前顶穴至胆经悬厘穴的连线	对侧肢体中枢性运动功能障碍。全线分5等份，上1/5治疗对侧下肢和躯干瘫痪，中2/5治疗上肢瘫痪，下2/5治中枢性面瘫、运动性失语、流涎、脑动脉粥样硬化等
顶颞后斜线	在头部侧面，从督脉前顶穴至胆经曲鬓穴的连线	对侧肢体中枢性感觉障碍。全线分5等份，上1/5治疗对侧下肢和躯干感觉异常，中2/5治疗上肢感觉异常，下2/5治疗头面部感觉异常
顶旁1线	在头顶部，督脉旁1.5寸，从膀胱经承光穴向后引一条长1.5寸的线	腰腿足病证，如瘫痪、麻木、疼痛等
顶旁2线	在头顶部，督脉旁开2.25寸，从胆经正营穴向后引一直长1.5寸的线到承灵穴	肩、臂、手等病证，如瘫痪、麻木、疼痛等
颞前线	在头部侧面，颞部两鬓内，胆经颔厌穴至悬厘穴的连线	偏头痛、运动性失语、周围性面经神麻痹和口腔疾病
颞后线	在头部侧面，颞部耳上方，胆经率谷穴与曲鬓的连线	偏头痛、耳鸣、耳聋、眩晕等
枕上正中线	在枕部，即督脉强间穴至脑户穴之间的一条长1.5寸的线	眼病
枕上旁线	在枕部，由枕外粗隆督脉脑户穴旁开0.5寸起，向上引一条长1.5寸的线	皮质性视力障碍、白内障、近视眼、目赤肿痛等眼病
枕下旁线	在枕部，从膀胱经玉枕穴向下引一条长2寸的线	小脑疾病引起的平衡障碍、后头痛、腰背两侧痛等

三、注意事项

1. 因为头部有毛发，故必须严格消毒，以防感染。
2. 中风患者急性期，如因脑出血引起的昏迷、血压过高时，暂不宜用头针治疗，须待血压和病情稳定后方可选用头针。

3. 患有严重心脏病，重度糖尿病、重度贫血、高热、急性炎症或心力衰竭者，禁用头针治疗。

4. 头部颅骨有缺损处、开放性脑损伤部位、头部严重感染、溃疡、瘢痕部位及小儿囟门未闭合者，禁用头针。

5. 由于头皮血管丰富，容易出血，故出针时必须用干棉球按压针孔1~2分钟。头发较密部位易遗忘所刺毫针，故起针时需反复检查。

6. 头针刺激线上除用毫针刺激外，尚可配合电针、艾灸、按压等法进行施治。

第十节　耳　　针

是指采用针刺或其他方法刺激耳穴，以防治疾病的一类方法。

一、耳穴分布规律

耳穴在耳郭的分布像一个倒置的胎儿，与头面相应的穴位在耳垂，与上肢相应的穴位居耳舟，与躯干和下肢相应的穴位在对耳轮体部和对耳轮上、下脚，与内脏相应的穴位集中在耳甲。

二、临床常用耳穴定位

表82　常用耳穴定位及主治

穴名	部位	主治
耳中	在耳轮脚处，即耳轮1区	呃逆、荨麻疹、皮肤瘙痒症、小儿遗尿、咯血、出血性疾病
直肠	在耳轮脚棘前上方的耳轮处，即耳轮2区	便秘、腹泻、脱肛、痔疮
尿道	在直肠上方的耳轮处，即耳轮3区	尿频、尿急、尿痛、尿潴留
外生殖器	在对耳轮下角前方的耳轮处，即耳轮4区	睾丸炎、附睾炎、外阴瘙痒症

续表

穴名	部位	主治
肛门	在三角窝前方的耳轮处，即耳轮5区	痔疮、肛裂
耳尖前	在耳郭向前对折上部尖端的前部，即耳轮6区	发热、感冒、头痛、痔疮、肛裂、急性结膜炎
耳尖	在耳郭向前对折的上部尖端处，即耳轮6、7区交界处	发热、高血压、急性结膜炎、麦粒肿、牙痛、失眠
耳尖后	在耳郭向前对折上部尖端的后部，即耳轮7区	胃肠痉挛、心绞痛、胆绞痛、输尿管结石、自主神经功能紊乱
交感	在对耳轮下脚末端与耳轮内缘相交处，即对耳轮6区前端	胃肠痉挛、心绞痛、胆绞痛、输尿管结石、自主神经功能紊乱
角窝上	在三角窝前1/3的上部，即三角窝1区	高血压
内生殖器	在三角窝前1/3的下部，即三角窝2区	痛经、月经不调、白带过多、功能性子宫出血、阳痿、遗精、早泄
角窝中	在三角窝中1/3处，即三角窝3区	哮喘
神门	在三角窝后1/3的上部，即三角窝4区	失眠、多梦、戒断综合征、癫痫、高血压、神经衰弱
盆腔	在三角窝后1/3的下部，即三角窝5区	盆腔炎、附件炎
皮质下	在对耳屏内侧面，即对耳屏4区	痛症、间日疟、神经衰弱、假性近视、失眠
口	在耳轮脚下方前1/3处，即耳甲1区	面瘫、口腔炎、胆囊炎、胆石症、戒断综合征、牙周炎、舌炎
食道	在耳轮脚下方中1/3处，即耳甲2区	食管炎、食管痉挛
内分泌	在屏间切迹内，耳甲腔的前下部，即耳甲18区	痛经、月经不调、更年期综合征、痤疮、间日疟、甲状腺功能减退或亢进症

三、选穴原则

表83　耳针的选穴原则及方法

原则	方法
按相应部位选穴	在耳郭的相应部位上有一定的敏感点，它便是本病的首选穴位

续表

原则	方法
按脏腑辨证选穴	按各脏腑的生理功能和病理反应进行辨证取穴
按经络辨证选穴	根据十二经脉循行和其病候选取穴位
按西医学理论选穴	耳穴中一些穴名是根据西医学理论命名的，这些穴位的功能基本上与西医学理论一致，在选穴时应考虑其功能
按临床经验选穴	临床实践发现有些耳穴具有治疗本部位以外疾病的作用

四、操作方法

表 84　耳针的操作方法

方法	操作
毫针法	医者左手拇食二指固定耳郭，中指托着针刺部的耳背，然后用右手拇食二指持针，用快速插入的速刺法或慢慢捻入的慢刺法进针
电针法	针刺获得针感后，接上电针机两个极
埋针法	左手固定常规消毒后的耳部，右手用镊子挟住皮内针柄，轻轻刺入所选耳穴，再用胶布固定
压丸法	将王不留行籽贴附在 0.6 厘米 ×0.6 厘米大小胶布中央，用镊子挟住，贴敷在选用的耳穴上
穴位注射法	左手固定耳郭，右手持注射器刺入耳穴的皮内或皮下，行常规皮试操作，缓缓推入 0.1 ~ 0.3 毫升药物，使皮肤成小皮丘，耳郭有痛、胀、红、热等反应，完毕后用消毒干棉球轻轻压迫针孔

五、注意事项

1. 针刺后如果针孔发红、肿胀，应即时涂碘伏消毒，防止化脓性软骨膜炎的发生。

2. 湿热天气，耳穴压丸、埋针留置时间不宜过长，耳穴压丸宜 2 ~ 3 日，耳穴埋针宜 1 ~ 2 日。对普通胶布过敏者宜改用脱脂胶布。

3. 耳穴刺血施术时，医者应避免接触患者血液。

4. 对扭伤和运动障碍的患者，进针后嘱其适当活动患部，有助于提高疗效。

巩固与练习

一、选择题

（一）A型题

1. 毫针刺入腧穴的关键部位(　　)
A. 针尖　B. 针身　C. 针根
D. 针柄　E. 针尾

2. 毫针刺入腧穴内相应深度的主要部分(　　)
A. 针尖　B. 针身　C. 针根
D. 针柄　E. 针尾

3. 医者持针、运针的主要部位(　　)
A. 针尖　B. 针身　C. 针根
D. 针柄　E. 针尾

4. 适用于皮肉浅薄部位的毫针进针方法是(　　)
A. 指切进针法　B. 挟持进针法　C. 提捏进针法
D. 舒张进针法　E. 针管进针法

5. 舒张进针法适用于(　　)
A. 皮肉浅薄处　B. 皮肤松弛处　C. 肌肉丰厚处
D. 关节附近　E. 毛发处

6. 在针刺手法上，眼眶内的经穴应(　　)
A. 直入直出　B. 斜刺轻捻
C. 向眶尖方向捻转刺入　D. 可作中等度提插
E. 先捻转后提插

7. 行针的目的不包括(　　)
A. 激发经气　B. 防治晕针　C. 缓解滞针
D. 催气运速　E. 补虚泻实

8. 以下手法哪些不属于行针的辅助手法(　　)
A. 震颤法　B. 刮法　C. 弹法
D. 飞法　E. 提插法

9. 得气时医生针下的感觉是(　　)

A. 重胀　　B. 沉紧　　C. 沿经感传

D. 酸麻　　E. 空虚

10. 呼吸补泻中泻法的操作是(　　)

A. 呼气时进针，呼气时出针

B. 呼气时进针，吸气时出针

C. 吸气时进针，呼气时出针

D. 吸气时进针，吸气时出针

E. 以上都不是

11. 提插补泻中补法的操作是(　　)

A. 先浅后深，重插轻提　　B. 先深后浅，重提轻插

C. 先浅后深，重提轻插　　D. 先深后浅，重插轻提

E. 深浅不分先后，重插轻提

12. 烧山火的适应症(　　)

A. 热痹　　B. 急性痈肿　　C. 咽喉肿痛

D. 虚寒性疾病　　E. 实热性疾病

13. 留针可起到(　　)

A. 得气的作用　　B. 候气的作用　　C. 行气的作用

D. 催气的作用　　E. 增强针感的作用

14. 下列晕针处理方法中有错误的是(　　)

A. 患者平卧，头部垫高

B. 注意通风、保暖

C. 予饮温开水或糖开水

D. 针刺人中、素髎、内关、足三里等穴

E. 可灸百会、关元、气海等穴

15. 留针后行针提插、捻转，出针困难，此情况是(　　)

A. 晕针　　B. 滞针　　C. 弯针

D. 断针　　E. 血肿

16. 瘢痕灸、隔姜灸、隔附子饼灸都属于哪种灸法(　　)

A. 直接灸　　B. 悬起灸　　C. 艾炷灸

D. 实按灸　　E. 间接灸

17. 常用灸法包括(　　)
A. 艾灸法 非艾灸法　B. 艾炷灸 艾条灸
C. 温针灸 温灸器灸　D. 灯火灸 天灸
E. 温和灸 回旋灸

18. 瘢痕灸临床上多用于治疗(　　)
A. 虚寒性疾病　B. 慢性顽疾
C. 因寒而致的呕吐　D. 急性病
E. 命门火衰而致的阳痿

19. 贴棉法所用酒精浓度是(　　)
A. 75%　B. 95%　C. 100%
D. 60%　E. 80%

20. 留罐法一般将罐具吸拔在皮肤上留置多久(　　)
A. 5~10 分钟　B. 10~15 分钟　C. 15~30 分钟
D. 30~60 分钟　E. 一个小时以上

21. 走罐法适用于(　　)
A. 面部　B. 膝关节部　C. 肘部
D. 背部　E. 脚踝部

22. 操作三棱针的持针时，露出针尖(　　)
A. 1~3mm　B. 3~5mm　C. 5~7mm
D. 7~10mm　E. 以上均是错的

23. 火针法烧针时，若针刺较深，需将针烧至(　　)
A. 通红　B. 微红　C. 黑色
D. 亮白　E. 蓝色

24. 火针法密刺每针间隔不超过(　　)
A. 0.5cm　B. 1cm　C. 1.5cm
D. 2cm　E. 2.5cm

25. 电针器最大输出电压在 40V 以上者，最大输出电流应限制在(　　)以内，以防止触电。
A. 0.5mA　B. 1mA　C. 3mA
D. 5mA　E. 5mA 以上

26. 注射后局部可能有酸胀感，4～8小时内局部有轻度不适，有时持续时间长，但一般不超过(　　)日。

A. 1　　B. 2　　C. 3

D. 5　　E. 7

27. 若用膏剂贴敷，膏剂温度不应超过(　　)℃，以免烫伤

A. 15　　B. 30　　C. 45

D. 60　　E. 75

28. 埋线取穴应根据针灸处方辨证选穴，每次埋线(　　)穴为宜。

A. 1～3　　B. 3～5　　C. 5～7

D. 7～9　　E. 10以上

29. 如果埋线后患者出现渗液较多的现象，应予(　　)处理。

A. 消毒　　B. 消炎　　C. 抗过敏

D. 切开消毒　　E. 切开手术

30. 如果埋线后患者出现局部红肿、瘙痒、发热，甚至出现脂肪液化、外科缝线溢出等反应，应予(　　)处理。

A. 消毒　　B. 消炎　　C. 抗过敏

D. 切开消毒　　E. 切开手术

31. 下面不属于额中线主治的是(　　)

A. 头痛　　B. 失眠　　C. 多梦

D. 癫狂痫　　E. 腰腿病证

32. 下面属于顶旁1线主治的是(　　)

A. 眼病、足癣等

B. 腰腿病证，如瘫痪、麻木、疼痛等

C. 偏头痛、耳鸣、耳聋、眩晕等

D. 肩、臂、手等病证，如瘫痪、麻木、疼痛等

E. 小脑疾病引起的平衡障碍、后头痛等

33. 下面属于顶旁2线主治的是(　　)

A. 眼病、足癣等

B. 腰腿病证，如瘫痪、麻木、疼痛等

C. 偏头痛、耳鸣、耳聋、眩晕等

D. 肩、臂、手等病证，如瘫痪、麻木、疼痛等
E. 小脑疾病引起的平衡障碍、后头痛等

34. 耳穴分布规律中与内脏相应的穴位集中在(　　)
A. 耳垂　B. 耳舟
C. 对耳轮上、下脚　D. 耳甲
E. 耳轮体部

35. 耳穴分布规律中与头相应的穴位集中在(　　)
A. 耳垂　B. 耳舟
C. 对耳轮上、下脚　D. 耳甲
E. 耳轮体部

36. 下面不属于交感主治的是(　　)
A. 胃肠痉挛　B. 心绞痛　C. 胆绞痛
D. 自主神经功能紊乱　E. 以上均是

（二）X 型题

37. 毫针的构造包括哪些部分(　　)
A. 针尖　B. 针身　C. 针根
D. 针柄　E. 针尾

38. 毫针的选择应注意(　　)
A. 长短粗细规格适合病情　B. 针身光滑坚韧而有弹性
C. 针尖圆利无钩　D. 针根不松动
E. 针柄无松动

39. 下列哪些属于双手进针法(　　)
A. 指切进针法　B. 夹持进针法　C. 舒张进针法
D. 提捏进针法　E. 弹针速刺法

40. 确定针刺深度的因素是(　　)
A. 患者形气　B. 患者年龄　C. 病情
D. 病灶　E. 患者体位

41. 行针的基本手法有哪些(　　)
A. 提插法　B. 捻转法　C. 弹法
D. 摇法　E. 震颤法

42. 刮法是临床较常用的一种辅助行针手法，应用刮法可(　　)
A. 行气　B. 补虚泻实　C. 扶正祛邪
D. 促使得气　E. 激发经气
43. 得气的临床意义是(　　)
A. 获得疗效的关键　B. 判断预后　C. 反应病候
D. 窥测病情　E. 施行补泻手法的基础
44. 得气的影响因素是(　　)
A. 腧穴的定位精准　B. 针刺手法运用得当　C. 患者体质
D. 环境因素　E. 针刺角度及深度得当
45. 影响针刺补泻的因素有(　　)
A. 腧穴特异性　B. 施术手法　C. 患者功能状态
D. 施术时间　E. 针具的种类
46. 捻转补泻捻转补泻泻法的操作方法是(　　)
A. 拇指向前，食指向后，左转为主
B. 拇指向后，食指向前，右转为主
C. 捻转幅度大，频率快，操作时间长
D. 捻转幅度小，频率慢，操作时间长
E. 捻转幅度大，频率快，操作时间短
47. 出针时的注意事项包括哪些(　　)
A. 医者以左手持无菌干棉球轻轻按压于针刺部位
B. 右手持针作轻微的小幅度捻转，并随势将针缓慢提至皮下
C. 不可用力过猛
D. 按揉针孔
E. 不按压针孔
48. 导致晕针发生的原因有(　　)
A. 体质虚弱　B. 针尖带钩　C. 精神过度紧张
D. 针身弯曲　E. 过度疲劳饥饿
49. 预防针刺形成血肿的方法是(　　)
A. 出针后按压针孔　B. 避免针尖弯曲带钩　C. 避开血管针刺
D. 点刺不留针　E. 不用提插法行针

50. 预防滞针的发生应当(　　)
A. 避免留针时间延长　　B. 消除患者紧张情绪
C. 不宜使用强刺激手法　　D. 禁止提插、捻转
E. 避免单向捻转

51. 以下哪种灸法属于天灸(　　)
A. 白芥子灸　　B. 细辛灸　　C. 瘀蒜泥灸
D. 瘢痕灸　　E. 斑蝥灸

52. 灸法的作用包括哪些(　　)
A. 温经散寒　　B. 扶阳固脱　　C. 消瘀散结
D. 防病保健　　E. 泄热除烦

53. 罐有哪几种吸附方法(　　)
A. 火罐法　　B. 水罐法　　C. 抽气罐法
D. 留罐法　　E. 走罐法

54. 拔罐的应用方法有哪几种(　　)
A. 留罐法　　B. 走罐法　　C. 闪罐法
D. 刺络拔罐法　　E. 留针拔罐法

55. 三棱针的针刺操作方法包括(　　)
A. 点刺法　　B. 散刺法　　C. 循经刺法
D. 刺络法　　E. 挑刺法

56. 针刀进针的操作规程包括(　　)
A. 定点　　B. 定向　　C. 加压分离
D. 刺入　　E. 剥离

57. 电针常用的输出类型有(　　)
A. 连续波　　B. 断续波　　C. 疏密波
D. 快波　　E. 慢波

58. 电针的作用有(　　)
A. 止痛　　B. 镇静　　C. 改善血液循环
D. 调节肌张力　　E. 麻醉

59. 以下哪些情况，注射药物剂量应酌减(　　)
A. 初次治疗　　B. 小儿　　C. 老人

D. 体弱　　E. 敏感

60. 使用穴位注射的药物，用药应注意药物的(　　)

A. 性能、药理作用　　B. 剂量、配伍禁忌
C. 副作用及过敏反应　　D. 有效期
E. 药液有无沉淀变质

61. 穴位贴敷常用方法有(　　)

A. 贴法　　B. 敷法　　C. 填法
D. 熨贴法　　E. 伏贴法

62. 穴位埋线常用方法有(　　)

A. 套管针埋线法　　B. 注射器埋线法　　C. 埋线针埋线法
D. 医用缝合针埋线法　　E. 切开埋线法

63. 埋线法适用于(　　)

A. 哮喘　　B. 萎缩性胃炎　　C. 颈椎病
D. 癫痫　　E. 小儿遗尿

64. 头皮针的禁忌症为(　　)

A. 中风患者急性期　　B. 有严重心脏病
C. 头部颅骨有缺损处　　D. 重度糖尿病、重度贫血
E. 皮肤病

65. 耳针的选穴原则包括(　　)

A. 按相应部位选穴　　B. 按脏腑辨证选穴
C. 按经络辨证选穴　　D. 按西医学理论选穴
E. 按临床经验选穴

二、填空题

66. 毫针的构造包括________、________、________、________、________。

67. 常用的针刺进针角度有________、________、________。

68. 把握正确的________、________和________，是关系疗效、防止针刺意外的重要环节。

69. 针刺摇法，直针而摇的作用是________；卧针而摇的作用是________。

70. 循法的作用是________，促使________。针刺不得气时，可用循法催气。

71. 《灵枢·九针十二原》记载："为刺之要，________而有效"。

72. 得气的强弱，应以________、________为原则。

73. 常用的单式补泻手法有________、________、________、________、________、________和________。

74. 迎随补泻手法，操作以________为补法，以________为泻法。

75. 留针的方法有________和________。

76. 针刺中患者突然面色苍白、头晕目眩、心慌气短、出汗胸闷，此情况是________。

77. 出针后皮下出血，肿胀疼痛，此情况为________。

78. 灸法的作用有：温经散寒、扶阳固脱、________、防病保健。

79. 罐的吸附方法有：闪火法、投火法、________。

80. 罐子吸拔留置于施术部位________分钟。

81. 火针针刺法包括：点刺法、密刺法、________、________、刺络法。

82. 针刀法包括纵行疏通法、横行剥离法、________、________、通透剥离法。

83. 电针常用的输出类型有连续波、________、疏密波。

84. 同一穴位两次注射宜隔________天。每个疗程间可休息________天。

85. 穴位贴敷常用方法有：贴法、敷法、________、熨贴法。

86. 穴位埋线常用方法有：套管针埋线法、埋线针埋线法、________。

87. 在头针进针操作中，当针尖达到________下层时，针下阻力减小，再将针体沿帽状腱膜下层按穴线方向进针。

88. 常用的耳针操作中包括：毫针法、电针法、________、________、穴位注射法。

三、名词解释

89. 针身

90. 针根
91. 刺手
92. 押手
93. 舒张进针法
94. 捻转法
95. 提插法
96. 循法
97. 得气
98. 催气
99. 平补平泻
100. 开阖补泻
101. 留针
102. 晕针
103. 滞针
104. 温针灸
105. 天灸
106. 灯火灸
107. 拔罐法
108. 三棱针法
109. 皮肤针法
110. 皮内针法
111. 火针法
112. 针刀疗法
113. 电针法
114. 穴位注射法
115. 穴位贴敷法
116. 穴位埋线法
117. 头针法
118. 耳针法

四、简答题

119. 毫针构造的部位名称是什么，各有何作用？
120. 何为刺手和押手，其作用分别是什么？
121．双手进针法有几种？各种方法适用于哪些部位的进针？
122. 针刺深浅的影响因素有哪些？
123. 行针的基本手法有哪些？如何操作？
124. 行针的辅助手法有几种，有何作用？
125. 何谓得气？得气的临床意义是什么？其影响因素有哪些？
126. 单式补泻手法包括什么？如何操作？
127. 热补法、凉泻法的适应症是什么？
128. 针刺补泻效应的影响因素有哪些？
129. 简述留针和出针的操作方法。
130. 简述出针时的注意事项。
131. 试述晕针的临床表现、出现原因、处理方法及预防措施。
132. 气胸的原因和临床表现有哪些？如何处理及预防？
133. 隔姜灸和隔蒜灸的适应症分别是什么？
134. 简述温和灸、雀啄灸、回旋灸的操作过程。
135. 灸法的作用有哪几方面？
136. 化脓灸如何操作？应用于哪些疾病？
137. 刺络拔罐法的操作方法和适应症是什么？
138. 火罐法有几种？
139. 拔罐方法有几种？
140. 简述三棱针点刺法的操作方法和适用范围。
141. 简述皮肤针法的叩刺部位和刺激强度。
142. 穴位注射法的作用和适用范围。
143. 简述电针法的作用和适用范围。
144. 简述穴位注射法操作、针刺深度、推药速度。
145. 简述穴位贴敷法操作、适用范围。
146. 简述穴位埋线法操作、适用范围。
147. 顶颞前斜线、顶颞后斜线的定位和主治是什么？

148. 枕部标准头穴线的定位和主治是什么？
149. 耳部穴位分布规律为何？
150. 耳穴中按经络辨证选穴的方法是什么？
151. 耳针的选穴原则包括什么？

参考答案

一、选择题

1. A 2. B 3. D 4. C 5. B 6. A 7. B 8. E 9. B 10. C 11. A
12. D 13. B 14. A 15. B 16. C 17. A 18. B 19. B 20. B 21. D
22. A 23. D 24. B 25. B 26. B 27. C 28. A 29. A 30. C
31. E 32. B 33. D 34. D 35. A 36. E 37. ABCDE
38. ABCDE
39. ABCDE 40. ABCD 41. AB 42. DE 43. ABCDE
44. ABCDE
45. ABC 46. BC 47. ABC 48. ACE 49. ABC 50. BE
51. ABCE
52. ABCD 53. ABC 54. ABCDE 55. ABDE 56. ABCD
57. ABC
58. ABCDE 59. ABCDE 60. ABCDE 61. ABCD 62. ACD
63. ABCDE 64. ABCD 65. ABCDE

二、填空题

66. 针尖、针身、针根、针柄、针尾
67. 直刺、斜刺、平刺
68. 针刺方向、角度、深度
69. 增强针感、行气
70. 激发经气运行、针后易于得气
71. 气至
72. 患者舒适、疗效显著
73. 提插补泻、疾徐补泻、捻转补泻、迎随补泻、呼吸补泻、开阖

补泻、平补平泻

74. 针尖随着经脉循行方向刺入、针尖迎着经脉循行方向刺入

75. 静留针、动留针

76. 晕针

77. 血肿

78. 消瘀散结

79. 贴棉法

80. 10～15

81. 散刺法、围刺法

82. 提插切开剥离法、骨面铲剥法

83. 断续波

84. 1～3、3～5

85. 填法

86. 医用缝合针埋线法

87. 帽状腱膜

88. 埋针法、压丸法

其他题型答案参见本章相关内容。

下篇

针灸应用

第六章　针灸治疗总论

【考点重点点拨】

1. 针灸治疗原则、针灸治疗作用、针灸治病特点、针灸诊治规律、处方选穴规律。

2. 常用配穴方法及特定穴的应用。

一、针灸治疗原则

1. 概念

运用针灸治疗疾病必须遵循的基本法则，是确立治疗方法的基础。

2. 治疗原则

表 85　针灸的治疗原则

项目	概念	治法
补虚泻实	扶助正气，祛除邪气	虚则补之、陷下则灸之
		实则泻之、菀陈则除之
		不盛不虚以经取之
清热温寒	热性病证治疗用“清”法；寒性病证治疗用“温”法	热则疾之
		寒则留之
治病求本	在治疗疾病时要抓住疾病的根本原因，采取针对性的治疗方法	急则治标
		缓则治本
		标本同治
三因制宜	因时、因地、因人制宜，即根据患者所处的季节（包括时辰）、地理环境和个人的具体情况，而制定适宜的治疗方法	因时制宜
		因地制宜
		因人制宜

二、针灸治疗作用

表 86　针灸的治疗作用

作用	概念	方法
疏通经络	针灸具有祛除经络瘀阻而使其恢复通畅的作用，是针灸最基本和最直接的治疗作用	根据病变部位及经络循行与联系，选择相应的腧穴和部位，采用毫针泻法、三棱针点刺出血、皮肤针叩刺、拔罐或灸法等方法，使经络通畅，气血运行正常，达到治疗疾病的目的
调和阴阳	使患者机体从阴阳失衡状态向平衡状态转化，是针灸治疗最终达到的根本目的	通过经络阴阳属性、腧穴配伍和针刺手法完成的
扶正祛邪	扶助机体正气，祛除病邪	通过补虚泻实原则来实现的

三、针灸治病特点

表 87　针灸治病特点

特点	概念	方法
激发正气，自身调节	针灸治病是通过刺激腧穴，疏通经络，以调节机体阴阳气血、脏腑功能及筋肉活动等，达到治疗疾病的目的	针灸对机体的调节作用是通过调节经气，激发经气，提高自身抗病能力和自我康复能力，使机体从病理状态向生理状态转归，而不是外源性物质的补充，这是针灸与药物治病的根本区别
起效快捷，适应证广	针灸治病起效快捷。随着针灸临床实践的不断深化，针灸治疗的病种不断扩大	针灸治疗疾病的效应情况是有差别的，某些疾病单用针灸治疗就可取得良好疗效；部分疾病针灸可作为主要治疗方法，还有一类疾病针灸只能作为辅助治疗手段
无毒性，作用安全	针灸通过激发机体自身的调节功能，促进机体释放一些内源性物质，以发挥防治疾病的效应，因此，不会产生毒性损害，这正是针灸被称为“绿色疗法”的原因所在	针灸作用安全，引起的副作用极小。针灸过程中出现的意外主要由操作不当引起的，是可以避免的

四、针灸诊治规律

表 88　针灸诊治规律

规律	概念	方法
辨证论治	针灸辨证论治是抓住疾病的不同证型的共性特征（即主症）选取主穴，再根据不同证型的个性特征（即兼症）加减配伍腧穴予以治疗	针灸临床实践中，一般以八纲辨证、脏腑辨证和经络辨证为主。在实际应用上，先从八纲辨证着手，重点把握疾病的阴阳、表里、寒热、虚实等属性，在根据具体病情辨明具体证型
辨病论治	根据患者表现出的单一或某一突出的临床症状，运用中医诊断学知识和方法，掌握其产生的原因、发生部位，分析其病性和标本缓急，做出明确诊断，并在此基础上，采取一定的治疗方法和手段予以治疗	适用于症状单一或某一症状明显突出的病证。对急性病证、痛证等效果尤佳
辨经论治	辨经的方法主要包括病候辨经和病位辨经。病候辨经是指根据经络主病特点，对病候进行归经。病位辨经是指根据经络循行特点，对病变部位进行归经	病位辨经的常用方法包括经络望诊和经络切诊。经络望诊是通过直接关窗经络所过部位的皮表所发生的色素沉着、皮疹等异常变化，对病变进行归经的方法。经络切诊是在经络腧穴部位上运用按压、触摸等方法来观察局部的异常反应，对病变进行归经的方法

五、针灸处方

1. 定义

在中医针灸理论尤其是经络学说等指导下，在分析病因病机、明确辨证立法的基础上，依据针灸治疗原则、选穴原则和配穴方法，选取腧穴并进行配伍，确立刺灸法而形成的治疗方案。

2. 针灸处方的两大要素：即穴位的选择和刺灸法的选择。

（1）穴位的选择：包括选穴原则和配穴方法。

表 89　选穴原则及举例

选穴原则	概念	理论依据	举例
近部选穴	在病变局部或距离比较接近的范围选取穴位的方法	穴位的局部治疗作用	如巅顶痛取百会，胃痛选中脘，面瘫局部取颊车，地仓，颧髎，近部取风池
远部选穴	在病变部位所属和相关的经络上，距病位较远的部位选取穴位的方法	穴位的远治作用及经脉循行	如胃痛选足阳明胃经的足三里，上牙痛选足阳明胃经的内庭，下牙痛选手阳明大肠经的合谷穴
辨证选穴	根据疾病的证候特点，分析病因病机而辨证选取穴位的方法	穴位的特殊治疗作用	如肾阴不足的虚热选肾俞，太溪；肝阳化风导致的抽风选太冲、行间等
对症选穴	根据疾病的特殊或主要症状而选取穴位，这是腧穴特殊治疗作用及临床经验在针灸处方中的具体运用	穴位的特殊治疗作用	如小儿疳积选四缝，虫证选四白、百虫窝，腰痛选腰痛点，哮喘选定喘穴

表 90　配穴方法

配穴方法	分类	概念
按经脉配穴法	本经配穴法	当某一脏腑、经脉发生病变时，即选该脏腑、经络的腧穴配成处方
	表里经配穴法	以脏腑、经脉的阴阳表里配合关系为依据的配穴方法
	同名经配穴法	将手足阳明经的腧穴相互配合的方法，是基于同名经“同气相求”的理论
按部位配穴法	上下配穴法	将腰部以上或上肢腧穴和腰部以下或下肢腧穴配合应用的方法，在临床上应用较广泛
	前后配穴法	将人体前部和后部的腧穴配合应用的方法，主要指将胸腹部和背腰部的腧穴配合应用，在内经中称“偶刺”
	左右配穴法	将人体左侧和右侧的腧穴配合应用的方法

（2）刺灸法的选择

①疗法的选择

②操作方法的选择

③治疗时机的选择

六、特定穴的应用及内容

见腧穴总论第三节特定穴。

巩固与练习

一、选择题

（一）A型题

1. 下列属于针灸治疗原则的是(　　)
   A. 扶正祛邪　B. 虚则补之　C. 子母补泻
   D. 调和阴阳　E. 都不是
2. 针灸治疗原则中，“热则疾之”是指(　　)
   A. 施灸壮数多　B. 急吹其火　C. 拔罐速度快
   D. 拔罐火力强　E. 毫针点刺疾出少留或不留针
3. 久泄、久痢以致脱肛宜用(　　)
   A. 实则泻之　B. 菀陈则除之　C. 陷下则灸之
   D. 不盛不虚以经取之　E. 都不对

（二）X型题

4. 根据病因病机，可施行“陷下则灸之”的病症是(　　)
   A. 水肿　B. 久泄　C. 尿闭
   D. 脱肛　E. 中风闭证
5. 下列治失眠用穴体现调和阴阳治疗作用的是(　　)
   A. 补心俞　B. 泻行间　C. 补照海
   D. 泻申脉　E. 补胆俞

二、填空题

6. 针灸治病特点包括________、________、________。

三、名词解释

7. 菀陈

四、简答题

8. 试述针灸的治疗原则及应用举例。

9. 何谓同名经配穴？举例说明。

参考答案

一、选择题

1. B 2. E 3. C 4. BD 5. CD

二、填空题

6. 激发正气，自身调节；起效快捷，适应证广；无毒性，作用安全

其他题型答案参见本章相关内容。

第七章　针灸治疗各论

【考点重点点拨】

1. 掌握下列头面肢体痛证的针灸治疗处方及方义：头痛、偏头痛、面痛、落枕、漏肩风、臂丛神经痛、肘劳、腰痛、坐骨神经痛。

2. 掌握下列疾病的经络辨证：头痛、落枕、漏肩风、臂丛神经痛、肘劳、假性延髓麻痹。

3. 掌握下列内科疾病的针灸治疗主穴及取穴方义：眩晕、高血压、假性延髓麻痹、面瘫、痹证、痿证、癫狂、痫病、颤证、不寐、郁证、痴呆、心悸、感冒、咳嗽、哮喘、疟疾、呕吐、呃逆、胃痛、腹痛、胁痛、泄泻、痢疾、便秘、癃闭、阳痿、遗精、消渴。

4. 什么是“开四关”。

5. 中脏腑和中经络的治疗取穴。

6. 掌握下列妇儿科疾病的针灸治疗主穴及取穴方义：经早、经迟、经乱、痛经、经闭、崩漏、绝经前后诸症、带下病、不孕症、阴挺、小儿惊风、遗尿、痄证、积滞。

7. 掌握下列皮外伤科病证的针灸治疗主穴及方义：瘾疹、蛇串疮、丹毒、神经性皮炎、疔疮、乳痈、乳癖、肠痈、痔疮、脱肛、扭伤、腱鞘囊肿。

8. 掌握下列五官科病证的针灸治疗主穴及方义：目赤肿痛、麦粒肿、近视、耳聋、耳鸣、牙痛、咽喉肿痛。

9. 掌握下列急症的针灸治疗主穴及方义：晕厥、虚脱、高热、抽搐、心绞痛、胆绞痛、胆道蛔虫症、肾绞痛、各种出血症。

第一节 头面躯体痛证

一、头痛

头痛是以患者自觉头部疼痛为主症的病证。

表 91 头痛辨证治疗

项目			外感头痛			内伤头痛				
						实证			虚证	
			风寒头痛	风湿头痛	风热头痛	肝阳头痛	痰浊头痛	瘀血头痛	肾虚头痛	血虚头痛
病因病机	病因		感受风寒	感受风湿	感受风热	情志不遂	恣食肥甘	外伤跌扑	肾阴不足	禀赋不足，久病体虚
	病机		不通则痛			不通则痛			不荣则痛	
辨证	主症		头部疼痛							
	辨经络	阳明头痛	疼痛部位以前额、眉棱、鼻根部为主							
		少阳头痛	疼痛部位在侧头部，多见单侧							
		太阳头痛	疼痛部位在后枕部，或下连于项							
		厥阴头痛	疼痛部位在巅顶部，或连于目系							
	辨外感内伤		外感头痛			内伤头痛				
		主症	头痛连及项背，发病较急，痛无休止，外感表证明显。			头痛发病较缓，多伴头晕，痛势绵绵，时止时休，遇劳或情志刺激而发作、加重				
		兼症	风寒头痛	风湿头痛	风热头痛	实证			虚证	
						肝阳上亢	痰浊上扰	瘀阻脑络	肾精不足	气血亏虚
			恶风畏寒，口不渴，苔薄白，脉浮紧	头痛如裹，肢体困重，苔白腻，脉濡	头痛而胀，发热，口渴欲饮，小便黄，苔黄，脉浮数	目眩，心烦易怒，面赤口苦，舌红，苔黄，脉弦数	头痛昏蒙，脘腹痞满，呕吐痰涎，苔白腻，脉滑	头痛迁延日久，或有外伤史，痛处固定不移，痛如椎刺，舌暗，脉细涩	头晕耳鸣，腰膝酸软，神疲乏力，遗精，舌红，苔少，脉细无力	头部空痛兼头晕，神疲无力，面色不华，劳则加重，舌淡，脉细弱

续表

项目		外感头痛			内伤头痛				
					实证			虚证	
		风寒头痛	风湿头痛	风热头痛	肝阳头痛	痰浊头痛	瘀血头痛	肾虚头痛	血虚头痛
治疗	治法	疏调经脉，通络止痛。按部位局部选穴和远端循经选穴							
	主穴	阳明头痛	头维、印堂、阳白、阿是穴、合谷、内庭						
		少阳头痛	风池、太阳、率谷、阿是穴、外关、足临泣						
		太阳头痛	天柱、后顶、阿是穴、后溪、申脉						
		厥阴头痛	百会、四神聪、阿是穴、内关、太冲						
		全头痛	风池、百会、头维、率谷、太阳、合谷						
	配穴	风门、列缺	偏历、阴陵泉	大椎、曲池	太冲、侠溪、三阴交	中脘、丰隆、	血海、膈俞	太溪、肾俞、三阴交	气海、足三里
	操作	风门拔罐或艾灸；大椎点刺出血。瘀血头痛可在局部及膈俞刺络放血拔罐。头痛急性发作时可每日治疗2次，每次留针时间宜长							
	方义	头部穴位为局部取穴，可调和气血，通络止痛；远端选穴均为同名经穴配合，一上一下，同气相求，疏导阳明、少阳、太阳、厥阴经气血							

二、偏头痛

偏头痛是由于神经、血管性功能失调所引起的疾病，以一侧头部疼痛反复发作，常伴有恶心、呕吐，对光及声音过敏等为特点。

表92　偏头痛辨证治疗

项目		肝阳上亢	痰湿偏盛	瘀血阻络
病因病机	病因	恼怒、紧张	风火痰浊	外伤、久病
	病机	不通则痛		
辨证	症状	①特点：一侧头部疼痛，反复发作，伴有恶心、呕吐，对光及声音过敏等 ②部位：头痛常局限于额部、颞部和枕部，发作时头痛可放射至颈、肩部 ③性质：疼痛开始时为剧烈的搏动性疼痛，后转为持续性钝痛 ④先兆：眼前闪烁暗点、视野缺损、单盲或同侧偏盲		
	兼证	头胀痛，眩晕，胸胁胀痛，舌红少苔，脉弦或细数	头痛昏沉，胸脘痞闷，苔白腻，脉滑	头痛日久，痛有定处，其痛如刺，舌紫暗或有瘀斑，苔薄，脉细涩

续表

项目		肝阳上亢	痰湿偏盛	瘀血阻络
治疗	治法	疏泄肝胆，通经止痛。以足厥阴、手足少阳经穴以及局部穴为主		
	主穴	率谷、阿是穴、风池、外关、足临泣、太冲		
	配穴	百会、行间	中脘、丰隆	血海、膈俞
	操作	毫针刺，泻法。发作时以远端为主先刺，行较强刺激的泻法		
	方义	①率谷、阿是穴可疏导头部经气 ②风池疏通头部经络，活血通经，清利头目 ③外关、太冲、足临泣可疏泄肝胆		

三、面痛

面痛是以眼、面颊部出现放射性、烧灼样抽掣疼痛为主症的病证，又称“面风痛”“面颊痛”。

表 93 面痛辨证治疗

项目		外感风寒	外感风热	气血瘀滞	肝胃郁热	阴虚阳亢
病因病机	病因	感受风寒	感受风热毒邪	①外伤 ②久病成瘀	情志不调	久病
	病机	不通则痛				
辨证	主症	突发面部疼痛，呈闪电样、刀割、针刺、电灼样剧烈疼痛				
	辨经络	足太阳经证		面痛主要发生在眼部		
		手、足阳明和手太阳经证		面痛主要发生在上颌、下颌部		
	辨证候	遇寒则甚，得热则轻，鼻流清涕，苔白，脉浮	痛处有灼热感，流涎，目赤流泪，苔薄黄，脉数	舌暗或有瘀斑，脉细涩	烦躁易怒，口渴便秘，舌红，苔黄，脉数	形体消瘦，颧红，脉细数无力
治疗	治法	疏通经络，活血止痛。以面颊局部、手足阳明和足太阳经穴为主				
	主穴	攒竹、四白、下关、地仓、合谷、太冲、内庭				
	配穴	①眼部痛：丝竹空、阳白、外关 ②上颌部痛：颧髎、迎香 ③下颌部痛：承浆、颊车、翳风				
		风池、列缺	曲池、外关	内关、三阴交	行间、内庭	风池、太溪

续表

项目		外感风寒	外感风热	气血瘀滞	肝胃郁热	阴虚阳亢
治疗	操作	毫针刺，泻法。针刺时宜先取远端穴，重刺激。面部腧穴在急性期宜轻刺。风寒证可加酌情加灸				
	方义	①局部选穴可疏通面部经络，通络活血 ②合谷、外关、内庭为远道循经取穴，可疏通少阳、阳明经气血				

四、落枕

落枕是以颈项突然发生疼痛、活动受限为主症的病证，又称“失枕”“失颈”。

表 94　落枕辨证治疗

项目		风寒袭络	气血瘀滞
病因病机	病因	风寒侵袭颈背部	①睡姿不正 ②枕头高低不适 ③颈部扭伤
	病机	督脉、太阳经、少阳经筋络受损，气血阻滞，经脉不通	
辨证	主症	颈项强痛，活动受限，头向患侧倾斜，项背牵拉痛，甚则向同侧肩部和上臂放射，颈项部压痛明显	
	兼症	恶风畏寒	有颈部扭伤史
	辨经络	督脉、太阳经证	颈项背部强痛，低头时加重，项背部压痛明显
		少阳经证	颈肩部强痛，头歪向患侧，向健侧转动时加重，颈肩部压痛明显
治疗	治法	疏经活络，调和气血。取局部阿是穴及手太阳、足少阳经穴为主	
	主穴	外劳宫、天柱、阿是穴、后溪、悬钟	
	配穴	风池、合谷	内关、合谷
		①病在督脉、太阳经者配大椎、束骨 ②病在少阳经配风池、肩井 ③肩痛加肩髃 ④背痛加天宗	
	操作	泻法。先刺远端穴，再针局部的腧穴。可加艾灸或点刺出血	
	方义	①外劳宫又称落枕穴，是治疗本病的经验穴 ②天柱、阿是穴、后溪、悬钟可疏调颈项部经络气血，舒筋通络止痛	

五、漏肩风

漏肩风是以肩部持续疼痛及活动受限为主症的病证。

表 95　漏肩风辨证治疗

项目		外邪内侵	气滞血瘀	气血虚弱
病因病机	病因	感受风寒	劳作过度或外伤	气血不足
	病机	不通则痛		不荣则痛
辨证	主症	肩周疼痛、酸重，夜间为甚，肩部活动功能受限，后期可见肌肉萎缩。即早期以疼痛为主，后期以功能障碍为主		
	兼症	遇风寒痛增，得温痛缓，畏风恶寒。舌淡，苔薄白，脉浮	疼痛拒按，舌暗有瘀斑，脉涩	肩部酸痛，劳累加重，伴眩晕、四肢乏力，舌淡，苔薄白，脉细弱
治疗	治法	通经活络，舒筋止痛。以局部穴位为主，配合循经远端取穴		
	主穴	肩髃、肩髎、肩贞、阿是穴、阳陵泉、条口透承山		
	配穴	合谷、风池	内关、膈俞	足三里、气海
		①肩前区疼痛（手阳明经证）配合谷 ②肩外侧疼痛（手少阳经证）配外关 ③肩后侧疼痛（手太阳经证）配后溪 ④肩前近腋部疼痛（手太阴经证）配列缺		
	操作	毫针泻法或平补平泻。先刺远端穴，行针后让患者运动肩关节。局部穴可加灸法		
	方义	①肩髃、肩髎、肩贞分别为手三经穴，配阿是穴，均为局部选穴，可疏通肩部经络气血，活血祛风止痛 ②阳陵泉为筋会，可舒筋止痛 ③条口透承山可疏导太阳、阳明两经气血，为临床经验效穴		

六、臂丛神经痛

臂丛神经痛是以锁骨上窝、肩、腋、前臂尺侧等部位出现强烈的放射性烧灼样或针刺样疼痛为主要临床表现的疾病，可伴有肢体运动、感觉障碍和肌肉萎缩。

表96 臂丛神经痛辨证治疗

<table>
<tr><th colspan="2">项目</th><th colspan="2">外邪侵袭证</th><th>瘀血阻滞证</th></tr>
<tr><td rowspan="2">病因病机</td><td>病因</td><td colspan="2">风寒湿热侵袭</td><td>跌打损伤，瘀血阻滞</td></tr>
<tr><td>病机</td><td colspan="3">不通则痛</td></tr>
<tr><td rowspan="5">辨证</td><td>主症</td><td colspan="3">锁骨上窝、肩、腋、前臂尺侧等部位出现强烈的放射性，甚至刀割样、撕裂样、烧灼样或针刺样疼痛，常伴有肢体运动、感觉障碍和肌萎缩</td></tr>
<tr><td rowspan="3">辨经络</td><td>手太阳经证</td><td colspan="2">肩后部痛为主，疼痛和麻木可向臂外尺侧放射</td></tr>
<tr><td>手少阴经证</td><td colspan="2">肩部腋下痛为主，疼痛和麻木可向臂内侧手掌尺侧放射</td></tr>
<tr><td>手阳明经证</td><td colspan="2">肩前部痛为主，疼痛和麻木可向臂外桡侧放射</td></tr>
<tr><td>辨证候</td><td colspan="2">有恶寒、发热等外感病史</td><td>有损伤、劳损史，压痛明显，舌暗有瘀斑，脉涩</td></tr>
<tr><td rowspan="6">治疗</td><td>治法</td><td colspan="3">疏通经络，活血止痛。以手阳明、手太阳、手少阴经穴为主</td></tr>
<tr><td>主穴</td><td colspan="3">颈5～胸1夹脊、颈臂、肩贞、肩髃、阿是穴</td></tr>
<tr><td rowspan="2">配穴</td><td colspan="2">风池、合谷</td><td>内关、膈俞</td></tr>
<tr><td colspan="3">①手太阳经证配支正、后溪
②手少阴经证配极泉、少海、通里
③手阳明经证配曲池、合谷</td></tr>
<tr><td>操作</td><td colspan="3">颈臂直刺0.5～0.8寸，提插手法，使针感向上肢、手指放射；肩部穴位可加灸法，亦可用电针治疗</td></tr>
<tr><td>方义</td><td colspan="3">①颈5～胸1夹脊、肩髃、肩贞、阿是穴可疏通肩部经络气血，行气活血止痛
②颈臂为治疗上肢臂痛的经验效穴</td></tr>
</table>

七、肘劳

肘劳是以肘部局限性慢性疼痛为主症的病证。

表97 肘劳辨证治疗

<table>
<tr><th colspan="2">项目</th><th>手阳明经筋证
（肱骨外上髁炎、网球肘）</th><th>手太阳经筋证
（肱骨内上髁炎、高尔夫球肘）</th><th>手少阳经筋证
（尺骨鹰嘴炎、学生肘或矿工肘）</th></tr>
<tr><td rowspan="2">病因病机</td><td>病因</td><td colspan="3">肘部的筋脉慢性损伤</td></tr>
<tr><td>病机</td><td colspan="3">手三阳经筋受损，气血阻滞，脉络不通，不通则痛</td></tr>
</table>

续表

项目		手阳明经筋证（肱骨外上髁炎、网球肘）	手太阳经筋证（肱骨内上髁炎、高尔夫球肘）	手少阳经筋证（尺骨鹰嘴炎、学生肘或矿工肘）
辨证	主症	肘关节活动时疼痛，有时可向前臂、腕部和上臂放射，有明显而固定的压痛点		
	兼症	肱骨外上髁周围有明显的压痛点	肱骨内上髁周围有明显的压痛点	尺骨鹰嘴处有明显的压痛点
治疗	治法	舒筋通络。取局部阿是穴为主		
	主穴	阿是穴		
	配穴	曲池、手三里、三间	阳谷、小海	外关、天井
	操作	毫针泻法。在局部压痛点采用多向透刺法，或齐刺法，得气后留针，局部可加温和灸或电针，亦可隔姜灸		
	方义	阿是穴疏通局部筋络气血，舒筋通络止痛		

八、腰痛

腰痛是以自觉腰部疼痛为主症的病证，又称“腰脊痛”。

表 98　腰痛辨证治疗

项目		寒湿腰痛		瘀血腰痛	肾虚腰痛
病因病机	病因	感受风寒，坐卧湿地		外伤、腰部闪挫撞击未全恢复	素体禀赋不足，年老精血亏虚或房劳过度
	病机	不通则痛			不荣则痛
辨证	主症	腰部疼痛			
	辨经络	督脉证	疼痛位于腰脊中部		
		足太阳经证	疼痛在腰脊两侧		
	辨证候	阴雨风冷时加重，腰部冷痛、重着、酸麻，或拘挛不可俯仰，或痛连臀腿		有劳伤、陈伤史，腰部两侧肌肉触之僵硬，痛处固定不移	腰眼（肾区）隐隐作痛，起病缓慢，酸多痛少，乏力易倦，脉细

续表

项目		寒湿腰痛	瘀血腰痛	肾虚腰痛
治疗	治法	通经止痛，以局部阿是穴及足太阳经穴为主		
	主穴	大肠俞、阿是穴、委中		
	配穴	命门、腰阳关	膈俞、次髎	肾俞、太溪
		①督脉证配后溪 ②足太阳经证配申脉 ③腰骶部痛加次髎、腰俞 ④腰眼部痛明显加腰眼		
	操作	毫针补虚泻实法 寒湿腰痛或肾虚腰痛加灸法；瘀血腰痛阿是穴用刺络拔罐；痛势较急者委中点刺放血		
	方义	①大肠俞、阿是穴可疏通局部经脉、络脉及经筋之气血，通经止痛 ②委中为足太阳经穴，“腰背委中求”，疏调腰背部膀胱经之气血		

九、坐骨神经痛

坐骨神经痛是指沿坐骨神经通路（腰、臀、大腿后侧、小腿后外侧及足外侧）以疼痛为主要症状的综合征。

表 99　坐骨神经痛辨证治疗

项目		寒湿证	血瘀证	气血不足证
病因病机	病因	感受风寒湿邪	腰部闪挫、劳损、外伤	素体禀赋不足、久病耗伤
	病机	不通则痛		
辨证	主症	腰、臀、大腿后侧、小腿后外侧及足外侧以放射性、电击样、烧灼样疼痛为主症		
	辨经络	足太阳经证：疼痛以下肢后侧为主		
		足少阳经证：疼痛以下肢外侧为主		
	辨证候	腰腿冷痛重着，遇冷加重，舌质淡，苔白滑，脉沉迟	腰腿疼痛剧烈，痛处固定不移，有外伤史，舌质紫暗，脉涩	痛势隐隐，喜揉喜按，舌淡，脉细

续表

项目		寒湿证	血瘀证	气血不足证
治疗	治法	通经止痛。循经取足太阳、足少阳经穴为主		
	主穴	足太阳经证：腰夹脊、秩边、委中、承山、昆仑 足少阳经证：腰夹脊、环跳、阳陵泉、悬钟、丘墟		
	配穴	命门、腰阳关	血海、阿是穴	足三里、三阴交
	操作	腰臀部可适当深刺，使针感沿足太阳经或足少阳经产生向下放射感为度，不宜多次重复。寒湿证可加用灸法		
	方义	①腰夹脊疏通局部气血 ②循经取穴，疏通经络止痛		

第二节　内科病证

一、眩晕

眩晕是以自觉头晕眼花或视物旋转动摇为主症的病证，轻者发作短暂，平卧或闭目片刻即安；重者如乘坐舟车，旋转起伏不定，以致难于站立，或伴恶心、呕吐、自汗，甚至昏倒。

表 100　眩晕辨证治疗

项目		实证		虚证	
		肝阳上亢	痰湿中阻	肾精亏损	气血不足
病因		忧郁恼怒、饮食不节、肾精不足、气血虚弱			
病位		病位在脑，与肝、脾、肾相关			
病机		风、火、痰、瘀扰乱清窍，或气血虚弱、髓海不足、清窍失养			
辨证	主症	头晕目眩，泛泛欲吐，甚则昏眩欲仆			
	兼症	急躁易怒，耳鸣，口苦，舌红苔黄，脉弦	头蒙如裹，胸闷恶心，神疲困倦，舌胖苔白腻，脉濡滑	耳鸣，腰膝酸软，遗精，舌淡，脉沉细	神疲乏力，心悸少寐，腹胀纳呆，面色淡白或萎黄，舌淡苔薄白，脉细

续表

项目		实证		虚证	
		肝阳上亢	痰湿中阻	肾精亏损	气血不足
治疗	治法	平肝潜阳、化痰定眩 以督脉、足少阳经及手足厥阴经穴为主		益气养血，补肾益精 以督脉、足少阳经和相应背俞穴为主	
	主穴	百会、风池、内关、太冲		百会、风池、肝俞、肾俞、足三里	
	配穴	行间、侠溪、太溪	中脘、丰隆、阴陵泉	志室、悬钟、三阴交	气海、脾俞、胃俞
	操作	毫针泻法		风池用平补平泻法，肝俞、肾俞、足三里用补法	
	方义	①百会可清利脑窍而定眩 ②风池可疏调头部气机 ③太冲为肝之原穴，平肝潜阳 ④内关为八脉交会穴，通阴维脉，可宽胸理气，和中化痰止呕，与太冲配伍，属同名经配穴，加强平肝之力		①风池可疏调头部气血；百会用补法可升提气血，二者充养脑髓，缓急治标 ②肝俞、肾俞滋补肝肾，养血益精、培元固本以治本 ③足三里补益气血	

二、高血压

高血压是一种常见慢性疾病，以安静状态下体循环动脉血压持续增高（Bp：140/90 mmHg 以上）为主要表现。

表 101　高血压辨证治疗

项目	肝火亢盛	阴虚阳亢	痰湿壅盛	气虚血瘀	阴阳两虚
病因	情志失调、饮食失节、内伤虚损等				
病位	与肝肾关系密切				
基本病机	肾阴不足，肝阳偏亢；病之本为阴阳失调，病之标为风、痰、瘀血内生				
主症	①早期无明显症状，仅在体检时偶然发现 ②血压波动幅度大可有较多症状，主要为眩晕，此外尚有头痛、头胀、眼花、耳鸣、心悸、失眠、健忘等 压明显而持续的升高，可出现心、脑、肾、眼底的器质性损害和功能障碍，并表现相应症状				

续表

<table>
<tr><th colspan="3">项目</th><th>肝火亢盛</th><th>阴虚阳亢</th><th>痰湿壅盛</th><th>气虚血瘀</th><th>阴阳两虚</th></tr>
<tr><td rowspan="8">治疗</td><td colspan="2">治法</td><td colspan="5">平肝潜阳，调和气血
以足厥阴、足少阳经穴为主</td></tr>
<tr><td colspan="2">主穴</td><td colspan="5">百会、风池、太冲、合谷、曲池、三阴交</td></tr>
<tr><td rowspan="2">配穴</td><td>病因配穴</td><td>行间、侠溪</td><td>肝俞、肾俞</td><td>中脘、丰隆</td><td>足三里、膈俞</td><td>关元、肾俞</td></tr>
<tr><td>随症配穴</td><td colspan="5">①头晕头重配太阳、头维
②心悸失眠配内关、神门</td></tr>
<tr><td colspan="2" rowspan="2">操作</td><td colspan="5">①太冲可向涌泉透刺，以增滋阴潜阳之力
②其他穴位常规针刺</td></tr>
<tr><td></td><td></td><td>百会加灸</td><td>百会加灸</td><td>百会加灸</td></tr>
<tr><td colspan="2">方义</td><td colspan="5">①百会为诸阳之会，针刺泻诸阳之气
②风池疏调头部气机，平肝潜阳
③太冲为肝之原穴，可疏肝理气，平降肝阳
④合谷、曲池平泻阳明，理气降压
⑤三阴交为足三阴经交会穴，调补肝脾肾以治本</td></tr>
</table>

三、中风

中风是以突然晕到，不省人事，伴口角歪斜，语言不利，半身不遂，或不经昏仆仅以口歪、半身不遂为主症的病症。

表 102　中风辨证治疗

<table>
<tr><th colspan="2" rowspan="2">项目</th><th colspan="5">中经络</th><th colspan="2">中脏腑</th></tr>
<tr><th>肝阳暴亢</th><th>风痰阻络</th><th>痰热腑实</th><th>气虚血瘀</th><th>阴虚风动</th><th>闭证</th><th>脱证</th></tr>
<tr><td colspan="2">病因</td><td colspan="7">与饮食不节、五志过极、年老体衰等因素有关，主要病因是风、火、痰、瘀</td></tr>
<tr><td colspan="2">病位</td><td colspan="7">在脑，病变涉及心、肝、脾、肾</td></tr>
<tr><td colspan="2">基本病机</td><td colspan="7">脏腑阴阳失调，气血逆乱，上扰清窍，窍闭神匿，神不导气</td></tr>
<tr><td>辨证</td><td>主症</td><td colspan="5">半身不遂，肌肤不仁，舌强语謇，口角歪斜</td><td colspan="2">突然昏仆，神志恍惚，嗜睡，或昏迷，并见半身不遂、舌强语謇、口角歪斜等</td></tr>
</table>

续表

项目			中经络					中脏腑	
			肝阳暴亢	风痰阻络	痰热腑实	气虚血瘀	阴虚风动	闭证	脱证
辨证	兼症		面红目赤，眩晕头痛，心烦易怒，口苦咽干，便秘尿黄，舌红或绛，苔黄或燥，脉弦有力	肢体麻木或手足拘急，头晕目眩，苔白腻或黄腻，脉弦滑	口黏痰多，腹胀便秘，舌红，苔黄腻或灰黑，脉弦滑大	肢体软弱，偏身麻木，手足肿胀，面色淡白，气短乏力，心悸自汗舌暗，苔白腻，脉细涩	肢体麻木，心烦失眠，眩晕耳鸣，手足拘挛或蠕动，舌红，少苔，脉细数	神志迷蒙，牙关紧闭，两手握固，面赤气粗，喉中痰鸣，二便不通，脉弦滑而数	目合口张，手撒溺遗，鼻鼾息微，二便失禁，四肢逆冷，脉细弱
治疗	治法		调神导气，疏通经络。以督脉、手厥阴、足太阴经穴为主					醒脑开窍，启闭固脱。以督脉及手厥阴穴为主	
	主穴		内关、水沟、三阴交、极泉、尺泽、委中					水沟、百会、内关	
	配穴	病因配穴	太冲、太溪	丰隆、合谷	曲池、内庭、丰隆	足三里、气海	太溪、风池	十二井穴、合谷、太冲	关元、气海、神阙
		随症配穴	①口角歪斜加颊车、地仓 ②上肢不遂加肩髃、手三里、合谷 ③下肢不遂加环跳、阳陵泉、风市、足三里、解溪 ④头晕加风池、完骨、天柱 ⑤足内翻加丘墟透照海 ⑥便秘加天枢、丰隆、支沟 ⑦复视加风池、天柱、睛明、球后 ⑧尿失禁、尿潴留加中极、曲骨、关元						
	操作		①水沟用雀啄法，以眼球湿润为佳 ②刺三阴交沿胫骨内侧缘与皮肤呈45°角，使针尖刺到三阴交穴，用提插补法 ③刺极泉在原穴位置下2寸心经位置上取穴，避开腋动脉，直刺进针，用提插泻法，以患者上肢有麻胀和抽动感为度 尺泽、委中直刺，用提插泻法使肢体有抽动感 ④在患侧上下肢各选两个穴位，采用电针治疗					①内关用泻法 ②水沟用强刺激，以眼球湿润为佳 ③十二井穴用三棱针点刺出血 ④关元、气海用大艾炷灸法 ⑤神阙用隔盐灸，不计壮数，以汗止、脉起、肢温为度	

续表

<table>
<tr><td colspan="2" rowspan="2">项目</td><td colspan="5">中经络</td><td colspan="2">中脏腑</td></tr>
<tr><td>肝阳暴亢</td><td>风痰阻络</td><td>痰热腑实</td><td>气虚血瘀</td><td>阴虚风动</td><td>闭证</td><td>脱证</td></tr>
<tr><td>治疗</td><td>方义</td><td colspan="5">①水沟为督脉穴，可醒脑开窍，调神导气
②内关为心包经络穴，可调理心气，疏通气血
③三阴交为足三阴经交会穴，可滋补肝肾
④极泉、尺泽、委中，疏通肢体经络</td><td colspan="2">①水沟、百会为督脉穴，可醒脑开窍
②内关为心包经络穴，可调理心气，疏通气血</td></tr>
</table>

四、假性延髓麻痹

假性延髓麻痹又称假性球麻痹，临床表现因两侧皮质延髓束损害所产生的一系列症状，即延髓神经所支配的肌肉呈上运动神经元性瘫痪或不完全性瘫痪，出现软腭、咽喉、舌肌运动障碍，吞咽、发音、讲话困难，无舌肌萎缩及纤维性震颤，咽反射存在，下颌反射增强，常出现强哭强笑。

表 103 假性延髓麻痹辨证治疗

<table>
<tr><td colspan="2">病位</td><td>病位在脑，累及舌咽，属于中医噎膈、喑痱的范畴</td></tr>
<tr><td colspan="2">基本病机</td><td>风痰、瘀浊阻滞脑络、舌窍</td></tr>
<tr><td>辨证</td><td>主症</td><td>吞咽困难，语言不利</td></tr>
<tr><td rowspan="4">治疗</td><td>治法</td><td>祛痰化浊，通关利窍。以督脉、任脉及局部选穴为主</td></tr>
<tr><td>主穴</td><td>水沟、廉泉、金津、玉液、咽后壁、风池、翳风</td></tr>
<tr><td>操作</td><td>①水沟、廉泉用泻法
②金津、玉液用三棱针点刺出血
③用 3 寸以上长针点刺咽后壁 3 ~ 5 次
④风池、翳风针向喉结，震颤徐入 2 ~ 2.5 寸，施小幅度捻转补法，以咽喉部麻胀为佳，应持续捻转 1 ~ 3 分钟</td></tr>
<tr><td>方义</td><td>①水沟导气通关
②金津、玉液、咽后壁可疏导气血，通利舌窍
③风池、翳风可祛风痰，通脑络，利舌咽</td></tr>
</table>

五、面瘫

面瘫是以口角向一侧歪斜、眼睑闭合不全为主症的病证，又称为

“口眼歪斜”。

表 104　面瘫辨证治疗

<table>
<tr><th colspan="2">项目</th><th>风寒袭络</th><th>风热袭络</th><th>气血不足</th></tr>
<tr><td colspan="2">病因</td><td colspan="3">劳作过度、正气不足、风寒或风热乘虚而入等</td></tr>
<tr><td colspan="2">病位</td><td colspan="3">病位在面部，与少阳、阳明经筋有关</td></tr>
<tr><td colspan="2">基本病机</td><td colspan="3">经气痹阻，经筋功能失调</td></tr>
<tr><td rowspan="2">辨证</td><td>主症</td><td colspan="3">①急性起病，多在睡眠醒来时出现一侧面部肌肉板滞、麻木、瘫痪，额纹消失，眼裂变大，露睛流泪，鼻唇沟变浅，口角下垂歪向健侧，病侧不能皱眉、蹙额、闭目、露齿、鼓颊
②部分患者初起时有耳后疼痛
③部分患者出现患侧舌前 2/3 味觉减退或消失，听觉过敏等症
④病程迁延日久，口角反牵向患侧，甚则出现面肌痉挛，形成“倒错”现象</td></tr>
<tr><td>兼症</td><td>面部受凉史，舌淡，苔薄白</td><td>继发于感冒发热，舌红，苔黄腻</td><td>病程较长，可伴肢体倦怠无力，面色淡白，头晕等</td></tr>
<tr><td rowspan="6">治疗</td><td>治法</td><td colspan="3">祛风通络，疏调经筋。以局部选穴和手足阳明经穴为主</td></tr>
<tr><td>主穴</td><td colspan="3">阳白、颧髎、颊车、地仓、翳风、合谷</td></tr>
<tr><td rowspan="2">配穴</td><td>风池、列缺</td><td>外关、曲池</td><td>足三里、气海</td></tr>
<tr><td colspan="3">①人中沟歪斜加水沟
②鼻唇沟浅加迎香
③颏唇沟歪斜配承浆
④舌麻、味觉减退加廉泉
⑤目合困难加攒竹、昆仑
⑥流泪配承泣
⑦听觉过敏配听宫、中渚</td></tr>
<tr><td>操作</td><td colspan="3">急性期，面部穴位手法宜轻，针刺宜浅，取穴宜少，肢体远端腧穴手法宜重</td></tr>
<tr><td>方义</td><td colspan="3">①阳白、颧髎、颊车、地仓、翳风可疏调面部经筋，活血通络
②合谷为循经远部选穴，取“面口合谷收”之意</td></tr>
</table>

六、痹证

痹证是以肢体关节及肌肉酸痛、麻木、重着、屈伸不利，甚或关节肿大灼热等为主症。

表 105　痹证辨证治疗

<table>
<tr><th colspan="2">项目</th><th colspan="2">行痹（风痹）</th><th colspan="2">痛痹（寒痹）</th><th colspan="2">着痹（湿痹）</th><th colspan="2">热痹</th></tr>
<tr><td colspan="2">病因</td><td colspan="2">感受风邪</td><td colspan="2">感受寒邪</td><td colspan="2">感受湿邪</td><td colspan="2">感受热邪
素体阳盛或阴虚火旺，复感风寒湿邪，邪从热化</td></tr>
<tr><td colspan="2">病机</td><td colspan="8">经络不通，气血痹阻</td></tr>
<tr><td rowspan="2">辨证</td><td>主症</td><td colspan="8">关节肌肉疼痛，屈伸不利</td></tr>
<tr><td>兼症</td><td colspan="2">疼痛游走，痛无定处，恶风发热，舌淡苔薄白，脉浮</td><td colspan="2">疼痛较剧，痛有定处，遇寒痛增，得热痛减，局部皮色不红，触之不热，苔薄白，脉弦紧</td><td colspan="2">酸痛重着不移，或有肿胀，肌肤麻木不仁，阴雨天加重或发作，苔白腻，脉濡缓</td><td colspan="2">局部灼热红肿，痛不可触，伴发热恶风，口渴烦闷，苔黄燥，脉滑数</td></tr>
<tr><td rowspan="9">治疗</td><td>治法</td><td colspan="8">通经活络，行气止痛。以病痛局部穴为主，结合循经选穴及辨证选穴</td></tr>
<tr><td rowspan="3">主穴</td><td colspan="8">阿是穴、局部经穴</td></tr>
<tr><td>肩</td><td>肘</td><td>腕</td><td>脊背</td><td>胯关节</td><td>膝关节</td><td>踝关节</td><td>足</td></tr>
<tr><td>肩髃、肩髎</td><td>曲池、尺泽</td><td>阳溪、阳骨</td><td>大杼、天宗</td><td>髀关、秩边</td><td>犊鼻、阳陵泉</td><td>解溪、丘虚</td><td>八风、太冲</td></tr>
<tr><td>配穴</td><td colspan="2">膈俞、血海</td><td colspan="2">肾俞、腰阳关</td><td colspan="2">阴陵泉、足三里</td><td colspan="2">大椎、曲池</td></tr>
<tr><td rowspan="2">操作</td><td colspan="8">局部可加拔罐，亦可电针</td></tr>
<tr><td colspan="2"></td><td colspan="2">灸法</td><td colspan="2">灸法</td><td colspan="2">大椎、曲池可点刺出血</td></tr>
<tr><td rowspan="2">方义</td><td colspan="8">疏通局部经络气血，调和营卫，缓急止痛</td></tr>
<tr><td colspan="2">风邪偏盛之行痹，取膈俞、血海，活血祛风，遵“治风先治血，血行风自灭”之义</td><td colspan="2">寒邪偏盛之痛痹，取肾俞、腰阳关，益火之源，振奋阳气而祛寒邪</td><td colspan="2">湿邪偏盛之着痹，取阴陵泉、足三里，健脾除湿</td><td colspan="2">热痹，加大椎、曲池，泻热疏风、消肿止痛</td></tr>
</table>

七、痿证

痿证是指肢体筋脉弛缓，痿软无力，日久因不能随意活动而致肌肉萎缩的一种病证。临床上以下肢痿弱多见，故又称“痿躄”。

表 106 痿证辨证治疗

项目		肺热伤津	湿热浸淫	脾胃虚弱	肝肾亏损
病因病机	病因	外感湿热毒邪	坐卧湿地或冒雨涉水，湿邪浸淫，郁而化热	饮食不节，脾胃虚弱	久病房劳，精血亏虚
	病机	筋脉肌肉受损，气血运行受阻		气血阴精亏耗，筋脉肌肉失养	
辨证	主症	肢体软弱无力，筋脉弛缓，甚则肌肉萎缩或瘫痪			
	兼症	发热多汗，热退后突然出现肢体软弱无力，心烦口渴，小便短黄，舌红，苔黄，脉细数	肢体微肿、麻木不仁，渐至痿软无力，下肢为重，或足胫发热，小便赤涩，舌红，苔黄腻，脉滑数。	肢体痿软，日渐加重，食少纳呆，腹胀便溏，面浮不华，神疲乏力，苔薄白，脉细弱	起病缓慢，腰脊酸软，不能久立，或伴眩晕耳鸣，下肢瘫痪，腿胫肌肉萎缩严重，舌红，少苔，脉沉细
治疗	治法	祛邪通络，濡养筋肉。以手、足阳明经穴和华佗夹脊穴为主			
	主穴	上肢：肩髃、曲池、手三里、合谷、外关、颈胸部夹脊穴 下肢：髀关、伏兔、足三里、阳陵泉、三阴交、腰部夹脊穴			
	配穴	尺泽、肺俞	阴陵泉、大椎	脾俞、胃俞、中脘	太冲、太溪、肾俞、肝俞
		上肢肌肉萎缩加手阳明经排刺 下肢肌肉萎缩加足阳明经排刺			
	操作	足三里、三阴交用补法，余穴用泻法或平补平泻法，夹脊穴用平补平泻法。肢体穴位可加用灸法。大椎、尺泽可用三棱针点刺出血			
	方义	①阳明经多气多血，选上、下肢阳明经穴位，可疏通经络，调理气血 ②夹脊穴为督脉之旁络，又与膀胱经第一侧线的脏腑背俞相通，可调脏腑阴阳，行气血 ③三阴交健脾益肾，濡养筋脉 ④筋会阳陵泉，可疏调经筋			

八、痫病

痫病是以猝然昏仆，口吐涎沫，两目上视，强直抽搐，或有鸣声，醒后神志如常为主症的病证。具有突然性、短暂性、反复性发作的特点，又称癫痫、痫证，俗称“羊痫疯”。

表 107　痫病辨证治疗

项目		发作期		间歇期
		大发作	小发作	
病因病机	病因	先天因素、精神因素、脑部外伤及外邪侵袭、饮食失调		
	病机	风、痰、火、瘀导致气血逆乱，蒙蔽清窍，扰乱神明，神失所司		
辨证	主症	大发作：发作前常感头晕头痛，胸闷不舒，神疲乏力等预兆，旋即突然昏仆，不省人事，面色苍白，两目上视，牙关紧闭，四肢抽搐，口吐白沫，甚则尖叫，二便失禁。短暂发作即清醒，发作过后则觉头昏，精神恍惚，乏力欲寐	小发作：动作突然中断，手中物件落地，或头突然向前倾下而后迅速抬起，或两目上吊，大多数秒至数分钟即可恢复，且对上述症状发作全然不知	发作次数频繁，抽出强度减弱，苏醒后精神萎靡，表情痴呆，智力减退
	兼症	①胸闷，痰多，舌红，苔白腻，脉弦滑有力，为风痰闭阻 ②急躁易怒，咯痰不爽，舌红，苔黄腻，脉弦滑而数，为痰火扰神 ③头部刺痛，或有脑部外伤史，舌质紫暗，脉涩，为瘀阻脑络 ④神疲乏力，面色苍白，大便溏薄，舌淡，苔白腻，脉沉弱，为心脾两虚 ⑤神志恍惚，两目干涩，健忘失眠，腰膝酸软，舌红，苔薄黄，脉细数，为肝肾阴虚		
治疗	治法	开窍醒神，息风止痉 以督脉、手足厥阴经穴为主		化痰通络 以督脉、任脉和手足厥阴经穴为主
	主穴	水沟、百会、内关、后溪、涌泉、太冲		印堂、鸠尾、间使、太冲、丰隆、腰奇
	配穴	①大发作配十宣 ②小发作配神门、神庭		①风痰闭阻加合谷、中脘、风池 ②痰火扰神加曲池、神门、内庭 ③瘀阻脑络加百会、膈俞、内关 ④心脾两虚加心俞、脾俞、足三里 ⑤肝肾阴虚加肝俞、肾俞、三阴交

续表

项目		发作期		间歇期
		大发作	小发作	
治疗	操作	毫针泻法。水沟用雀啄手法，以眼球充泪为度		太冲、丰隆泻法，余穴主穴平补平泻法
	方义	①水沟、百会醒脑开窍、宁神定志 ②内关调畅气机、宁心安神 ③后溪通督脉，为治疗痫病要穴 ④涌泉开窍醒神 ⑤太冲息风止痉		①印堂调神开窍 ②鸠尾为治疗痫病要穴 ③间使调心神、理气血 ④太冲平息肝风 ⑤丰隆为豁痰化浊的要穴 ⑥腰奇为治疗痫病经验穴

九、癫狂

癫狂是精神失常的病证，是癫证、狂证的总称。根据临床表现癫与狂有所区别，表情淡漠，沉默痴呆，语无伦次，静而少动者为癫证；精神亢奋，喧扰不宁，动而多怒，甚则毁物伤人者为狂证。

表 108 癫证的辨证治疗

项目		肝郁气滞	痰气郁结	心脾两虚
病因病机	病因	先天禀赋、心理因素及家族遗传		
	病机	痰气郁结，蒙蔽心窍		
辨证	主症	精神抑郁，表情淡漠，静而少动，沉默痴呆，或喃喃自语，语无伦次，或时悲时喜，哭笑无常		
	兼症	善怒易哭，时时太息，胸胁胀满，舌淡，苔薄白，脉弦	喜怒无常，秽洁不分，不思饮食，舌红，苔白腻，脉弦滑	神思恍惚，心悸易惊，善悲欲哭，体倦纳差，舌淡，苔白，脉沉细无力
治疗	治法	理气化痰，调神开窍。以手足厥阴经、手少阴经、督脉穴为主		
	主穴	百会、印堂、内关、神门、丰隆、太冲		
	配穴	膻中、期门	中脘、膻中	心俞、脾俞
	操作	毫针常规刺法		
	方义	①百会配印堂调神解郁 ②内关宽胸理气，宁心安神 ③神门调养心神，醒神开窍 ④太冲疏肝理气 ⑤丰隆健脾化痰		

表 109 狂证的辨证治疗

项目		痰火扰神	火盛伤阴	痰热瘀结
病因病机	病因	先天禀赋、心理因素及家族遗传		
	病机	痰火上扰，心神逆乱		
辨证	主症	精神亢奋，喧扰不宁，躁动妄言，不避亲疏，甚者出现毁物伤人等精神、语言、举止异常行为		
	兼症	彻夜不眠，两目怒视，面红目赤，甚则狂乱莫制，气力逾常，舌红绛，苔黄腻或黄燥，脉弦大滑数	狂病日久，病势渐缓，时多言善惊，时烦躁不宁，形瘦神疲，面红而秽，口干唇红，舌红，少苔，脉细数	燥扰不安，恼怒多言，或妄闻妄见，面色暗滞，头痛心悸，舌紫暗有瘀斑，脉弦或细涩
治疗	治法	镇静安神，泻火宁心。手厥阴经、督脉穴为主		
	主穴	水沟、风府、少商、隐白、大陵、劳宫		
	配穴	内庭、丰隆	行间、太溪	中脘、膈俞
	操作	水沟用雀啄手法，以眼球充泪为度；少商、隐白点刺出血		
	方义	①水沟、风府镇静安神 ②少商、隐白泻火宁心，安神定志 ③劳宫、大陵清心泻火		

十、颤证

颤证是以头部或肢体摇动、颤抖为主症的病证，又称振掉、颤振、震颤。轻者表现为头摇或手足微颤，尚能坚持工作和生活自理，重者可见头部振摇大动，甚则有痉挛扭转样动作，两手及上下肢颤动不止，或兼有项强、四肢拘急。本病老年人发生较多，男性多于女性，并呈进行性加重。

表 110 颤证辨证治疗

项目		风阳内动	髓海不足	气血亏虚	阳气虚衰	痰热动风
病因病机	病因	情志过极	劳逸失当	年老体虚	年老体虚	饮食不节
	病机	虚风内动，神机失司；或痰热动风，脑神被扰				

续表

项目		风阳内动	髓海不足	气血亏虚	阳气虚衰	痰热动风
辨证	主症	头部及肢体摇动、颤抖				
	兼症	眩晕头胀、面红、口干舌燥、易怒、腰膝酸软、睡有鼾声，舌红，苔薄黄，脉弦紧	头晕目眩，耳鸣，记忆力差，溲便不利，寤寐颠倒，舌质淡红，舌体胖大，苔薄白，脉沉弦无力或弦细紧	眩晕，心悸，懒言，纳呆，乏力，舌体胖大，舌质淡红，苔薄白滑，脉细	腰膝酸软，畏寒肢冷，汗出，舌质淡，苔薄白，脉沉细	头晕目眩，胸闷泛恶，多痰涎，舌体胖大有齿痕，舌质红，苔厚腻或白或黄，脉沉滑或沉濡
治疗	治法	柔肝息风，宁神定颤。以督脉、足厥阴、手足少阳经穴为主				
	主穴	百会、四神聪、风池、曲池、合谷、太冲、阳陵泉				
	配穴	大椎、风府、太溪	肾俞、三阴交、太溪	气海、足三里	关元、肾俞	中脘、丰隆、内庭
	操作	主穴毫针平补平泻，配穴根据病情虚补实泻。头部穴针刺后可加用电针治疗				
	方义	①四神聪、百会以醒脑、宁神、定颤 ②风池祛风通络 ③曲池、合谷通经络、行气血 ④合谷、太冲平肝息风，通行气血，养血柔筋 ⑤阳陵泉柔筋止颤				

十一、不寐

不寐通常称为“失眠”“不得卧”等，是以经常不能获得正常睡眠，或入睡困难，或睡眠不深，或睡眠时间不足，严重者甚至彻夜不眠为特征的病证。

表111　不寐辨证治疗

项目		肝火扰心	心脾两虚	心肾不交	心胆气虚	脾胃不和
病因病机	病因	情志不遂，肝阳扰动	思虑劳倦，内伤心脾，生血之源不足	惊恐、房劳伤肾，肾水不能上济于心，心火独炽	素体胆气不足	饮食不节，宿食停滞
	病机	心神失养或心神被扰，心神不宁，或阴跷脉、阳跷脉功能失衡，阳盛阴衰，阴阳失交				

续表

项目		肝火扰心	心脾两虚	心肾不交	心胆气虚	脾胃不和
辨证	主症	入睡困难，或寐而易醒，甚则彻夜不眠				
辨证	兼症	情绪不宁，急躁易怒，头晕头痛，胸胁胀满，舌红，脉弦	心悸健忘，纳差倦怠，面色无华，易汗出，舌淡，脉细弱	五心烦热，头晕耳鸣，腰膝酸软，遗精盗汗，舌红，脉细数	多梦易惊，心悸胆怯，善惊多恐，多疑善虑，舌淡，脉弦细	脘闷噫气，嗳腐吞酸，心烦口苦，苔厚腻，脉滑数
治疗	治法	调理阴阳，安神利眠。以手少阴经、督脉穴和足太阴经穴为主				
治疗	主穴	百会、神门、三阴交、安眠、照海、申脉				
治疗	配穴	风池、行间、侠溪	心俞、脾俞、足三里	心俞、肾俞、太溪	心俞、胆俞	丰隆、中脘、足三里
治疗	配穴	①噩梦加厉兑、隐白 ②头晕加风池、悬钟 ③重症不寐加夹脊、四神聪				
治疗	操作	百会向后平刺，留针时间稍长				
治疗	方义	①百会调神安神、清利头目 ②神门宁心安神 ③三阴交益气养血安神 ④照海、申脉调和阴阳 ⑤安眠安神利眠，为经验穴				

十二、郁证

郁证是以心情抑郁、情绪不宁、胸部满闷、胁肋胀满，或易怒易哭，或咽中如有异物梗塞等为主症的一类病证。

表 112 郁证辨证治疗

项目		肝气郁结	气郁化火	痰气郁结	心神失养	心脾两虚	肝肾亏虚
病因病机	病因	情志不遂，肝失疏泄，气机不畅，肝气郁结	气郁日久化火，则肝火上炎，而成火郁	思虑过度，精神紧张，或肝郁横犯脾土，脾失健运，水湿停聚	情志过极，损伤心神，心神失守	病变日久，损及心脾	病变日久，损及肝肾心脾
病因病机	病机	气机郁滞，脏腑阴阳气血失调					

续表

项目		肝气郁结	气郁化火	痰气郁结	心神失养	心脾两虚	肝肾亏虚
辨证	主症	精神抑郁，情绪不宁或易怒易哭					
	兼症	胸胁胀满，脘闷嗳气，不思饮食，大便不调，舌苔薄腻，脉弦	性情急躁易怒，口苦而干，或头痛、目赤、耳鸣，或嘈杂吐酸，大便秘结，舌红，苔黄，脉弦数	咽中如有物哽塞，吞之不下，咳之不出，苔白腻，脉弦滑	精神恍惚，心神不宁，多疑易惊，悲忧善哭，喜怒无常，或时时欠伸，或手舞足蹈等，舌淡，脉弦	多思善疑，头晕神疲，心悸胆怯，失眠健忘，纳差，面色不华，舌淡，脉细	眩晕耳鸣，目干畏光，心悸不安，五心烦热，盗汗，口咽干燥，舌干少津，脉细数
治疗	治法	调神疏肝，理气解郁。以督脉及手足厥阴、手少阴经穴为主					
	主穴	百会、印堂、神门、太冲、内关、膻中					
	配穴	期门	行间、侠溪	丰隆	通里、心俞	心俞、脾俞	肝俞、肾俞
		咽部异物哽塞感明显者加天突、照海					
	操作	毫针刺，按虚补实泻操作					
	方义	①百会、印堂醒脑调神 ②神门养心安神 ③太冲疏肝解郁 ④内关、膻中疏理气机，宽胸解郁					

十三、痴呆

痴呆又称呆病，是以呆傻愚笨、智能低下、善忘为主症的病证。

表 113　痴呆辨证治疗

项目	虚证		实证	
	肝肾亏虚	气血不足	痰浊阻窍	瘀血阻络
病因病机	肝肾亏虚，精血不足，使髓海空虚，神明失用		脾虚失运，痰浊内生，上蒙清窍	脏气虚衰，运血无力，使瘀血阻滞脑络

续表

项目		虚证		实证	
		肝肾亏虚	气血不足	痰浊阻窍	瘀血阻络
辨证	主症	①轻者可见神情淡漠，寡言少语，善忘，迟钝等症 ②重者可表现为终日不语，或闭门独处，或言辞颠倒，举动异常，或忽哭忽笑，或不欲食，数日不知饥饿			
	兼症	记忆力减退，暴发性哭笑，易怒，易狂，伴有头昏眩晕、手足发麻、震颤、失眠，重者发作癫痫，舌质红，苔薄黄，脉沉细或弦数	行为表情失常，终日不言不语，或忽笑忽歌，喜怒无常，记忆力减退甚至丧失，步态不稳，面色淡白，气短乏力，舌淡，苔白，脉细弱无力	表情呆板，行动缓慢，终日寡言，坐卧不起，记忆力丧失，二便失禁，舌胖嫩而淡，边有齿印，苔白厚而腻，脉滑	神情淡漠，反应迟钝，常默默无语，或离奇幻想，健忘易惊，舌质紫暗，有瘀点或瘀斑，脉细涩
治疗	治法	通督调神，补肾益髓。以督脉穴为主			
	主穴	百会、神庭、印堂、太溪、悬钟、四神聪			
	配穴	肝俞、肾俞	足三里、气海、血海	丰隆、中脘	内关、膈俞
	操作	毫针刺，按虚补泻实操作。头部穴位间歇捻转行针，或加用电针			
	方义	①百会、神庭、印堂可通督脉、调脑神 ②太溪、悬钟补益脑髓 ③四神聪健脑益聪之效穴			

十四、心悸

心悸是以自觉心中悸动，惊惕不安，甚则不能自主为主症的病证。

表 114　心悸辨证治疗

项目		心胆虚怯	心脾两虚	阴虚火旺	水气凌心	心脉瘀阻
病因病机	病因	素体心气怯弱	忧思过度，劳伤心脾	肾阴亏虚，水火不济，虚火妄动，上扰心神	脾肾阳虚，不能蒸化水液，停聚为饮，上犯于心	心脉痹阻
	病机	脏腑功能失常，心神失养或心神受扰				

续表

项目		心胆虚怯	心脾两虚	阴虚火旺	水气凌心	心脉瘀阻
辨证	主症	自觉心中悸动，时作时息，并有善惊易恐，坐卧不安，甚则不能自主				
	兼症	气短神疲，惊悸不安，舌淡，苔薄，脉细数	头晕目眩，纳差乏力，失眠多梦，舌淡，脉细弱	心烦少寐，头晕目眩，耳鸣腰酸，遗精盗汗，舌红，脉细数	胸闷气短，形寒肢冷，下肢浮肿，舌淡，脉沉细	心痛时作，气短乏力，胸闷，咳痰，舌暗，脉沉细或结代
治疗	治法	调理心气，安神定悸。以手厥阴、手少阴经穴及相应的俞、募穴为主				
	主穴	厥阴俞、膻中、内关、郄门、神门				
	配穴	心俞、胆俞	脾俞、心俞	肾俞、太溪	三焦俞、水分	心俞、膈俞
	操作	毫针刺，按虚补实泻操作				
	方义	①内关、郄门可调理心气，疏导气血 ②神门宁心安神定悸 ③厥阴俞、膻中，益心气、宁心神，调理气机				

十五、感冒

感冒，是以鼻塞、咳嗽、头痛、恶寒发热、全身不适为主症的外感病证，又称伤风。

表 115　感冒辨证治疗

项目		风寒感冒	风热感冒
病因病机	病因	感受风寒	感受风热
	病机	寒邪束表，肺气不宣，阳气郁阻，毛窍闭塞	热邪灼肺，腠理疏泄，肺失清肃
辨证	主症	恶寒发热，头痛，鼻塞流涕，脉浮	
	兼症	恶寒重，发热轻或不发热，无汗，鼻痒喷嚏，鼻塞声重，咳痰清稀，肢体酸楚，苔薄白，脉浮紧	微恶风寒，发热重，有汗，鼻塞涕浊，痰稠或黄，咽喉肿痛，口渴，苔薄黄，脉浮数
治疗	治法	祛风解表。以手太阴、手阳明及督脉穴为主	
	主穴	列缺、合谷、大椎、风池、太阳	

续表

项目		风寒感冒	风热感冒
治疗	配穴	风门、肺俞	曲池、外关
		①鼻塞加迎香 ②体虚感冒加足三里、关元 ③咽喉疼痛加少商 ④全身酸楚加身柱 ⑤夹湿者加阴陵泉 ⑥夹暑者加委中 ⑦头痛加印堂、头维	
	操作	毫针泻法。大椎行灸法。体虚者用平补平泻法	毫针泻法。大椎行刺络拔罐。体虚者用平补平泻法
		配穴中足三里、关元用补法或灸法，少商、委中用点刺出血，余穴用泻法	
	方义	①手太阴、手阳明经列缺、合谷以祛邪解表 ②督脉主一身之阳气，温灸大椎可通阳散寒，刺络出血可清泻热邪 ③风池既可疏散风邪，又与太阳穴相配可清利头目	

十六、咳嗽

咳嗽是指肺失宣肃，肺气上逆，以发出咳声或咳吐痰液为主症的病证。“咳”指有声无痰，“嗽”指有痰无声，临床一般多声痰并见，故并称咳嗽。

表 116　咳嗽辨证治疗

项目		外感咳嗽		内伤咳嗽		
		风寒咳嗽	风热咳嗽	痰湿侵肺	肝火犯肺	肺阴亏虚
病因病机	病因	外感风寒	外感风热	脾虚失运，聚湿生痰	肝气郁结，气郁化火，火盛灼肺	肺阴亏损，失于清润
	病机	肺卫受邪，肺气壅塞不宣，清肃功能失常，影响肺气出入		脏腑功能失常累及于肺		
辨证	主症	咳嗽，痰				
		病程较短，起病急骤，或兼有表证		起病缓慢，病程较长，可兼脏腑功能失调症状		

续表

项目		外感咳嗽		内伤咳嗽		
		风寒咳嗽	风热咳嗽	痰湿侵肺	肝火犯肺	肺阴亏虚
辨证	兼症	咳嗽声重，咽喉作痒，咳痰色白、稀薄，头痛发热，鼻塞流涕，形寒无汗，肢体酸楚，苔薄白，脉浮紧	咳嗽咳痰黏稠、色黄，身热头痛，汗出恶风，苔薄黄，脉浮数	咳嗽痰多、色白、黏稠，胸脘痞闷，神疲纳差，苔白腻，脉濡滑	气逆咳嗽，引胁作痛，痰少而黏，面赤咽干，苔黄少津，脉弦数	干咳，咳声短，以午后黄昏为剧，少痰，或痰中带血，潮热盗汗，形体消瘦，两颊红赤，神疲乏力，舌红，少苔，脉细数
治疗	治法	疏风解表，宣肺止咳。以手太阴、手阳明经穴为主		肃肺理气，止咳化痰。以肺之背俞、募穴和原穴为主		
	主穴	肺俞、列缺、合谷		肺俞、中府、太渊、三阴交		
	配穴	风门	大椎、风池	丰隆、阴陵泉	行间、鱼际	膏肓、太溪
		咽喉痛加少商放血		①胸痛加膻中 ②胁痛加阳陵泉 ③咽喉干痒加太溪 ④咯血加孔最 ⑤盗汗加阴郄 ⑥面肢浮肿、小便不利加阴陵泉、中极 ⑦气短乏力加足三里、气海		
	操作	毫针泻法 风寒袭肺者宜留针或针灸并用，或针后在背部腧穴拔罐		主穴用毫针平补平泻，或加用灸法		
	方义	①肺俞，调理肺脏气机，使其清肃有权 ②列缺、合谷，散风祛邪，宣肺解表		①肺俞、中府、太渊相配，宣肃肺气，化痰止咳 ②三阴交疏肝健脾，化痰止咳		

十七、哮喘

哮喘是以反复发作的呼吸急促，喉间哮鸣，甚则张口抬肩，不能平卧为主症的病证。“哮”以呼吸急促，喉间有哮鸣音为特征；“喘”以呼吸困难，甚则张口抬肩为特征。临床上哮必兼喘，喘未必兼哮。

表 117　哮喘辨证治疗

<table>
<tr><th colspan="2" rowspan="2">项目</th><th colspan="2">实证</th><th colspan="2">虚证</th></tr>
<tr><th>风寒外袭</th><th>痰热阻肺</th><th>肺气虚</th><th>肾气虚</th></tr>
<tr><td rowspan="2">病因病机</td><td>病因</td><td colspan="4">多为痰饮伏肺，由外邪侵袭、饮食不当、情志刺激、体虚劳倦等诱发</td></tr>
<tr><td>病机</td><td colspan="4">痰饮阻塞气道，肺气宣降失常</td></tr>
<tr><td rowspan="3">辨证</td><td rowspan="2">主症</td><td colspan="4">呼吸急促，喉中哮鸣，甚则张口抬肩，鼻翼扇动，不能平卧</td></tr>
<tr><td colspan="2">病程短，或当发作期，哮喘声高气粗，呼吸深长有余，呼出为快</td><td colspan="2">病程长，反复发作或当缓解期，哮喘声低气怯，气息短促，深吸为快</td></tr>
<tr><td>兼症</td><td>喉中哮鸣如水鸡声，痰多，色白，稀薄或多泡沫，常伴风寒表证，苔薄白而滑，脉浮紧</td><td>喉中痰鸣如吼，胸高气粗，痰色黄或白，黏着稠厚，伴口渴，便秘，舌红，苔黄腻，脉滑数</td><td>喘促气短，动则加剧，喉中痰鸣，痰稀，神疲，汗出，舌淡，苔白，脉细弱</td><td>气息短促，呼多吸少，动则喘甚，耳鸣，腰膝酸软，舌淡，苔薄白，脉沉细</td></tr>
<tr><td rowspan="7">治疗</td><td>治法1</td><td colspan="2">祛邪肃肺，化痰平喘。以手太阴经穴及相应背俞穴为主</td><td colspan="2">补益肺肾，止哮平喘。以相应背俞穴及手太阴、足少阴经穴为主</td></tr>
<tr><td>主穴</td><td colspan="2">列缺、尺泽、肺俞、中府、定喘</td><td colspan="2">肺俞、膏肓、肾俞、太渊、太溪、足三里、定喘</td></tr>
<tr><td rowspan="2">配穴</td><td>风门、合谷</td><td>丰隆、曲池</td><td>气海、膻中</td><td>阴谷、关元</td></tr>
<tr><td colspan="4">喘甚加天突</td></tr>
<tr><td>操作</td><td colspan="2">毫针泻法。风寒者可加灸，痰热阻肺者定喘穴刺络拔罐</td><td colspan="2">毫针补法。可酌用灸法或拔罐</td></tr>
<tr><td>治法2</td><td colspan="4">选肺俞、膏肓、肾俞、膻中、定喘。用白芥子 20 克，甘遂 15 克，细辛 15 克共为细末，用生姜汁调药粉成糊状，制成药饼如蚕豆大，上放少许丁桂散或麝香，敷于穴位上，用胶布固定，贴 30～90 分钟后取掉，局部可有红晕微痛为度。若起疱，消毒后挑破，涂烫伤油等。亦用斑蝥膏贴敷发疱。一般常在“三伏天”贴敷，即所谓冬病夏治</td></tr>
<tr><td>方义</td><td colspan="2">①列缺可宣通肺气，祛邪外出
②尺泽肃肺化痰，降逆平喘
③肺俞、中府调理肺脏，宣肺祛痰，止哮平喘
④定喘为平喘之效穴</td><td colspan="2">①肺俞、膏肓可补益肺气
②补肾俞以纳肾气
③太渊、太溪可充肺肾真元之气
④足三里调和胃气，以资生化之源，使水谷精微上归于肺，肺气充则自能卫外
⑤定喘为平喘之效穴</td></tr>
</table>

十八、疟疾

疟疾是以间歇性、定时性、发作性的寒战、壮热、头痛、汗出为主症的病证。俗称“打摆子”，是感染“疟邪”所致的传染病。常发于夏秋季节，根据休作时间可分为每日疟、间日疟、三日疟等。

表 118　疟疾辨证治疗

项目		温疟	寒疟	疟母
病因病机	病因	感受“疟邪”所致，可兼受风寒、暑湿等邪气		
	病机	邪伏于少阳半表半里，出入于营卫之间，正邪交争		
辨证	主症	寒热往来，发作有时，先有呵欠乏力，寒战鼓颔，肢体酸楚；寒去则内外皆热，体若燔炭，头痛如裂，面赤唇红，烦渴引饮，胸胁苦满，口苦而干，继则汗出热退，身凉，苔白腻或黄腻，脉象寒战时弦紧，发热时滑数或弦数		
	兼症	热多寒少或但热不寒，汗出不畅，口渴欲饮，大便干结，小便短赤，舌质红，苔黄腻，脉弦滑	寒多热少，口不渴，胸胁痞闷，时有呕恶，神疲乏力，面色少华，舌质淡，苔薄白，脉弦迟	久病疟疾，左胁下有痞块，隐隐作痛，或有寒热时作，肌肉瘦削，神疲倦怠，甚则唇甲色白，舌质多淡，脉弦细
治疗	<u>治法</u>	和解少阳，袪邪截疟。以督脉及手太阳、手少阳经穴为主		
	<u>主穴</u>	大椎、陶道、中渚、间使、后溪		
	配穴	关冲、商阳	至阳、期门	章门
		①呕吐甚加内关、公孙 ②高热加十宣、委中 ③汗出不畅加合谷 ④腹痛腹泻加天枢、足三里 ⑤神昏谵语加人中、中冲 ⑥烦热盗汗加太溪、复溜 ⑦倦怠自汗加关元、气海		
	<u>操作</u>	针刺宜在发作前 1～2 小时施行。毫针刺，用泻法，配穴按虚补实泻法操作，关冲、商阳、十宣、委中、中冲用三棱针点刺出血		
	方义	①大椎、陶道能振奋阳气，驱邪外出，为截疟之要穴 ②间使为手厥阴经穴、中渚为手少阳经穴，厥阴、少阳相表里，可疏理气机，和解少阳，引邪外出 ③后溪宣发太阳经气，驱除疟邪		

十九、呕吐

呕吐是指胃失和降，气逆于上，迫使胃中之物从口中吐出的病证。以有声有物谓之呕，有物无声谓之吐，有声无物谓之干呕。因两者常同时出现，故称呕吐。

表 119　呕吐辨证治疗

项目		实证					虚证
		寒邪客胃	热邪内蕴	痰饮内阻	肝气犯胃	饮食停滞	脾胃虚寒
病因病机	病因	风寒之邪侵犯胃腑	暑湿之邪侵犯胃腑	饮食不节	情志不遂	饮食不节，食滞胃腑	劳倦内伤
	病机	胃失和降，气逆于上					
辨证	主症	发病急，呕吐量多，吐出物多酸臭味，或伴寒热					病程较长，发病较缓，时作时止，吐出物不多，腐臭味不甚
	兼症	呕吐清水或痰涎，食久乃吐，大便溏薄，头身疼痛，胸脘痞闷，喜暖畏寒，苔白，脉迟	食入即吐，呕吐酸苦热臭，大便燥结，口干而渴，喜寒恶热，苔黄，脉数	呕吐清水痰涎，脘闷纳差，头眩心悸，苔白腻，脉滑	呕吐多在食后精神受刺激时发作，吞酸，频频嗳气，平时多烦善怒，苔薄白，脉弦	因暴饮暴食而呕吐酸腐，脘腹胀满，嗳气厌食，苔厚腻，脉滑实	饮食稍有不慎，呕吐即易发作，时作时止，纳差便溏，面色无华，倦怠乏力，舌淡，苔薄，脉弱无力
治疗	治法	和胃降逆，理气止呕。以胃的俞募穴、下合穴为主					
	主穴	中脘、胃俞、内关、足三里					
	配穴	上脘、公孙	商阳、内庭，可用金津、玉液点刺出血	膻中、丰隆	肝俞、太冲	梁门、天枢	脾俞、神阙
		①肠鸣者加脾俞、大肠俞 ②泛酸干呕加建里、公孙					

续表

项目		实证					虚证
		寒邪客胃	热邪内蕴	痰饮内阻	肝气犯胃	饮食停滞	脾胃虚寒
治疗	操作	毫针刺，内关、中脘用泻法，胃俞、足三里平补平泻法。虚寒者，可加用艾灸。呕吐发作时，可在内关穴行强刺激并持续运针1~3分钟					
	方义	①中脘、胃俞，理气和胃止呕 ②内关宽胸利气，降逆止呕 ③足三里疏理胃肠气机，通降胃气					

二十、呃逆

呃逆是以喉间呃呃连声，声短而频，难以自止为主症的病证。呃逆亦称“哕”“哕逆”。临床所见以偶然发生者居多，这种呃逆为时短暂，多能自愈。有的则屡屡发生，持续时间有数天、数月，甚至数年者。

表120　呃逆辨证治疗

项目		胃寒积滞	胃火上逆	肝气郁滞	脾胃阳虚	胃阴不足
病因病机	病因	寒邪蕴积	燥热内盛	气郁痰阻	脾胃虚弱	
	病机	胃失和降，胃气上逆动膈				
辨证	主症	喉间呃呃连声，声音短促，频频发出，不能自制				
	兼症	呃声沉缓有力，胸膈及胃脘不舒，得热则减，遇寒更甚，进食减少，恶食生冷，喜饮热汤，口淡不渴，舌苔白，脉迟缓	呃声洪亮有力冲逆而出，口臭烦渴，多喜冷饮，脘腹满闷，大便秘结，小便短赤，苔黄燥，脉滑数	呃逆连声，常因情志不畅而诱发或加重，胸胁满闷，嗳气纳减，肠鸣矢气，苔薄白，脉弦	呃声低长无力，气不得续，泛吐清水，脘腹不舒，喜温喜按，面色㿠白，手足不温，食少乏力，大便溏薄，舌质淡，苔薄白，脉细弱	呃声短促不得续，口干咽燥，烦躁不安，不思饮食，或食后饱胀，大便干结，舌红，苔少而干，脉细数
治疗	治法	宽胸利膈，和胃降逆。以任脉、手厥阴、足阳明经穴为主				
	主穴	膈俞、内关、中脘、、足三里、膻中				
	配穴	胃俞、建里	胃俞、内庭	期门、太冲	脾俞、胃俞	胃俞、三阴交
		大便秘结、肠鸣腹胀加天枢、上巨虚				

续表

项目		胃寒积滞	胃火上逆	肝气郁滞	脾胃阳虚	胃阴不足
治疗	操作	毫针常规刺，膈俞、期门等穴不可深刺，以免伤及内脏；胃寒积滞、脾胃阳虚者，诸穴可用艾条灸或隔姜灸，中脘、内关、足三里、胃俞亦可用温针灸，并可加拔火罐				
	方义	①膈俞利膈止呃 ②内关可宽胸利膈，畅通三焦气机，为降逆要穴 ③中脘、足三里和胃降逆 ④膻中为气会穴，理气降逆，气调则呃止				

二十一、胃痛

胃痛是以上腹胃脘部发生疼痛为主症的病证，又称“胃脘痛”。由于疼痛部位近心窝处，古人又称“心痛”“心下痛”等。

表 121　胃痛辨证治疗

项目		实证				虚证	
		寒邪犯胃	饮食伤胃	肝气犯胃	气滞血瘀	脾胃虚寒	胃阴不足
病因病机	病因	寒邪客胃	饮食伤胃	肝气犯胃	气滞血瘀	脾胃虚弱	
	病机	胃气失和，胃络不通				胃失温养	
辨证	主症	上腹胃脘部暴痛，痛势较剧，痛处拒按，饥时痛减，纳后痛增				上腹胃脘部疼痛隐隐，痛处喜按，空腹痛甚，纳后痛减	
	兼症	脘腹得温痛减，遇寒痛增，恶寒喜暖，口不渴，喜热饮，或伴恶寒，苔薄白，脉弦紧	胃脘胀满疼痛，嗳腐吞酸，嘈杂不舒，呕吐或矢气后痛减，大便不爽，苔厚腻，脉滑	胃脘胀满，脘痛连胁，嗳气频频，吞酸，大便不畅，每因情志因素而诱发，心烦易怒，喜太息，苔薄白，脉弦	胃痛拒按，痛有定处，食后痛甚，或有呕血便黑，舌质紫暗或有瘀斑，脉细涩	泛吐清水，喜暖，大便溏薄，神疲乏力，或手足不温，舌淡苔薄，脉虚弱或迟缓	胃脘灼热隐痛，似饥而不欲食，咽干口燥，大便干结，舌红少津，脉弦细或细数
治疗	治法	和胃止痛。以胃之下合穴、募穴为主					
	主穴	足三里、中脘、内关					

续表

项目		实证				虚证	
		寒邪犯胃	饮食伤胃	肝气犯胃	气滞血瘀	脾胃虚寒	胃阴不足
治疗	配穴	胃俞、神阙	天枢、梁门	期门、太冲	膻中、膈俞	神阙、胃俞、脾俞	胃俞、三阴交
	操作	疼痛发作时，远端穴持续行针 1～3 分钟，直到痛止或缓解。寒邪犯胃、脾胃虚寒者，中脘可用隔盐灸					
	方义	①足三里可疏调胃腑气机，和胃止痛 ②中脘可健运中州，调理气机 ③内关可宽胸解郁，行气止痛					

二十二、腹痛

腹痛是以胃脘以下，耻骨毛际以上部位发生疼痛为主症的病证。

表 122　腹痛辨证治疗

项目		急性腹痛			慢性腹痛
		寒邪内积	湿热壅滞	气滞血瘀	脾阳不振
病因病机	病因	外感寒邪或过食生冷	感受湿热邪 恣食辛热厚味	情志抑郁，气机阻滞，或腹部手术后、跌仆损伤	素体阳虚，脾阳不振，气血不足，脏腑经脉失于温养
	病机	腹部脏腑经脉气机阻滞不通			脏腑经脉失养
辨证	主症	胃脘以下、耻骨毛际以上部位疼痛，发病急骤，痛势剧烈，痛时拒按，属急性腹痛，多为实证			胃脘以下、耻骨毛际以上部位疼痛，病程较长，痛势缠绵，属慢性腹痛，多为虚证，或虚实兼夹
	兼症	腹痛暴急，喜温怕冷，腹胀肠鸣，大便自可或溏薄，四肢欠温，口不渴，小便清长，舌淡，苔白，脉沉紧	腹痛拒按，胀满不舒，大便秘结或溏滞不爽，烦渴引饮，汗出，小便短赤，舌红，苔黄腻，脉濡数	脘腹胀闷或痛，攻窜不定，痛引少腹，得嗳气或矢气则腹痛酌减，遇恼怒则加剧，舌紫暗，或有瘀点，脉弦涩	腹痛缠绵，时作时止，饥饿劳累后加剧，痛时喜按，大便溏薄，神疲怯冷，舌淡，苔薄白，脉沉细

续表

项目		急性腹痛			慢性腹痛
		寒邪内积	湿热壅滞	气滞血瘀	脾阳不振
治疗	治法	通调腑气，缓急止痛。以胃之下合穴及大肠、小肠募穴为主			
	主穴	足三里、天枢、关元			
	配穴	神阙、公孙	阴陵泉、内庭	太冲、血海	脾俞、神阙
	操作	毫针刺，虚补实泻；寒证可用艾灸。腹痛发作时，足三里持续强刺激 1～3 分钟，直到痛止或缓解			
	方义	①足三里为胃经合穴、胃之下合穴，“肚腹三里留” ②天枢、关元可通调腑气			

二十三、胁痛

胁痛是以一侧或两侧胁肋部疼痛为主要临床表现的病证，又称胁肋痛、季肋痛或胁下痛。

表 123　胁痛辨证治疗

项目		肝气郁结	气滞血瘀	肝胆湿热	肝阴不足
病因病机	病因	情志不遂	跌扑闪挫	外感湿热或湿热内蕴	久病体虚，劳欲过度，阴血亏损，脉络失养
	病机	不通则痛			不荣则痛
辨证	主症	胁肋疼痛			
	兼症	疼痛以胀痛为主，痛无定处，常因情志波动而发作，伴情志不舒，胸闷短气，苔薄白，脉弦	胁痛如刺，痛处不移，舌质暗，脉沉涩	恶心，呕吐，口苦，舌红，苔黄腻，脉弦滑数	胁痛绵绵，遇劳加重，头晕目眩，口干咽燥，舌红少苔，脉细
治疗	治法	疏肝理气，通络止痛。以足厥阴、足少阳经穴为主			
	主穴	期门、太冲、支沟、阳陵泉			
	配穴	内关、行间	膈俞、阳辅	阴陵泉、行间	肝俞、肾俞
	操作	毫针刺，用泻法			
	方义	①期门为肝之募穴，太冲为肝之原穴，二者配合能疏肝解郁 ②支沟配阳陵泉疏泄少阳经气，调理气血，共奏理气活血之功			

二十四、泄泻

泄泻是以大便次数增多，便质稀溏或完谷不化，甚至如水样为主症的病证，也称“腹泻”。大便溏薄者称为“泄”，大便如水注者称为“泻”。

表 124　泄泻辨证治疗

项目		急性泄泻			慢性泄泻		
		寒湿内盛	肠腑湿热	食滞肠胃	肝气乘脾	脾气虚弱	肾阳虚衰
病因病机	病因	感受外邪		饮食不节	情志所伤	脏腑虚弱	
	病机	饮食不节或暑湿热邪，客于肠胃，气机不利，肠胃运化及传导功能失常，以致清浊不分，水谷夹杂而下			脾胃素虚或情志不调，肝失疏泄，横逆乘脾或肾阳亏虚，不能温煦脾土脾胃受纳、运化失职，水湿谷滞内停，清浊不分而下		
辨证	主症	发病势急，病程短，泄泻次数多，多属实证			发病势缓，病程较长，便泻次数较少，呈间歇性发作，多为虚证或虚实夹杂		
	兼症	大便清稀，水谷相混，肠鸣胀痛，口不渴，身寒喜温，舌淡，苔白滑，脉迟	便稀有黏液，肛门灼热，腹痛，口渴喜冷饮，小便短赤，舌红，苔黄腻，脉濡数	腹痛肠鸣，大便恶臭，泻后痛减，伴有未消化的食物，嗳腐吞酸，不思饮食，舌苔垢浊或厚腻，脉滑	嗳气食少，腹痛泄泻与情志有关，伴有胸胁胀闷，舌淡红，脉弦	大便溏薄，腹胀肠鸣，面色萎黄，神疲肢软，舌淡，苔薄，脉细弱	黎明之前腹中微痛，肠鸣即泻，泻后痛减，形寒肢冷，腰膝酸软，舌淡，苔白，脉沉细
治疗	治法	除湿导滞，通调腑气。以足阳明、足太阴经穴为主			健脾温肾，固本止泻。以任脉、足阳明、足太阴经穴为主		
	主穴	天枢、水分、上巨虚、阴陵泉			神阙、天枢、足三里、公孙		
	配穴	神阙	内庭、曲池	中脘	肝俞、太冲	脾俞、太白	肾俞、命门、关元
	操作	毫针泻法。神阙用隔姜灸			神阙用灸法；天枢用平补平泻法；足三里、公孙用补法		
	方义	①天枢可调理肠胃气机 ②上巨虚可运化湿滞，取“合治内腑”之意 ③阴陵泉可健脾化湿 ④水分利小便而实大便			①灸神阙可温补元阳，固本止泻 ②天枢能调理肠胃气机 ③足三里、公孙可健脾益胃		

二十五、痢疾

痢疾是夏秋季常见的肠道传染病，以腹痛腹泻，里急后重，痢下赤白脓血为主症。一般分为湿热痢、寒湿痢、疫毒痢、噤口痢、休息痢5种类型。

表125　痢疾辨证治疗

项目		湿热痢	寒湿痢	疫毒痢	噤口痢	休息痢
病因病机		外邪与食滞阻碍肠腑，湿热相搏，气血阻滞，肠络受损，下痢脓血	脾胃素虚，脏腑气弱，而贪凉受寒，湿浊乘虚而入，以致寒湿不化	感受疫毒之邪，毒邪熏灼肠道，热毒内盛，引动内风，蒙蔽清窍	湿热蕴结中焦，脾胃功能失其升降功能，以致呕恶不能食	痢疾迁延日久，中焦虚弱，命门火衰，正虚邪恋，而反复发作
辨证	主症	大便次数增多，粪中带有黏液脓血，腹痛，里急后重				
	兼症	下痢赤白相杂，肛门灼热，小便短赤，或恶寒发热，心烦，口渴，舌红，苔黄腻	痢下赤白黏冻，或纯为白冻，胃脘痞闷，喜暖畏寒，头身困重，苔白腻，脉濡缓	发病急骤，腹痛剧烈，痢下脓血，里急后重甚，壮热口渴，烦躁不安，甚则神昏、痉厥，舌红绛，苔黄燥，脉滑数	下痢不能进食，呕恶不纳，饮入即呕，胸脘痞闷，舌红绛苔黄腻	痢下时发时止，日久不愈，发则下痢脓血或黏液，临厕腹痛里急，饮食减少，神疲乏力，畏寒，舌淡，苔腻，脉濡软或虚数
治疗	治法	通调肠腑，化湿导滞。取大肠的募穴、下合穴为主				
	主穴	天枢、上巨虚、合谷、三阴交				
	配穴	曲池、内庭	中脘、阴陵泉	大椎、中冲、十宣	内关、中脘	脾俞、足三里
		久痢脱肛加百会、长强				
	操作	毫针常规刺。寒湿痢、休息痢及久痢脱肛者可用温和灸、温针灸、隔姜灸或隔附子饼灸。急性痢疾每日治疗1～2次，慢性痢疾每日治疗1次				
	方义	①天枢为大肠募穴，上巨虚为大肠下合穴，合治内腑，合谷为大肠之原穴，三穴同用能通调肠腑气血，血行则脓血自愈，气调则后重自除 ②三阴交为肝、脾、肾三经之交会穴，可健脾利湿				

二十六、便秘

便秘是指大便秘结不通，患者粪质干燥、坚硬，排便周期或时间延长，常常数日一行，或虽有便意但排便不畅为主症的病症。

表 126　便秘辨证治疗

项目		实证		虚证		
		热秘	气秘	冷秘	气虚	血虚
病因病机	病因	①素体阳盛，嗜食辛辣厚味 ②邪热内燔	情志不畅	下焦阳气不充，阴寒凝结	①年迈体弱，气血亏耗 ②病后、产后，气血两伤	
	病机	肠道气机郁滞，通降失常，传导失职，糟粕不行，形成便秘				
辨证	主症	大便秘结不通，排便艰涩难解				
	兼症	大便干结，腹胀腹痛，身热，口干口臭，喜冷饮，舌红，苔黄或黄燥，脉滑数	欲便不得，嗳气频作，腹中胀痛，纳食减少，胸胁痞满，舌苔薄腻，脉弦	大便艰涩，排出困难，腹中冷痛，面白，四肢不温，畏寒喜暖，小便清长，舌淡苔白，脉沉迟	虽有便意，临厕努挣乏力，挣则汗出气短，便后疲乏，大便并不干硬，面白，神疲气怯，舌淡嫩，苔薄，脉虚细	大便秘结，面色无华，头晕心悸，唇舌色淡，脉细
治疗	治法	调理肠胃，行滞通便。以大肠的背俞穴、募穴及下合穴为主				
	主穴	大肠俞、天枢、支沟、上巨虚				
	配穴	合谷、内庭	太冲、中脘	神阙、关元	脾俞、气海	足三里、三阴交
	操作	主穴用毫针泻法，配穴按虚补实泻法操作；冷秘、虚秘，神阙、关元用灸法				
	方义	①大肠俞、天枢为俞募相配，疏通大肠腑气，腑气通则大肠传导功能复常 ②支沟可宣通三焦气机，三焦之气通畅，则肠腑通调 ③上巨虚为大肠下合穴，合治内腑，可通条大肠腑气				

二十七、癃闭

癃闭是指排尿困难，点滴而下，甚至小便闭塞不通的一种疾患。

“癃”是指小便不利，点滴而下，病势较缓；“闭”是指小便不通，欲溲不下，病势较急。癃与闭虽有区别，但都是指排尿困难，只是程度上的不同，故常合称癃闭。

表 127　癃闭辨证治疗

项目		实证				虚证	
		膀胱湿热	肺热壅盛	肝郁气滞	外伤血瘀	脾虚气弱	肾阳亏虚
病因病机	病因	湿热互结	肺热壅盛	肝郁气滞	跌仆损伤，以及下腹部手术	脾虚气弱	肾气虚惫，命门火衰
	病机	膀胱气化不利而致小便不通					
辨证	主症	排尿困难，或点滴而出，或小便闭塞不通					
	兼症	口渴不欲饮，或大便不畅，舌红，苔黄腻，脉数	呼吸急促，咽干咳嗽，舌红，苔黄，脉数	多烦善怒，胁腹胀满，舌红，苔黄，脉弦	有外伤或损伤病史，小腹满痛，舌紫暗或有瘀点，脉涩	气短纳差，大便不坚，小腹坠胀，舌淡，苔白，脉细弱	面白，神气怯弱，腰膝酸软，畏寒乏力，舌淡，苔白，脉沉细无力
治疗	治法	清热利湿，行气活血。以足太阳、足太阴经及相应俞募穴为主				温补脾肾，益气启闭。以足太阳经、任脉穴及相应背俞穴为主	
	主穴	中极、膀胱俞、秩边、阴陵泉、三阴交				关元、三焦俞、脾俞、肾俞、秩边	
	配穴	曲池、委阳	肺俞、尺泽	肝俞、太冲	膈俞、血海	气海、足三里	肾俞、命门、太溪
		无尿意或无力排尿加气海、曲骨					
	操作	毫针泻法				秩边用泻法。其余主穴用毫针补法。亦可用温针灸	
	方义	①中极配膀胱俞，俞募相配，促进气化 ②秩边可调理膀胱功能 ③三阴交通调足三阴经气血，消除瘀滞 ④阴陵泉清热利湿而通小便				①秩边为膀胱经穴，可调理膀胱气机 ②关元为任脉与足三阴经交会穴，能温补下元，鼓舞膀胱气化 ③脾俞、肾俞补益脾肾 ④三焦俞通条三焦，促进膀胱气化功能	

二十八、阳痿

阳痿是指男子未到性功能衰退年龄而出现性生活中阴茎不能勃起或勃起不坚，而影响性生活的病症。

表 128　阳痿辨证治疗

<table>
<tr><th colspan="2">项目</th><th>湿热下注</th><th>肾阳不足</th><th>肝郁气滞</th><th>心脾两虚</th><th>惊恐伤肾</th></tr>
<tr><td colspan="2">病因病机</td><td>湿热下注，宗筋受灼而弛纵</td><td colspan="4">①房劳纵欲过度，久犯手淫，以致精气虚损，命门火衰，引起阳事不举
②思虑忧郁，伤及心脾，惊恐伤肾，使气血不足，宗筋失养</td></tr>
<tr><td rowspan="2">辨证</td><td>主症</td><td colspan="5">性生活时阴茎不能勃起，或勃起不坚，临房时早泄，随之疲软，或虽能性交，但不经泄精而自行疲软</td></tr>
<tr><td>兼症</td><td>兼有阴囊潮湿、瘙痒腥臭，小便赤涩灼痛，舌红苔黄腻，脉滑数</td><td>兼有滑精，头晕耳鸣，舌淡白，脉细弱</td><td>兼有心情抑郁，胸胁胀痛，苔薄白，脉弦</td><td>兼失眠多梦，神疲乏力，舌淡，苔薄白</td><td>兼心悸易惊，胆怯多疑，苔薄白，脉弦细</td></tr>
<tr><td rowspan="6">治疗</td><td>治法</td><td colspan="5">补益肾气，荣养宗筋。以任脉、足太阴经穴及相应背俞穴为主</td></tr>
<tr><td>主穴</td><td colspan="5">关元、三阴交、肾俞</td></tr>
<tr><td rowspan="2">配穴</td><td>曲骨、阴陵泉</td><td>命门、太溪</td><td>太冲、内关</td><td>心俞、脾俞</td><td>胆俞、志室</td></tr>
<tr><td colspan="5">失眠多梦配神门、心俞；食欲不振配中脘、足三里；腰膝酸软配命门、阳陵泉</td></tr>
<tr><td>操作</td><td colspan="5">毫针平补平泻。针刺关元针尖略向下斜刺，使针感向前阴放散</td></tr>
<tr><td>方义</td><td colspan="5">①关元是元气所存之处，补之使真元得充，恢复肾之作强功能
②三阴交是足三阴经交会穴，补益肝肾，健运脾土
③肾俞可培补肾气</td></tr>
</table>

二十九、遗精

遗精是指不因性生活而精液遗泄的病证，因梦而泄称“梦遗”；无梦或清醒时精液自行流出为“滑精”。梦遗多因相火妄动，其证属实；滑精多为肾虚，精关不固，其证属虚。青壮年偶有遗精，过后无其他症状者，多属精满自溢现象，不需治疗。

表 129　遗精辨证治疗

项目		心肾不交	湿热下注	肾气亏损	阴虚火旺
病因病机	病因	情志失调	①饮食不节 ②湿热下注	①沉溺房事 ②劳伤过度	
	病机	肾气不能固摄或扰动精室而致遗精			
辨证	主症	每周两次以上，或一日数次，在睡梦中发生遗泄，或在清醒时精自滑出			
	兼症	少寐多梦，梦则遗精，小便短赤，精神不振，体倦乏力，善恐健忘，头晕目眩，心中烦热，心悸，口干，舌红，脉细数	小便热赤混浊，或尿涩不爽，口苦或渴，心烦少寐，口舌生疮，大便臭溏，后重不爽，或见脘腹痞闷，恶心，苔黄腻，脉濡数	头晕目眩，面色少华，耳鸣健忘，失眠，畏寒肢冷，舌淡，苔薄，脉沉细	夜寐不宁，心中烦热，尿少色黄，舌边尖红，苔少，脉细数
治疗	治法	益肾固摄。以任脉、足太阴及足太阳经穴为主			
	主穴	关元、志室、三阴交、肾俞、次髎			
	配穴	心俞、神门、太溪	中极、阴陵泉	气海、命门	神门、太溪、太冲
	操作	毫针刺，按虚补实泻法操作			
	方义	①关元用以振奋肾气 ②三阴交补益肝肾 ③志室又名精宫，固精收涩 ④配肾俞固精收涩，次髎清利下焦			

三十、消渴

消渴是以多饮、多食、多尿、形体消瘦，或尿浊、尿有甜味为特征的病证，临床上根据患者的症状不同，病变轻重程度不同，可分为上、中、下三消。

表 130　消渴辨证治疗

项目		上消（肺燥津伤）	中消（胃热津伤）	下消（肾阴亏虚）	阴阳两虚
病因病机	病因	①禀赋不足 ②饮食不节 ③情志不调 ④劳欲过度			

续表

项目		上消（肺燥津伤）	中消（胃热津伤）	下消（肾阴亏虚）	阴阳两虚
病因病机	病机	阴虚为本，燥热为标，两者又往往互为因果，病初以燥热为主，继则阴虚燥热互见，病久则以阴虚为主			
辨证	主症	多饮、多食、多尿，形体消瘦，或尿有甜味			
	兼症	烦渴多饮，口干舌燥，尿量频多，舌边尖红，苔薄黄，脉洪数	多食善饥，口渴尿多，形体消瘦，大便干燥，苔黄，脉滑实有力	尿频尿多，混浊如膏脂，或尿甜，腰膝酸软，乏力，头晕耳鸣，口干唇燥，皮肤干燥，瘙痒，舌红，苔少，脉细数	小便频数，浑浊如膏，面色黧黑，腰膝酸软，四肢欠温，畏寒怕冷，阳痿或月经不调，舌淡，苔白而干，脉沉细无力
治疗	治法	清热润燥，养阴生津。以相应背俞穴、足少阴经及足太阴经穴为主			
	主穴	胃脘下俞、肺俞、脾俞、肾俞、三阴交、太溪			
	配穴	太渊、少府	内庭、地机	复溜、太冲	关元、命门
		①上肢疼痛或麻木加肩髃、曲池、合谷 ②下肢疼痛或麻木加风市、阳陵泉、解溪 ③皮肤瘙痒加风池、曲池、血海			
	操作	毫针补法或平补平泻法。注意严格消毒，防止感染			
	方义	①胃脘下俞为奇穴，是治疗本病的经验效穴 ②肺俞、脾俞、肾俞分别为肺、脾、肾的背俞穴，能清肺润燥，健脾生津，滋补肾阴，以应上中下三消 ③太溪为肾经原穴，三阴交为肝脾肾三经交会穴，可补肝肾，清虚热			

第三节　妇科病证

一、月经不调

月经不调是以月经的周期及经期、经色、经质、经量异常为主症的病证。本病主要包括月经先期（经早）、月经后期（经迟）、月经先后不定期（经乱）。

月经先期指月经周期提前 7 天以上，甚至 10 余日一行。

月经后期指月经周期推迟 7 天以上，甚至 2～3 月一潮。

月经先后无定期指月经周期或提前或错后 1 ~ 2 周，并连续 2 个月经周期以上。

表 131　月经先期辨证治疗

项目		实热证	虚热证	气虚证
病因病机		①素体阳盛，过食辛辣，助热生火 ②情志急躁或抑郁，肝郁化火，热扰血海	久病阴亏，虚热扰动冲任	饮食不节，劳倦过度，思虑伤脾，脾虚而统摄无权
辨证	主症	月经周期提前 7 天以上，甚至 10 余日一行		
	量	多	量少或量多	量少或量多
	色	红或紫	红	淡
	质	黏有块	稠	稀
	兼症	实热证	虚热证	气虚证
		伴面红口干，心胸烦热，小便短赤，大便干燥，舌红，苔黄，脉数	两颧潮红，手足心热，舌红，苔少，脉细数	神疲肢倦，心悸气短，纳少，便溏，舌淡，脉细弱
治疗	治法	理气调血，固摄冲任。以任脉、足太阴经穴为主		
	主穴	关元、三阴交、血海		
	配穴	曲池或行间	太溪	足三里、气海
		月经过多加隐白		
	操作	气虚者针后加灸或用温针灸。配穴中隐白用灸法		
	方义	①关元属任脉穴，当足三阴、任脉之会，为调理冲任的要穴 ②血海、三阴交属足太阴脾经穴，为妇科调经要穴		

表 132　月经后期辨证治疗

项目		实寒证	虚寒证
病因病机		外感寒邪，寒凝血脉	①久病伤阳，运血无力 ②久病体虚，阴血亏虚 ③饮食劳倦伤脾，使化源不足
辨证	主症	月经推迟 7 日以上，甚至 2 ~ 3 月一潮	
	量	少	少
	色	淡或暗	淡
	质	有血块	稀

续表

项目		实寒证	虚寒证
辨证	兼症	寒实证	虚寒证
		小腹冷痛或胀痛，舌暗或胖，苔薄白，脉沉紧或弦滑	小腹隐痛，腰酸乏力，舌淡苔白，脉沉迟
治疗	治法	温经散寒，和血调经。以任脉、足太阴经穴为主	
	主穴	气海、归来、三阴交	
	配穴	神阙、子宫	命门、关元
	操作	气海、三阴交用毫针补法，可用灸法。归来用泻法	
	方义	①气海可益气和血，温灸更可温经散寒 ②三阴交为足三阴经交会穴，可调补肝脾肾 ③配归来可和血调经	

表 133　月经先后无定期辨证治疗

项目		肝郁证	肾虚证	脾虚证
病因病机		情志抑郁，疏泄不及则后期，气郁化火，扰动冲任则月经先期	①因禀赋素弱，重病久病，使肾气不足，行血无力，或精血不足，血海空虚则月经后期 ②肾阴亏虚，虚火内扰则月经先期	劳倦过度，或饮食失节，或思虑过度，使脾气受损 ①脾虚化源不足，血海过期不满，则可致月经延后 ②脾虚统摄失职，血溢妄行，血海不及期而满，致月经提前
辨证	主症	月经周期或提前或错后 1～2 周，并连续 2 个月经周期以上		
	量	或多或少	少	多
	色	暗	淡	淡
	质	有块	稀	稀
	兼症	肝郁证	肾虚证	脾虚证
		胸胁乳房小腹作胀，喜太息，苔薄，脉弦	腰骶酸痛，头晕耳鸣，舌淡，苔白，脉沉弱	神疲乏力，纳少腹胀，舌淡，苔白，脉缓

续表

项目		肝郁证	肾虚证	脾虚证
治疗	治法	调补肝肾，调理冲任。以任脉、足太阴经穴为主		
	主穴	关元、肝俞、三阴交		
	配穴	期门、太冲	肾俞、太溪	脾俞
		胸胁胀痛加内关、膻中		
	操作	毫针补虚泻实法，虚证可加灸		
	方义	①关元补肾培元，通调冲任 ②三阴交能补脾胃、益肝肾、调气血 ③肝俞有疏肝理气之作用		

二、痛经

妇女在月经期前后或月经期中发生周期性小腹疼痛或痛引腰骶，甚至剧痛难忍，或伴有恶心呕吐的病证。本病以青年妇女为多见。

表134 痛经辨证治疗

项目		实证		虚证	
		气滞血瘀	寒凝血瘀	气血不足	肾气亏损
病因病机	病因	情志不调，肝气郁结	感受寒湿之邪	脾胃素虚，或大病久病，气血虚弱	禀赋素虚，肝肾不足，精血亏虚
	病机	不通则痛		不荣则痛	
辨证	主症	经前或行经期小腹剧烈疼痛，痛处拒按		行经期或经后小腹或腰骶部绵绵隐痛，痛处喜按	
	兼症	气滞血瘀	寒凝血瘀	气血不足	肾气亏损
		小腹胀痛，可放射到胸胁、乳房，经行不畅，经色紫暗有血块，块下后痛减，舌紫暗或有瘀斑，脉沉弦或涩	小腹冷痛，可放射到股内侧及阴道和肛门，得热则舒，量少，色紫黑有块，舌淡胖苔白，脉沉紧	小腹绵绵作痛，空坠不适，月经量少、色淡，伴神疲乏力，头晕眼花，心悸气短，舌淡苔薄，脉细弱	腰骶部隐痛，经行量少、色红，伴头晕耳鸣，舌淡苔薄，脉沉细

续表

项目		实证		虚证	
		气滞血瘀	寒凝血瘀	气血不足	肾气亏损
治疗	治法	行气活血，调经止痛。以足太阴经及任脉穴为主		调补气血，温养冲任。以任脉、足太阴、足阳明经穴为主	
	主穴	中极、次髎、三阴交、地机、十七椎		关元、足三里、三阴交	
	配穴	血海、太冲	归来、关元	脾俞、气海	太溪、肾俞
	操作	毫针泻法，寒邪甚者可用艾灸		毫刺补法，可加用灸法	
	方义	①三阴交可为足三阴经交会穴，能调理肝脾肾，活血止痛 ②中极为任脉穴，与足三阴经相交会，可通调冲任，理下焦之气 ③地机为脾经郄穴，善于止痛活血 ④十七椎、次髎是治疗痛经的经验效穴		①三阴交能调理肝脾肾，健脾益气养血 ②足三里补益气血 ③关元为任脉穴，又为全身强壮要穴，可补益肝肾，温养冲任	

三、经闭

经闭，又称闭经。女子年过16周岁而月经尚未来潮，或经行又复中断3个周期以上的病证（妊娠或哺乳期除外）。

表135　经闭辨证治疗

项目		血枯经闭		血滞经闭		
		肝肾不足	气血亏虚	气滞血瘀	痰湿阻滞	寒凝胞宫
病因病机	病因	禀赋薄弱，肾气未充	①多产堕胎，耗伤精血 ②失血过多	七情内伤，肝气郁结	脾失健运，痰湿内盛	饮冷受寒，血为寒凝
	病机	血海空虚，产生经闭		冲任阻滞不通，胞脉闭阻		
辨证	主症	年过16岁而月经尚未来潮，或经行又复中断3个月经周期以上				
	兼症	肝肾不足	气血亏虚	气滞血瘀	痰湿阻滞	寒凝胞宫
			头晕耳鸣，腰膝酸软，口干咽燥，五心烦热，潮热盗汗，舌红，苔少，脉弦细	头晕目眩，心悸气短，神疲肢倦，食欲不振，舌淡，苔薄白，脉沉缓	情志抑郁，或烦躁易怒，胸胁胀满，小腹胀痛拒按，舌质紫暗或有瘀斑，脉沉弦	形体肥胖，胸胁满闷，神疲倦怠，白带量多，苔腻，脉滑小腹冷痛，形寒肢冷，喜温暖，苔白，脉沉迟

续表

项目		血枯经闭		血滞经闭		
		肝肾不足	气血亏虚	气滞血瘀	痰湿阻滞	寒凝胞宫
治疗	治法	调补冲任，养血调经。以任脉、足阳明经穴为主		通调冲任，活血调经。以任脉、足太阴经、手阳明经穴为主		
	主穴	关元、归来、足三里		中极、血海、三阴交、合谷		
	配穴	肝俞、太溪	气海、脾俞	膈俞、太冲	阴陵泉、丰隆	命门、神阙
	操作	毫针补法，可施灸		毫针泻法，寒湿凝滞者可施灸法		
	方义	①关元补下焦真元而化生精血 ②足三里为胃经合穴，健脾胃而化生气血 ③归来有活血调经作用，为治疗闭经的效穴		①中极能通调冲任，疏通下焦 ②血海、合谷、三阴交活血通经 ③三穴活血化瘀作用明显，同用可以使气血调和，冲任调和，经闭可通		

四、崩漏

崩漏是指妇女经血非时暴下不止或淋漓不尽。其发病急骤，暴下如注，大量出血者为"崩"；病势缓，出血量少，淋漓不绝者为"漏"。

表 136 崩漏辨证治疗

项目		实证				虚证		
		血热	湿热	气郁	血瘀	脾虚	肾阳虚	肾阴虚
病因病机	病因	①素体阳盛，外感热邪 ②过食辛辣		情志抑郁，肝郁化火	产后余血未净，瘀血阻滞冲任	忧思劳倦过度	肾阳亏损	肾阴不足致虚火动血
	病机	冲任损伤，不能固摄，以致经血从胞宫非时妄行						
辨证	主症	经血非时暴下，量多势急，或淋漓不断，色红质稠或夹血块				久崩久漏，淋漓不净，色淡质稀		
	兼症	血热	湿热	气郁	血瘀	脾虚	肾阳虚	肾阴虚
		血色深红，质黏稠，伴心烦口渴，舌红，苔黄，脉数	出血量多，色紫红而黏腻，带下量多，苔黄腻，脉濡数	血色正常，或带有血块，时欲叹息，小腹胀痛，苔薄白，脉弦	月经时多时少，色紫暗有块，小腹胀痛，块下痛减，舌质紫暗有瘀点，脉弦或涩	月经量多，色淡质稀，伴头晕心悸，纳呆便溏，苔白，脉沉弱	经来无期，量或多或少，伴畏寒肢冷，腰酸肢冷，夜尿频多，舌淡，苔白，脉沉细	经乱无期，出血量少，色红质黏稠，伴头晕耳鸣，腰膝酸软，舌红，少苔，脉细数

续表

项目		实证				虚证		
		血热	湿热	气郁	血瘀	脾虚	肾阳虚	肾阴虚
治疗	治法	清热利湿，固经止血。以任脉、足太阴经穴为主				健脾补肾，固肾止血。以任脉、足太阴经、足阳明经穴为主		
	主穴	关元、三阴交、隐白				气海、三阴交、足三里、肾俞		
	配穴	中极、血海	中极、阴陵泉	膻中、太冲	膈俞、血海	脾俞、百会	肾俞、命门	肾俞、太溪
	操作	毫针泻法，关元针尖向下斜刺，使针感传至耻骨联合上下；隐白穴多灸；气滞血瘀可配合刺络法				毫针补法，可在腹部和背部施灸		
	方义	①关元有通调冲任，固摄经血的作用 ②三阴交可疏调足三阴之经气，以健脾益胃，调肝固肾，理气调血 ③隐白是足太阴井穴，可健脾统血				①气海既是任脉穴，又为气之海，可补下元，固胞宫 ②三阴交为足三阴经交会穴，配合肾俞可补脾肾，固冲任 ③足三里为胃经合穴，善助气血化生，补气摄血		

五、绝经前后诸症

妇女在绝经期前后，出现经行紊乱或绝经为主症，伴烘热出汗、头晕耳鸣、心悸失眠、烦躁易怒等的病证。

表 137　绝经前后诸症辨证治疗

项目		肾阴虚证	肾阳虚证	阴阳俱虚	脾虚痰凝	心肾不交	肝郁气滞
病因病机		肾精不足，冲任亏虚					
辨证	主症	月经紊乱，潮热汗出，心悸心烦等					
	兼症	肾阴虚证	肾阳虚证	阴阳俱虚	脾虚痰凝	心肾不交	肝郁气滞
		经色鲜红，头晕耳鸣，烘热汗出，五心烦热，腰膝酸软，阴道干涩，舌红，苔少，脉数	面色晦暗，形寒肢冷，腰膝酸软，尿意频数，或面浮肿胀，舌淡，苔薄或有齿痕，脉沉细无力	烘热汗出，恶寒畏热，头晕健忘，腰酸神疲，舌淡苔腻，脉沉弱	神疲倦怠，脘腹胀满，纳差便溏，舌胖苔白滑腻，脉滑	心悸失眠，多梦盗汗，舌红少苔，脉沉细	目眩易怒，胸闷胁胀，舌红少苔，脉沉细

续表

项目		肾阴虚证	肾阳虚证	阴阳俱虚	脾虚痰凝	心肾不交	肝郁气滞
治疗	治法	滋补肝肾，调理冲任。以任脉、足太阴经及相应背俞穴为主					
	主穴	关元、三阴交、肝俞、肾俞、太溪					
	配穴	阴谷、照海	腰阳关、命门	命门、照海	脾俞、丰隆	心俞、神门	合谷、太冲
	操作	主穴用毫针补法或平补平泻法。肾阳不足可用灸法					
	方义	①关元为任脉穴，可补益精气，调理冲任 ②三阴交是足三阴经交会穴，是调经要穴 ③肝俞、肾俞、太溪可调补肝肾					

六、带下病

带下病是以妇女带下明显增多，色、质、气味异常为主症的病证。

表 138 带下病辨证治疗

项目		湿热下注	脾虚湿盛	肾虚
病因病机	病因	外感湿毒，郁而化热	饮食劳倦	素体肾气不足；产后房劳
	病机	湿邪阻滞，任脉不固，带脉失约		
辨证	主症	带下明显增多，色、质、气味异常		
	兼症	湿热下注	脾虚湿盛	肾虚
		带下色黄，稠黏，如脓如涕，气秽臭，阴中瘙痒，小腹作痛，小便短赤，身热，口苦咽干，舌红，苔黄，脉滑数	带下色白或淡黄，无臭味，质黏稠，连绵不断，面色萎黄，食少便溏，神疲乏力，舌淡，苔白腻，脉濡数	带下色白质稀，绵绵不断，小腹寒凉，腰部酸痛，小便频数清长，夜间尤甚，大便溏薄，舌淡，苔薄白，脉沉
治疗	治法	补益肾气，健脾利湿，固摄带脉。以足少阳经、任脉、足太阴经穴为主		
	主穴	带脉、中极、白环俞、三阴交、阴陵泉		
	配穴	水道、次髎、行间	气海、足三里、脾俞	肾俞、关元
	操作	带脉用平补平泻法。其余主穴用毫针泻法		
	方义	①带脉穴固摄带脉，调理经气 ②中极清理下焦，利湿化浊 ③白环俞助膀胱之气化以化湿邪 ④阴陵泉健脾利湿止带 ⑤三阴交健脾利湿，调理肝肾以止带		

七、不孕症

不孕症，又称绝子、无子，指育龄妇女婚后未避孕，配偶生殖功能正常，有正常性生活，同居 2 年以上而未怀孕者，称为原发性不孕，又称“全不产”；曾有过生育或流产，而又两年以上未怀孕者，称为继发性不孕，又称“断绪”。

表 139　不孕症辨证治疗

项目		实证			虚证
		肝气郁结	痰湿阻滞	瘀滞胞宫	肾虚不孕
病因病机		情志不畅，肝气郁结，气血不和	脾失健运，痰湿内生	恶血留内，气滞血瘀	先天肾虚，或精血亏损，使冲任虚衰，寒客胞脉，而不能成孕
		痰瘀互阻胞脉不通，不能受孕			
辨证	主症	育龄妇女婚后 2 年，配偶生殖功能正常，未避孕而未怀孕			
	兼症	多年不孕，经期先后不定，经来腹痛，行而不畅，量少色黯，有块，经前乳房胀痛，精神抑郁，烦躁易怒，舌质正常或暗红，苔薄白，脉弦	形体肥胖，经行推后而不畅，夹有血块，甚或闭经，带下量多，质黏稠，头晕心悸，胸胁胀满，纳呆泛恶，苔白腻，脉滑	经色紫暗，有血块，块下痛减，舌质紫暗或有瘀斑，苔薄白，脉弦或细涩	月经后期，量少色淡，面色晦暗，性欲淡漠，小便清长，大便不实，舌淡，苔白，脉沉细或沉迟
治疗	治法	调理冲任，益肾助孕。以任脉穴、肾的背俞穴、原穴为主			
	主穴	关元、肾俞、太溪、次髎、三阴交			
	配穴	太冲、期门	阴陵泉、丰隆	血海、膈俞	太溪、命门
	操作	肾虚者可用艾灸			
	方义	①关元为任脉穴，与肾俞及肾之原穴太溪配用可益肾固本，调补冲任 ②次髎位于骶部，邻近胞宫，能化瘀通络，调经助孕 ③三阴交可健脾化湿、补益肝肾、调理冲任			

八、胎位不正

胎位不正是指孕妇在妊娠 28 周后，产科检查时发现胎儿在子宫体内的位置异常。西医学成为“胎位异常”，常见有臀位、横位、枕后位、足位等异常胎位。

表 140　胎位不正辨证治疗

项目		气血虚弱	气机郁滞
病因病机		①孕妇体虚，正气不足，无力安正胎位 ②孕妇情志抑郁，气机不畅，也可使胎位难以回转成正位	
辨证	主症	胎位不正在临床上多无自觉症状，可在妊娠后期通过产前检查而发现	
	兼症	气血虚弱	气机郁滞
		神疲乏力，少气懒言，心悸气短，食少便溏，舌淡苔薄白，脉滑无力	情志抑郁，烦躁易怒，胸胁胀满，嗳气，苔薄白，脉弦滑
治疗	治法	调整胎位。以足太阳经井穴为主	
	主穴	至阴	
	配穴	足三里、脾俞	肝俞、行间、足三里
	操作	用灸法；配穴按补虚泻实针刺，不宜强刺激	
	方义	至阴是足太阳经井穴，与足少阴经相连，具有疏通经络、调整阴阳、纠正胎位的功能，为转胎之经验效穴	

九、滞产

滞产是指妊娠足月，临产时胎儿不能顺利娩出，总产程时间超过 24 小时。

表 141　滞产辨证治疗

项目		气滞血瘀	气血虚弱
病因病机		精神过度紧张，或产前安逸少动，使气机不展，气血运行不畅，使分娩时久产不下	素体虚弱，产时用力不当，耗气伤力则可导致气血虚弱，使分娩时久产不下
辨证	主症	临产浆水已下，胎儿久久不能娩出	
	兼症	腰腹剧痛，宫缩虽强，但间歇不匀，产程进展缓慢，或下血暗红、量少，产妇精神紧张，胸脘胀闷，时欲泛恶，舌质暗红，脉沉实	临产阵痛较轻，宫缩间歇时间较长，持续时间较短，产程进展缓慢，下血量多、色淡，面色苍白，精神疲倦，心悸气短，舌淡。苔薄白，脉虚大或沉细

续表

项目		气滞血瘀	气血虚弱
治疗	治法	理气活血，行滞催产。以手阳明、足太阴经穴为主	
	主穴	合谷、三阴交、独阴	
	配穴	太冲	足三里
		腹痛剧烈配地机	
	操作	先针合谷、三阴交，合谷行补法，三阴交行泻法。独阴穴斜刺，行泻法。得气后留针1小时左右或至产妇宫缩规律而有力。留针期间，每隔5分钟左右行针1次	
	方义	①合谷、三阴交两穴相配可理气行血，催产下胎 ②独阴为催产之经验要穴	

十、缺乳

缺乳是指产后哺乳期内乳汁分泌甚少或全无，亦称“产后乳少”“乳汁不足”“乳汁不行”等。

表142　缺乳辨证治疗

项目		气血不足证	肝气郁滞证	痰浊阻络证
病因病机		①孕妇年岁已高，气血渐衰，或产后失血过多，操劳过度 ②素体脾胃虚弱，或孕期、产后调摄失宜，或产后思虑过度伤脾	产后七情所伤，情志抑郁，肝失条达，气机不畅，乳络不通，乳汁运行受阻	饮食肥甘厚腻，致脾失建运，聚湿生痰
辨证	主症	产后乳汁分泌量少，甚或乳汁全无		
	兼症	乳汁清稀，乳房柔软无胀感，面色苍白，唇甲无华，神疲乏力，食少便溏，舌淡，苔薄白，脉虚细	乳房胀满疼痛，甚至身有微热，情志抑郁不乐，胸胁胀闷，脘痞食少，舌红，苔薄黄，脉弦	乳房硕大，形体肥胖，食多高粱，舌淡胖。苔腻，脉滑

续表

项目		气血不足证	肝气郁滞证	痰浊阻络证
治疗	治法	调理气血，疏通乳络。以足阳明经及任脉穴为主		
	主穴	膻中、肩井、乳根、少泽		
	配穴	气海、足三里	期门、太冲	丰隆、中脘
	操作	少泽点刺出血，乳根针尖向乳房基底部横刺至双乳微胀为佳，膻中向两侧乳房横刺0.5～1寸。气血不足者可加灸		
	方义	①乳根调理阳明气血，疏通乳络 ②膻中、肩井善于调理气机，疏通乳络 ③少泽通乳的经验效穴		

十一、阴挺

阴挺是指子宫从正常位置沿阴道下降，宫颈外口达坐骨棘水平以下，甚至子宫全部脱出阴道口外，或阴道壁膨出。西医学称为子宫脱垂。

表143　阴挺辨证治疗

项目		脾虚证	肾虚证
病因病机	病因	①分娩时用力过度 ② 产后过早体力劳动 ③ 因禀赋虚弱，孕育过多，房劳伤肾	
	病机	中气不足或肾气亏虚，导致冲任不固，带脉失约，无力系胞	
辨证	主症	子宫下移或脱出阴道口外，咳嗽、走路时加重，有下坠感，腰骶酸痛	
	兼症	子宫脱垂，劳则加剧，小腹下坠，神疲乏力，少气懒言，带下色白，质稀量多，舌淡，苔白，脉虚弱	子宫下垂，腰膝酸软，小便频数，舌淡红，脉沉而弱
治疗	治法	补脾益肾，提升固脱。以督脉、任脉、足太阴经穴为主	
	主穴	百会、气海、维道、子宫、三阴交	
	配穴	脾俞、足三里	肾俞、太溪
	操作	毫针补法，可配合用灸法	
	方义	①百会为督脉穴位，可振奋阳气，升阳举陷 ②气海为任脉穴，能益气固胞 ③维道为足少阳与带脉之会，可维系带脉，固摄胞宫 ④子宫为经外奇穴，是治疗阴挺之有效穴 ⑤三阴交健脾益气，加强气海固胞作用	

第四节　儿科病证

一、遗尿

遗尿是指 5 周岁以上儿童，在睡中小便自遗，醒后方觉的一种病证。

表 144　遗尿辨证治疗

项目		肾阳不足	肺脾气虚	肝经郁热
病因病机	病因	禀赋不足、病后体弱	病后脾肺气虚	肝经郁热化火，迫注膀胱
	病机	肾气不足，下元虚冷，膀胱约束无力	脾肺气虚，水道制约无权	
辨证	主症	睡中小便自遗，醒后方觉，数夜或每夜 1 次，甚至一夜数次		
	兼症	神疲乏力，面色苍白，肢冷畏寒，白天小便亦多，舌淡，苔薄白，脉沉细无力	劳累后遗尿加重，少气懒言，食欲不振，大便溏薄，舌淡，苔白，脉细无力	量少色黄味臊，性情急躁，面赤唇红，舌红，苔黄，脉弦滑数
治疗	治法	调理膀胱，温肾健脾。以任脉穴、膀胱的背俞穴、募穴为主		
	主穴	关元、中极、膀胱俞、三阴交		
	配穴	肾俞、命门、太溪	肺俞、气海、足三里	蠡沟、太冲
		夜梦多加百会、神门		
	操作	毫针补法，配合用灸法。下腹部穴位针尖向下斜刺，以针感达到前阴部为佳		
	方义	①关元培补元气，固摄下元 ②中极、膀胱俞促进膀胱气化功能 ③三阴交可通调肝、脾、肾三经经气，健脾益气，益肾固本而止尿		

二、小儿惊风

小儿惊风又称惊厥，是以四肢抽搐、口噤不开、角弓反张，甚则神志不清为主症的病证。其发病突然，变化迅速，证情凶险，列为中医儿科四大证之一，以 1 ~5 岁小儿多见。

表 145　小儿惊风辨证治疗

项目		急惊风			慢惊风	
		外感惊风	痰热惊风	惊恐惊风	脾肾阳虚	肝肾阴亏
病因病机	病因	①外感时邪 ②内蕴痰热积滞 ③暴受惊恐			①禀赋不足、久病正虚 ②脾肾阳虚 ③肝肾阴虚	
	病机	热闭心窍、热盛动风、痰盛发搐			脾肾亏虚，化源不足；或肝肾阴虚，虚风内动	
辨证	主症	外感惊风	痰热惊风	惊恐惊风	脾肾阳虚	肝肾阴亏
		发病急骤，全身肌肉强直性或阵发性痉挛，甚则神志不清			起病缓慢，抽动无力，时发时止	
	兼症	外感惊风	痰热惊风	惊恐惊风	脾肾阳虚	肝肾阴亏
		发热头痛，咳嗽咽红，鼻塞流涕，烦躁不安，继而神昏，四肢抽搐或颤动，舌苔薄白或薄黄，脉浮数	壮热面赤，烦躁不宁，摇头弄舌，呼吸急促，舌苔微黄，脉浮数	暴受惊恐后惊惕不安，身体战栗，喜投母怀，夜间惊啼，甚者惊厥抽风，神志不清，大便色青，脉律不齐，指纹紫滞	面黄肌瘦，形神疲惫，四肢不温，囟门低陷，昏睡露睛，时有抽搐。大便稀薄，舌淡，苔薄，脉沉迟无力	神倦虚烦，面色潮红，手足心热，舌红少苔，脉沉细而数
治疗	治法	开窍醒神，熄风镇惊。以督脉、手阳明、足厥阴经穴为主			健脾益肾，镇惊熄风。以督脉、任脉及足阳明、足厥阴经穴为主	
	主穴	水沟、印堂、合谷、太冲			百会、印堂、气海、足三里、太冲	
	配穴	①外感惊风加大椎、十宣或十二井 ②痰热惊风加丰隆、中脘 ③惊恐惊风加神门、内关 ④口噤加颊车 ⑤壮热加大椎、曲池			神阙、关元、脾俞	太溪、肝俞、肾俞
	操作	毫针泻法。大椎、十宣或十二井点刺出血			毫针刺，平补平泻或补法，可加灸	
	方义	①水沟、印堂醒脑开窍、醒神镇惊 ②合谷、太冲开四关，擅长息风镇惊，开窍止痉，为治疗惊厥的常用效穴			①百会、印堂有醒神定惊之功，印堂尤为止痉要穴 ②气海益气培元 ③足三里补脾健胃，补益气血 ④太冲平肝熄风	

三、抽动障碍

抽动障碍是一种主要发生于儿童期，主要表现为运动肌肉和发声肌肉抽动的神经精神性疾病。临床以反复、迅速、无目的、不自主的单一或复合肌群的收缩运动，并伴有诸多行为障碍为特征。根据发病年龄、病程、临床表现和是否伴有发声抽动，可分为短暂性抽动障碍、慢性运动性抽动或发声抽动和发声与多种运动联合抽动障碍（Tourette 综合征）。多起病于学龄早期，男性为多。呈慢性病程，可自行缓解或加重。

表 146　抽动障碍辨证治疗

项目		肝阳化风	脾虚痰聚	阴虚风动
病因病机	病因	先天不足、产伤、窒息、感受外邪、情志失调		
	病机	痰热生风或虚风内动		
辨证	主症	本病以复发性、不自主、重复、快速、无目的动作为主，并影响到多组肌群		
	兼症	发作频繁，抽动有力，口出异声秽语，兼面红目赤，烦躁易怒，大便秘结，小便短赤，舌红苔黄，脉弦数	胸闷作咳，喉中声响，秽语抽动，兼面黄肌瘦，精神不振，纳少厌食，舌淡，苔白或腻，脉沉滑或沉缓	形体消瘦，两颧潮红，性情急躁，睡眠不宁，五心烦热，舌红绛，苔光剥，脉细数
治疗	治法	平肝熄风，调神止搐。以足厥阴、督脉穴为主		
	主穴	百会、风池、肝俞、筋缩、太冲、合谷		
	配穴	行间、侠溪	足三里、丰隆、太白	风池、三阴交
		①睡眠不宁加安眠、神门、三阴交 ②注意力不集中加四神聪、大陵 ③情绪烦躁加神门、心俞 ④眨眼、嗅鼻加太阳、迎香 ⑤口角抽动加地仓、颊车 ⑥发音不清、秽语加廉泉、金津、玉液		
	操作	常规针刺		
	方义	①脑为元神之府，百会、风池可疏利脑窍，调神导气，平息风阳，镇静安神以止痉 ②太冲为疏肝要穴，与合谷配伍可息风定搐 ③肝俞、筋缩相配伍可疏肝、调理筋脉止搐		

四、积滞

积滞是指小儿因内伤乳食、脾胃受损而引起以不思饮食、食而不化、腹部胀满、大便不调为主症的病证。

表 147　积滞辨证治疗

<table>
<tr><th colspan="2">项目</th><th>乳食内积</th><th>脾胃虚弱</th></tr>
<tr><td rowspan="2">病因病机</td><td>病因</td><td>①喂养不当，乳食过度
②过食生冷肥甘及难以消化食物</td><td>小儿脾胃素弱，或病后体弱</td></tr>
<tr><td>病机</td><td colspan="2">脾胃运化失调，气机升降失常</td></tr>
<tr><td rowspan="3">辨证</td><td>主症</td><td colspan="2">不思饮食，胃脘胀满或疼痛，呕吐酸馊乳食，大便酸臭，或溏薄或便结，舌苔腻</td></tr>
<tr><td rowspan="2">兼症</td><td>乳食内积</td><td>脾胃虚弱</td></tr>
<tr><td>腹痛胀满拒按，烦躁多啼，夜卧不安，纳呆，小便短黄如米泔，低热，手足心热，舌红，苔白厚或黄腻，脉滑数，指纹紫滞</td><td>面色萎黄，形体较瘦，困倦乏力，夜卧不安，不思饮食，腹满喜伏卧，大便稀溏，夹有乳食残渣，唇舌淡红，苔白腻，脉细滑</td></tr>
<tr><td rowspan="6">治疗</td><td>治法</td><td colspan="2">健脾和胃，消食化积。以胃、大肠的募穴、下合穴为主</td></tr>
<tr><td>主穴</td><td colspan="2">中脘、天枢、足三里、上巨虚</td></tr>
<tr><td rowspan="2">配穴</td><td>梁门、建里</td><td>胃俞、脾俞</td></tr>
<tr><td colspan="2">呕吐加内关</td></tr>
<tr><td>操作</td><td colspan="2">常规针刺</td></tr>
<tr><td>方义</td><td colspan="2">①中脘、天枢，疏通脘腹部气机，为局部选穴
②足三里、上巨虚，属于远端取穴，能调理胃肠</td></tr>
</table>

五、疳证

疳证是由多种慢性疾患引起的一种疾病，临床以面黄肌瘦、毛发稀疏枯焦、腹部膨隆、精神萎靡为特征。多发生于 5 岁以下的婴幼儿。常见于小儿喂养不良、病后失调、慢性腹泻、肠道寄生虫病。

表 148　疳证辨证治疗

<table>
<tr><th colspan="2">项目</th><th>脾胃失和（疳气）</th><th>脾胃虚损或虫毒为患（疳积）</th><th>重症疳积（干疳）</th></tr>
<tr><td rowspan="2">病因病机</td><td>病因</td><td>乳食无度，饮食不节</td><td>饮食不洁，感染虫疾</td><td>病久</td></tr>
<tr><td>病机</td><td colspan="3">脾胃受损，气血津液亏耗</td></tr>
<tr><td rowspan="3">辨证</td><td>主症</td><td colspan="3">精神疲惫，形体羸瘦，面色萎黄，毛发稀疏或干枯</td></tr>
<tr><td rowspan="2">兼症</td><td>脾胃失和（疳气）</td><td>脾胃虚损或虫毒为患（疳积）</td><td>重症疳积（干疳）</td></tr>
<tr><td>大便干稀不调，性急易怒，不思饮食，唇舌色淡，脉细无力</td><td>食欲不振或嗜食无度或喜食异物，肚腹鼓胀，甚则青筋暴露，时有腹痛，睡中磨牙，舌淡，脉细弦</td><td>形体极度消瘦，皮肤干瘪，大肉已脱，貌似老人，毛发干枯，啼哭无力，腹凹如舟，舌淡嫩，苔少，脉细弱</td></tr>
<tr><td rowspan="6">治疗</td><td>治法</td><td colspan="3">健脾益胃，化滞消疳。以胃之募穴及下合穴为主</td></tr>
<tr><td><u>主穴</u></td><td colspan="3">中脘、四缝、足三里</td></tr>
<tr><td rowspan="2">配穴</td><td>太冲、章门、胃俞</td><td>天枢、下腕、三阴交</td><td>神阙、气海、膏肓</td></tr>
<tr><td colspan="3">大便下血配百虫窝</td></tr>
<tr><td><u>操作</u></td><td colspan="3">四缝用三棱针点刺，并轻轻挤出液体，并用无菌干棉球擦干。一般采用速刺不留针</td></tr>
<tr><td>方义</td><td colspan="3">①中脘和胃理肠
②足三里扶土补中气
③四缝是治疗疳积的经验穴</td></tr>
</table>

六、小儿脑性瘫痪

小儿脑性瘫痪简称小儿脑瘫，是指由于不同原因引起的非进行性中枢性运动功能障碍，可伴有智力低下、惊厥、听觉与视觉障碍及学习困难等，是多种原因引起脑损伤而致的后遗症。本病属中医儿科的“五软”“五迟”“胎弱”“胎怯”等范畴。

表 149　小儿脑性瘫痪辨证治疗

<table>
<tr><th colspan="2">项目</th><th>肝肾不足</th><th>心脾两虚</th><th>痰瘀阻络</th></tr>
<tr><td rowspan="2">病因病机</td><td>病因</td><td colspan="3">①先天不足，或后天失养
②病后失调，使精血不足
③感受热毒，损伤脑络</td></tr>
<tr><td>病机</td><td colspan="3">脑髓失充，五脏不足</td></tr>
<tr><td rowspan="2">辨证</td><td>主症</td><td colspan="3">智力低下，发育迟缓，四肢运动障碍</td></tr>
<tr><td>兼症</td><td>筋骨痿弱，发育迟缓，站立、行走或长齿迟缓，目无神采，面色不华，疲倦喜卧，智力迟钝，舌质淡嫩，脉细弱</td><td>语言发育迟缓，流涎不禁，食少，便溏，舌淡，苔白，脉细弱</td><td>失语，痴呆，手足软而不用，肢体麻木，舌淡紫或边有瘀点，苔黄腻，脉弦滑或涩</td></tr>
<tr><td rowspan="6">治疗</td><td>治法</td><td colspan="3">健脑益聪，化瘀通络。以督脉、足少阳、手足阳明经穴及夹脊穴为主</td></tr>
<tr><td>主穴</td><td colspan="3">百会、四神聪、夹脊、悬钟、足三里、合谷</td></tr>
<tr><td rowspan="2">配穴</td><td>肝俞、肾俞</td><td>心俞、脾俞</td><td>膈俞、血海、丰隆</td></tr>
<tr><td colspan="3">①语音障碍加通里、廉泉、金津、玉液
②颈软加天柱
③上肢瘫加肩髃、曲池
④下肢瘫加环跳、阳陵泉
⑤腰部瘫软加腰阳关</td></tr>
<tr><td>操作</td><td colspan="3">主穴可分为两组，即夹脊穴为一组，其余穴为一组，隔日交替使用。每次一次，每次留针 30 分钟或用速刺法，不留针</td></tr>
<tr><td>方义</td><td colspan="3">①百会能健脑调神开窍
②四神聪为经外奇穴，有健脑益智之功
③悬钟为髓会，可益髓补脑，强壮筋骨
④足三里培补后天之本，化生气血，滋养筋骨、脑髓
⑤合谷调理气血，化瘀通络
⑥夹脊穴通阳活络，强脊</td></tr>
</table>

七、注意力缺陷多动障碍

注意力缺陷多动障碍又称小儿多动症，指小儿智力正常或接近正常，有不同程度的学习困难、自我控制能力弱、活动过多、注意力不集中、情绪不稳定和行为异常等症状。近半数患者在4岁以前起病，男孩多于女孩。

表150 注意力缺陷多动障碍辨证治疗

项目		肝肾阴虚	心脾两虚	痰火内扰
病因病机		①肾精虚衰，阴虚阳亢，虚风内动所致 ②先天禀赋不足，肾精虚衰，不能生髓充脑，脑海空虚，元神失养	心脾两虚，气血化源不足，心神失养	元神受扰
辨证	主症	注意力不集中，活动过多及冲动任性，伴有不同程度的学习困难并持续6个月以上，智力接近正常或完全正常		
	兼症	遗尿，腰酸乏力，或五心烦热，盗汗，大便秘结，舌红苔薄，脉细弦	神志涣散，神疲乏力，形体消瘦或虚胖，多动而不暴躁，言语冒失，睡眠不实，伴偏食纳少，面色无华，舌淡，苔白，脉细缓	烦躁不宁，胸中烦热，失眠，纳少口苦，便秘尿赤，舌质红，苔黄腻，脉滑数
治疗	治法	健脑益智，安神定志。以督脉及手少阴、手足厥阴经穴为主		
	主穴	百会、印堂、风池、太冲、神门、内关		
	配穴	三阴交、太溪	心俞、脾俞	丰隆、劳宫
		①烦躁不安加照海、神庭 ②食欲不振加中脘、足三里 ③遗尿加中极、膀胱俞 ④记忆力差加悬钟 ⑤盗汗加阴郄、复溜		
	操作	风池、太冲用泻法，太溪用补法，余穴用平补平泻法		
	方义	①百会、印堂可安神定志，益智健脑 ②太冲、风池镇肝潜阳 ③神门为心之原穴，内关为心包经络穴，可宁心安神		

八、孤独症

孤独症又称为自闭症，是一种终生性、固定性、具有异常行为特征的广泛发育障碍性疾病，以儿童自幼开始的社会交往障碍、语言发育障碍、兴趣范围狭窄和刻板重复的行为方式为基本临床特征。

表 151 孤独症辨证治疗

项目		肾精亏虚	心脾两虚	痰迷心窍	心肝火旺
病因病机	病因	先天不足、肾精亏虚或后天失养，且小儿体属“纯阳”，心火易亢，肝木易旺，郁而化火亦可发病			
	病机	元神失养或痰火扰心			
辨证	主症	社会交往障碍、语言发育障碍、兴趣范围狭窄和刻板重复的行为，可伴有感知异常、智力和认知障碍			
	兼症	发育迟缓，身材矮小，囟门迟闭，骨骼肌肉痿软，舌淡，脉细弱	神志不宁，寐难梦多，反应迟钝，精神萎靡，舌淡，苔白，脉细缓	表情淡漠，神志痴呆，喃喃自语，口角流涎，舌体胖大，苔白腻	急躁易怒，任性固执，毁物打人，夜不能寐，时有便秘溲黄，口干，舌尖红，苔黄，脉弦数
治疗	治法	醒脑益智，开窍安神。以经外奇穴及手少阴经穴为主			
	主穴	四神聪、神门			
	配穴	太溪、肾俞	心俞、脾俞	丰隆、内关	劳宫、行间
		语言障碍配廉泉			
	操作	四神聪刺向百会方向			
	方义	①四神聪为经外奇穴，有健脑益智之功 ②心之原穴神门可宁心安神			

第五节 皮外伤科病证

一、瘾疹

瘾疹是以皮肤上出现风团，伴有瘙痒为主症的过敏性皮肤病。

表 152 瘾疹辨证治疗

项目		风热袭表	风寒袭表	胃肠积热	血虚风燥
病因病机	病因	风邪侵袭	风邪侵袭	胃肠积热	久病阴血不足
	病机	病邪内不得疏泄，外不得透达，郁于腠理			
辨证	主症	皮肤上出现风团，发无定处，时发时退，伴有瘙痒，消退后不留痕迹			
	兼症	风团发红，灼热剧痒，遇热加重，舌红，苔薄黄，脉浮数	风团色白，遇风寒加重，舌淡，苔薄白，脉浮紧	风团色红，脘腹疼痛，恶心呕吐，舌红，苔黄腻，脉滑数	风疹反复发作，午后或夜间加剧，口干，舌红，苔少，脉细数无力
治疗	治法	疏风和营。以手阳明、足太阴经穴为主			
	主穴	曲池、合谷、血海、膈俞、委中			
	配穴	风热袭表配大椎、风池	风寒袭表配风门、肺俞	胃肠积热者，加足三里、天枢 ①呼吸困难者，加天突 ②恶心呕吐者，加内关	血虚风燥者，加足三里、三阴交
	操作	毫针浅刺。委中、膈俞可点刺出血。急性者每日 1 ~2 次，慢性者隔日 1 次			
	方义	①病在“阳之阳”（皮肤）者，取阳之合，故取手阳明大肠经之合穴曲池，与合谷同用，善于开泄，既可疏风解表，又能清泻阳明，无论外邪侵袭还是胃肠积热者皆可用之 ②本病邪在营血，膈俞为血之会穴，可活血祛风；委中又名血郄，与血海同用，可理血和营			

二、蛇串疮

蛇串疮是以突发单侧簇集状水泡呈带状分布的皮疹，并伴有烧灼刺痛为主症的病证。

表 153 蛇串疮辨证治疗

项目		肝经火毒	脾经湿热	瘀血阻络
病因病机	病因	情志不畅、肝郁化火	过食辛辣厚味或感受火热时毒	火热时毒未尽
	病机	火毒湿热蕴蒸于肌肤、经络		

续表

项目		肝经火毒	脾经湿热	瘀血阻络
辨证	主症	初起时患部皮肤灼热刺痛，发红，继则出现簇集性粟粒大小丘状疱疹，多呈带状排列，多发生于身体一侧，以腰、胁部最为常见。疱疹消失后部分患者可遗留疼痛，可持续数月或更久		
	兼症	皮损色鲜红，灼热疼痛，水疱饱满，疱壁紧张，口苦咽干，烦躁易怒，苔黄，脉弦滑数	皮损色淡红，疱壁松弛，常有糜烂渗出液，起黄白水疱，脘腹痞闷，苔黄腻，脉滑数	皮疹消退后局部皮肤疼痛不止，皮肤色暗
治疗	治法	泻火解毒，通络止痛。以局部阿是穴、相应夹脊穴及手足少阳经穴为主		
	主穴	局部阿是穴、夹脊穴、支沟、阳陵泉、行间		
	配穴	肝经火毒加侠溪、太冲。便秘配天枢；心烦配神门	脾经湿热加阴陵泉、血海	瘀血阻络配合谷、血海
	操作	①皮损局部围针、浅刺，在疱疹带的头、尾各刺一针，两旁则根据疱疹带的大小选取数点，向疱疹带中央沿皮平刺 ②或用三棱针点刺疱疹及周围，拔火罐，令每罐出血3～5ml ③夹脊穴向脊柱方向斜刺1.5寸，行捻转泻法，可用电针		
	方义	①皮损局部围刺及刺络拔罐，可活血通络、祛瘀解毒 ②取相应的夹脊穴调畅患部气血；支沟、阳陵泉清泻少阳之邪热；行间为足厥阴肝经荥穴，具有疏肝邪热之功。诸穴合用，清热泻火、通络止痛		

三、扁平疣

扁平疣是以发生于皮肤浅表部位的粟粒至黄豆大小的硬性扁平赘生物为主要症状的皮肤病。

表154　扁平疣辨证治疗

项目		风热蕴结	毒聚瘀结
病因病机	病因	①外感风热毒邪 ②内有肝郁气血凝滞	
	病机	风热毒邪搏结于肌肤，或肝郁气滞、毒聚瘀结	

续表

项目		风热蕴结	毒聚瘀结
辨证	主症	颜面、前臂、手背等处出现散在或密集分布的扁平丘疹，呈圆形、椭圆形或不规则的多边形，褐色或正常肤色；表面光滑发亮，边界清楚，质地偏硬，一般无痛痒。病程缓慢、有时可自愈	
	兼症	唇干口渴，疹色淡红或红褐，舌红，苔黄，脉数	疹色灰暗或暗褐色，舌淡，苔白，脉濡或滑
治疗	治法	疏风清热，解毒散结。以病变局部及手阳明经穴为主	
	主穴	阿是穴、曲池、合谷	
	配穴	风热蕴结配风池、尺泽	毒聚瘀结配血海、太冲
		扁平疣个数较多或全身泛发者配肺俞、风池、血海、膈俞；疣体局限者可根据所在部位的经络配临近穴 1～2 个	
	操作	①患部阿是穴即“母疣”，在其中心快速进针至疣底部，大幅度捻转提插 30 次左右，然后摇大针孔，迅速出针，放血 1～2 滴，再压迫止血 ②若疣体较大，再于疣体上下左右四面与正常皮肤交界处各刺 1 针，以刺穿疣体对侧为度，施用同样手法，3～5 日针刺 1 次	
	方义	刺疣体局部为主并放血，可解毒散结；合谷、曲池可疏风清热	

四、神经性皮炎

神经性皮炎是一种皮肤肥厚变硬、皮沟加深、苔藓样改变和阵发性剧烈瘙痒为特征的皮肤病，是皮肤神经功能失调所致。

表 155 神经性皮炎辨证治疗

项目		风热侵袭	肝郁化火	血虚风燥
病因病机		风热之邪客于皮肤，留而不去	情志不畅，气郁化火	病久不愈，血虚风燥，皮肤失养
辨证	主症	初起时颈项后、肘膝关节、腰骶或会阴等部位瘙痒但无皮疹；随后皮肤出现正常皮色或淡红色、粟米至米粒大小、扁平有光泽的皮疹，呈圆形或多角形，密集成群；日久皮损逐渐融合扩大成片，皮肤增厚、粗糙，呈皮革样、苔藓样变，搔之有脱屑，阵发性剧痒		
	兼症	发病初期，皮肤瘙痒，丘疹呈正常皮色或红色，食辛辣食物加重。舌淡红，苔薄黄，脉濡或浮数	因情志不畅而诱发或加重，心烦易怒，口苦咽干。舌红，脉弦	病久皮肤增厚，干燥革化，色素沉着，舌淡，苔薄，脉细

续表

项目		风热侵袭	肝郁化火	血虚风燥
治疗	治法	疏风止痒，清热润燥。以病变局部阿是穴及手阳明、足太阴经穴为主		
	主穴	阿是穴、曲池、血海、膈俞		
	配穴	外关、风池	肝俞、行间	肝俞、足三里、三阴交
	操作	阿是穴围刺，并可艾灸		
	方义	①阿是穴既可宣散局部的风热郁火，又能通患部的经络气血，使患部肌肤得以濡养 ②曲池祛风清热止痒 ③血海、膈俞调和营血		

五、斑秃

斑秃是以头皮部毛发突然发生圆形、椭圆形斑状脱落，局部皮肤正常，无自觉症状为临床表现的疾病。

表 156　斑秃辨证治疗

项目		气血两虚	肝肾不足	气滞血瘀	血热生风
病因病机	病因	①肝肾不足，精血亏虚 ②脾胃虚弱，气血生化无源，血虚生风 ③风邪乘虚侵袭，风盛血燥，发失所养 ④肝气郁结，气机不畅			
	病机	血虚风燥，或气滞血瘀，发失所养			
辨证	主症	头发突然呈圆形或椭圆形成片脱落，边界清楚，数目不等，大小不一，皮肤平滑光亮，秃发边缘头发松动易脱；少数患者发损区可不断扩大，以致头发全部脱落，甚至累及眉毛、胡须、腋毛、阴毛等			
	兼症	脱发范围由小到大，呈进行性加重，脱发区存留参差不齐、易于脱落残发，面色㿠白，神疲乏力，心悸气短，少气懒言，舌淡，苔薄白，脉细弱	头发焦黄或花白，成片脱落，严重时可全部脱落，头晕耳鸣，五心潮热，失眠多梦，腰膝酸软，盗汗遗泄，舌红少苔，脉细数	脱发前头痛或头皮刺痛，胸闷胁痛，夜寐噩梦，烦热难眠，妇女月经不调，舌质紫暗或有瘀斑，脉弦或细涩	脱发较快，头部烘热，烦躁易怒，舌红，苔少，脉细数

续表

项目		气血两虚	肝肾不足	气滞血瘀	血热生风
治疗	治法	养血祛风，活血化瘀。以督脉和局部阿是穴为主			
	主穴	阿是穴、百会、风池、膈俞、太渊			
	配穴	足三里、三阴交	肝俞、肾俞	太冲、血海	血海、三阴交
	操作	①阿是穴用梅花针叩刺 ②余穴用毫针常规刺			
	方义	①局部阿是穴可疏通患部气血，促新发生长 ②头为诸阳之会，百会为足太阳经与督脉之交会穴，配风池可疏散在表的风邪 ③太渊为肺之原穴，又“肺主皮毛”，膈俞为血会。二穴相配，补能益气养血，泻能活血化瘀			

六、疔疮

疔疮是以皮肤出现粟粒样脓头，红肿热痛，重者伴高热、神昏为主症的病证。

表 157　疔疮辨证治疗

项目		火毒流注经络	疔疮走黄
病因病机	病因	①恣食辛辣油腻厚味或酗酒 ②肌肤不洁 ③刺伤火毒外侵	
	病机	火毒蕴结肌肤，经络气血凝滞	
辨证	主症	初起如粟粒状小脓头，发病迅速，根深坚硬如钉，始觉麻痒，而疼痛轻微，继则红肿灼热，疼痛加剧，可伴有恶寒发热等全身症状	
	兼症	初起疮形小如粟米，根深坚硬如钉，始觉麻痒不适，疼痛较轻，继则脓疮增大，红肿灼热，疼痛加剧，恶寒发热，舌红，苔黄，脉数等，为火毒流注经络。其中发于四肢者，或可见红线隐隐于皮下，并迅速向上走窜，形成“红丝疔”。舌红，苔黄，脉数	除局部症状外，兼见寒战、高热、烦躁、神昏、谵语、头痛、呕吐，为疔疮内攻脏腑之危候，称为“疔疮走黄”

续表

项目		火毒流注经络	疔疮走黄
治疗	治法	泻火解毒。以督脉经穴为主	
	主穴	身柱、灵台、合谷、委中	
	配穴	火毒流注经络，配曲池、大椎；红丝疔，可沿红丝从终点依次点刺到起点，以泻其恶血	若为疔疮走黄，配十二井穴、大椎、曲泽点刺出血
		①高热配大椎、十宣；神昏配水沟、十二井 ②还可根据患部所属的经脉循经取穴：发于面部，属阳明经配商阳、内庭，属少阳经配关冲、足临泣，属太阳经配少泽、足通谷。发于手，配足部同名经穴；发于足，配手部同名经穴 ③或用经脉首尾配穴法，如发于迎香穴处可配对侧的商阳，发于食指端配对侧的迎香	
	操作	①针用泻法 ②三棱针点刺出血	
	方义	①疔疮为阳热过盛甚、火毒蕴结之病，故治疗本病首当针泻阳气。督脉总督一身之阳，灵台、身柱属督脉，为治疗疔疮之经验效穴，可疏泄阳热火毒 ②合谷属手阳明经，阳明经多气多血，故泻之可清热解毒，解肌表之毒邪 ③疔疮由于火毒流窜，凝滞于血分，故取“血郄”委中，刺之出血可清泻血分蕴热	

七、丹毒

丹毒是以患部皮肤突然灼热疼痛，色如涂丹，游走极快为主症的病证。

表 158　丹毒辨证治疗

项目		火毒夹风	火毒夹湿	热毒内陷
病因病机	病因	①血分有热，复感时热火毒 ②肌肤破伤，毒邪乘隙侵入		
	病机	血热火毒蕴结肌肤		
辨证	主症	局部皮肤突然变赤，色如涂丹，焮红肿胀，边界分明，迅速蔓延		
	兼症	发于头面部，伴恶寒发热，头痛，骨节疼痛，眼胞肿胀，舌红，苔薄黄，脉浮数	发于下肢，红斑表面出现黄色水疱，伴心烦胸闷，口苦口干，关节肿痛，小便黄赤，舌红，苔黄腻，脉弦滑数	出现壮热烦躁，胸闷呕吐，神昏谵语等，属危急之候

续表

项目		火毒夹风	火毒夹湿	热毒内陷
治疗	治法	清热解毒，凉血祛瘀。以督脉和手阳明经穴为主		
	主穴	大椎、曲池、合谷、委中、阿是穴		
	配穴	火毒夹风配百会、风池	火毒夹湿配阴陵泉、血海、内庭	火毒内陷配十宣或十二井
	操作	①针用泻法 ②大椎、委中、十宣、十二井、太阳、百会、头维诸穴均可用三棱针点刺出血		
	方义	阳胜则热，热甚为火，火极为毒，清火毒必当泻阳气。督脉为阳脉之海，阳明经多气多血，在三阳经中阳气最盛，故治疗本病取督脉、阳明经穴为主。大椎为督脉与诸阳经交会穴，合谷、曲池均属手阳明大肠经，三穴同用可泻阳气而清火毒；委中别称“血郄”，凡血分热毒壅盛之急症，用之最宜；点刺大椎、委中和阿是穴出血既可清泻诸阳之热，又可清泄血分郁热，凉血解毒，寓“菀陈则除之”之意		

八、痄腮

痄腮是以发热、耳下腮部肿胀疼痛为主症的病证。

表159　痄腮辨证治疗

项目		温毒在表	温毒蕴结	温毒内陷
病因病机	病因	外感风热疫毒		
	病机	外感风热疫毒，遏阻少阳、阳明经脉，郁而不散，蕴结于耳下腮部		
辨证	主症	耳下腮部肿胀疼痛，一般是以耳垂为中心，向前、后、下发展，状如梨形，边缘不清；局部皮肤紧张、发亮但不红，触之坚韧有弹性，有轻触痛；咀嚼困难，常伴有发热		
	兼症	仅觉耳下腮部酸痛肿胀，而无其他兼症，或伴恶寒、发热，舌尖红，苔薄黄，脉浮数	耳下腮部红肿热痛，坚硬拒按，咀嚼困难，发热，舌红，苔黄腻，脉弦数	高热烦渴，或睾丸肿痛，甚则神昏抽搐，舌红，苔黄燥，脉弦数
治疗	治法	清热解毒，消肿散结。以手少阳、阳明经穴为主		
	主穴	翳风、颊车、外关、合谷、关冲		

续表

项目		温毒在表	温毒蕴结	温毒内陷
治疗	配穴	湿毒在表配风池、少商	湿毒蕴结配商阳、曲池、大椎。高热者，加大椎、商阳	湿毒内陷配劳宫、曲泉、大敦；神昏抽搐者，加人中、十宣或十二井；睾丸肿痛者，加太冲、曲泉
	操作	①毫针刺，用泻法 ②关冲、商阳、十宣、十二井点刺出血		
	方义	①近取手足少阳之会翳风、足阳明经穴颊车，宣散局部瘀滞之气血；远取手少阳络穴外关、大肠之原穴合谷，清泄郁热而解毒散结；手少阳井穴关冲点刺出血以疏利少阳之气机 ②诸穴合用，共奏疏风解表、清热解毒、消肿止痛之功		

九、乳痈

乳痈是以乳房红肿疼痛、排乳不畅，以致结脓成痈为主症的病证。

表 160　乳痈辨证治疗

项目		气滞热壅（郁乳期）	火毒炽盛（酿脓期）	正虚邪恋（溃脓期）	传囊乳痈
病因病机	病因	①过食厚味，胃经积热 ②忧思恼怒，肝经郁火 ③乳头皮肤破裂，外邪火毒侵入			
	病机	胃热肝郁，火毒凝结			
辨证	主症	乳房肿胀、热痛，排乳不畅			
	兼症	初起乳房结块，肿胀疼痛，常兼有恶寒、发热、全身不适等症，为气滞热壅，此时脓未形成，舌红，苔薄黄，脉浮数	肿块增大，焮红灼热，痛如刀割，舌红，苔黄厚腻，脉弦数或滑数	若肿块中央触之渐软，有应指感，或见乳头有脓汁排出，溃脓后乳房胀痛减轻，舌淡，苔白，脉弱无力	如脓肿破溃后脓流不畅、肿势和疼痛不减，病灶可能波及其他部位，形成“传囊乳痈”
		兼见胸闷胀痛，呕逆，纳呆，脉弦苔薄，为肝气郁结；口渴、口臭、便秘、苔黄腻，脉弦数，为胃热蕴滞；肿块增大，焮红疼痛，时有跳痛，舌苔黄，脉弦数者为火毒凝结			

续表

项目		气滞热壅（郁乳期）	火毒炽盛（酿脓期）	正虚邪恋（溃脓期）	传囊乳痈
治疗	治法	清热解毒、散结消痈。以足阳明、足厥阴经穴为主			
	主穴	足三里、期门、膻中、内关、肩井			
	配穴	肝郁甚者，加太冲；胃热甚者，加内庭；烦躁口苦配行间；火毒甚者，加厉兑、大敦点刺放血；乳房痛甚配少泽、梁丘；恶寒发热配合谷、曲池			
	操作	诸穴针刺均用泻法。膻中可向乳房方向平刺			
	方义	①乳痈为病，多为胃热、肝郁，故取足阳明经合穴、胃之下合穴足三里，以清泻阳明胃热，肝之募穴期门，以疏通厥阴肝郁 ②膻中、内关远近相配，宽胸理气 ③肩井为治疗乳痈的经验用穴			

十、乳癖

乳癖指妇女乳房部常见的慢性、良性多发肿块，以乳房肿块和胀痛为主症的病证。

表 161 乳癖辨证治疗

项目		肝郁气滞	痰浊凝结	冲任失调
病因病机	病因	情志内伤，忧思恼怒		
	病机	气滞痰凝，冲任失调		
辨证	主症	单侧或双侧乳房发生单个或多个大小不等的肿块，增长缓慢，胀痛或压痛，表面光滑，边界清楚，推之可动，质地坚韧或呈囊性感		
	兼症	兼急躁易怒，经行不畅，舌红，苔薄黄，脉弦滑	乳房肿块胀痛，胸闷不舒，恶心呕吐，苔腻，脉滑	乳房肿块和疼痛在月经前加重，腰酸乏力，月经失调，色淡量少，舌淡，脉沉细
治疗	治法	理气化痰散结，调理冲任。以任脉、足阳明、足厥阴经穴为主		
	主穴	膻中、乳根、屋翳、期门、足三里、太冲		
	配穴	肝郁气滞配肝俞、内关	痰浊凝结配丰隆、中脘	冲任失调配关元、肝俞、肾俞
	操作	①针用泻法 ②膻中向患侧乳房平刺		

续表

项目		肝郁气滞	痰浊凝结	冲任失调
治疗	方义	①膻中为气会，合期门可宽胸理气，散结化滞 ②乳根、屋翳位于乳房局部，属胃经，可通调阳明经气 ③期门临近乳房，为肝之募穴，疏肝气、调冲任 ④循经远取足三里、太冲，分别疏通胃经、肝经气机 诸穴合用可使痰化结散		

十一、肠痈

肠痈是以转移性右下腹疼痛、右下腹局限而固定的压痛、反跳痛为特征的疾病。

表162　肠痈辨证治疗

项目		肠腑气结	热盛肉腐
病因病机	病因	①多因暴饮暴食，或恣食生冷不洁之物，致肠胃痞塞 ②过食油腻辛辣，湿热内蕴肠间 ③暴食后急迫奔走或腹部用力过度，肠络受损，瘀阻不通	
	病机	肠腑气蕴，热瘀互结、血败肉腐	
辨证	主症	转移性右下腹疼痛。疼痛呈持续性、阵发性加剧，右腿屈而难伸，右下腹有局限而固定的压痛、反跳痛，甚则出现腹肌紧张	
	兼症	痛势不剧，伴有恶寒发热、恶心呕吐，苔白，脉弦紧。	痛势剧烈，腹皮拘急，拒按，局部或可触及肿块，壮热汗出，便秘，腹胀，小便短赤，脉洪数，属重证
治疗	治法	清热导滞、通腹调气。取大肠的募穴、下合穴为主	
	主穴	阑尾、天枢、上巨虚	
	配穴	①发热者，加曲池 ②呕吐者，加内关 ③便秘者，加腹结 ④腹胀配大肠俞	
	操作	各穴用毫针泻法，适当加强刺激强度，留针30～60分钟，其间应反复间断运针，直至症状改善。每日2～3次。慢性阑尾炎腹部穴可用艾条灸或隔蒜、隔姜灸	
	方义	①本病为大肠腑病，故取大肠募穴天枢、下合穴上巨虚以通调肠腑，清泄肠腑积热 ②阑尾穴是治疗肠痈的经验效穴 ③三穴共奏清热导赤散结之效	

十二、痔疮

痔疮是以肛门内外出现的小肉状突出物，排便时出血、脱出、肿痛为主症的病证。

表 163 痔疮辨证治疗

项目		气滞血瘀	湿热下注	脾虚下陷
病因病机	病因	①久坐久立、负重远行 ②饮食不节、泻痢日久 ③妊娠多产、长期便秘		
	病机	湿热下注，或病久脾气下陷		
辨证	主症	肛门部筋脉横懈		
	兼症	兼见肛内肿物脱出，肛缘水肿，触痛明显，大便带血，舌暗红，苔白或黄，脉弦细涩	痔疮灼热疼痛，或流黄水，肛门坠胀，便血鲜红，舌红，苔黄腻，脉滑数	病久伴有脱肛、乏力，便时肛内肿物脱出，不能自行还纳，便血色淡，少气懒言，面色少华，舌淡，苔白，脉细弱
治疗	治法	清热利湿，化瘀止血。以足太阳、督脉经穴为主		
	主穴	长强、会阳、承山、次髎、二白		
	配穴	气滞血瘀配太冲、血海	湿热下注配中极、阴陵泉	脾虚气陷配神阙、百会
	配穴	肛门肿痛配孔最、飞扬；便秘配支沟、天枢；便后出血配孔最、膈俞		
	操作	长强沿尾骶骨内壁进针 1～1.5 寸，要求针感扩散至肛门周围；承山穴向上斜刺，使针感向上传导。脾虚气陷用补法，神阙、百会可灸		
	方义	①近取长强穴，可疏导肛门瘀滞之气血 ②足太阳经别"别入肛中"，取足太阳之会阳、次髎、承山能清泄肛肠湿热、消肿止痛、凉血止血 ③二白为治疗痔疮的经验穴		

十三、脱肛

脱肛是指直肠下端脱出肛门之外。

表 164 脱肛辨证治疗

项目		脱肛实证（湿热下注）	脱肛虚证（中气下陷）
病因病机	病因	便秘、痔疮等病	小儿先天不足，久痢、久泻，久咳以及妇女生育过多，年老体弱，苦寒攻伐药物过量
	病机	湿热郁于直肠，局部肿胀，里急后重，排便过度努责，约束受损，而致脱肛	①劳伤耗气，中气不足，以致气虚下陷，固摄失司，而致脱肛 ②真元不足，关门不固，而致脱肛
辨证	主症	肛门坠胀，肠端脱出	
	兼症	痢疾急性期或痔疮发炎时，便前自觉肛门坠胀，便意频急，以求通便为快，于是努责不遗余力，迫使直肠脱垂，局部有红肿热感，腹胀，小便黄赤，舌红，苔腻，脉滑数	发病缓慢，初起仅在大便时感觉肛门坠胀，肠端轻度脱出，便后自行回纳，日久失治，脱肛日趋严重，稍劳即发，脱垂后收摄无力，须用手帮助回纳，面色萎黄，神疲乏力，头晕心悸，舌淡，苔白，脉细弱
治疗	治法	升提固脱。以督脉、足太阳经穴为主	
	主穴	百会、长强、大肠俞、承山	
	配穴	湿热下注者，加阴陵泉、飞扬	①中气下陷者，加脾俞、气海、足三里 ②肺气不足者，加肺俞 ③肾气不足者，加肾俞、三阴交
	操作	①百会用补法或灸法 ②其余主穴用平补平泻法	
	方义	①百会是督脉与三阳经的交会穴，气为阳，统于督脉，故灸百会可使阳气旺盛，有升提收摄之功 ②长强为督脉之别络，位近肛门，可增强肛门的约束功能 ③大肠俞为大肠经气转输之处，可充实大肠腑气承山为膀胱经穴，足太阳经别入肛中，故可疏调肛部气血	

十四、颈椎病

颈椎病是指颈椎间盘退行性改变及椎间关节退变，刺激或压迫了邻近的脊髓、神经根、血管及交感神经，并由此产生头、颈、肩、上肢等一系列临床表现的疾病。

表 165　颈椎病辨证治疗

项目		外邪内侵	气滞血瘀	肝肾不足
病因		感受外邪	跌扑损伤、动作失度	肝肾不足、气血亏损
病机		不通则痛		
辨证	主症	头枕、颈项、肩背、上肢等部位疼痛以及进行性肢体感觉和运动功能障碍		
	兼症	有明显受寒史，遇寒痛增	有颈部外伤或劳作过度史，痛如针刺	颈肩部酸痛，兼眩晕乏力
治疗	治法	通经止痛。取局部腧穴和手足三阳经穴、督脉穴为主		
	主穴	颈夹脊、天柱、风池、曲池、悬钟、阿是穴		
	配穴	合谷、列缺	膈俞、合谷	肝俞、肾俞
		①后项部疼痛（太阳经证）配申脉 ②颈项侧后方疼痛（少阳经证）配外关 ③颈项侧部疼痛（阳明经证）配合谷 ④后项正中疼痛（督脉证）配后溪 ⑤头晕、头痛配百会或四神聪 ⑥恶心、呕吐配中脘、内关 ⑦耳鸣、耳聋配听宫、外关		
	操作	夹脊穴宜直刺或向颈椎斜刺，得气后行平补平泻手法。余穴用泻法		
	方义	①颈夹脊、阿是穴疏调局部经筋 ②天柱、风池、曲池分别疏通太阳、少阳、阳明经气 ③悬钟为髓会，滋肾壮骨以求治本		

十五、扭伤

扭伤指四肢关节或躯体部的软组织（如肌肉、肌腱、韧带、血管等）损伤，而无骨折、脱臼、皮肉破损等情况。

表 166　扭伤辨证治疗

项目		筋伤	瘀血留滞	瘀血阻滞	瘀血阻络寒湿侵袭
病因病机	病因	①剧烈运动或负重持重时姿势不当 ②不慎跌扑、牵拉和过度扭转等			
	病机	皮肉筋脉受损，以致经络不通，经气运行受阻，瘀血壅滞局部而成			

续表

项目		筋伤	瘀血留滞	瘀血阻滞	瘀血阻络寒湿侵袭
辨证	主症	损伤部位疼痛肿胀、关节活动受限			
	兼症	兼见皮色发红多为皮肉受伤		新伤疼痛肿胀，活动不利者，舌质暗，苔白，脉弦涩	陈伤每遇天气变化而反复发作，舌质晦暗，苔白，脉弦紧
		青色多为筋伤，舌淡红，苔薄白，脉弦	紫色多为瘀血留滞，舌质暗，苔白，脉弦涩		
治疗	治法	祛瘀消肿，通络止痛；以受伤局部腧穴为主			
	主穴	腰部	阿是穴	肾俞、腰痛穴、委中	
		踝部		申脉、丘墟、解溪	
		膝部		膝眼、膝阳关、梁丘	
		肩部		肩髃、肩髎、肩贞	
		肘部		曲池、小海、天井	
		腕部		阳溪、阳池、阳谷	
		髀部		环跳、秩边、承扶	
	配穴	①根据受伤部位的经络所在，配合循经远取，如腰部正中扭伤病在督脉，两侧腰部扭伤病在足太阳经，可远取人中、后溪 ②根据受伤部位的经络所在，在其上下循经邻近取穴，如膝内侧扭伤，可在扭伤部位其上取血海、其下取阴陵泉 ③手足同名经脉气相通，故关节扭伤还可应用手足同名经取穴法，又称关节对应取穴法，方法是踝关节与腕关节对应，膝关节与肘关节对应，髀关节与肩关节对应			
	操作	①诸穴均针用泻法 ②陈旧性损伤可用灸法			
	方义	局部取穴，以疏通经络，散除局部的气血壅滞，使通则不痛			

十六、腱鞘囊肿

腱鞘囊肿是指关节附近的腱鞘内滑液增多，发生囊性疝出而形成的囊肿。

表 167 腱鞘囊肿辨证治疗

项目		腱鞘囊肿
病因病机	病因	患部关节过度活动、反复持重、经久站立，劳伤经筋
	病机	经筋劳伤，气津凝滞

续表

项目		腱鞘囊肿
辨证	主症	腕或足背部出现囊性肿物，呈半圆球形，表面光滑，边界清楚，质软，有波动感，压痛轻微或无压痛；囊液充满时，囊壁变为坚硬，局部压痛
治疗	治法	祛瘀散结。以囊肿局部阿是穴为主
	主穴	阿是穴
	配穴	①发于腕背者配阳溪、阳池或外关 ②发于足背配解溪
	操作	①暴露患处，常规消毒，术者以左手拇指、食指挤住囊肿，将内容物推至一边，避开血管及肌腱，使囊肿突起，然后用粗毫针或三棱针自囊肿顶部刺入，并向四周深刺，将囊壁刺破，迅速用手挤出浓稠胶冻状物质。加压包扎 3 ~ 5 天 ②囊肿较大者，可用注射器抽取囊液，复针刺数孔，并加压包扎
	方义	本病属经筋病，“在筋守筋”，故局部阿是穴点刺和围刺法，可起到消散结肿、疏调经筋的作用

第六节　五官科病证

一、目赤肿痛

目赤肿痛为多种眼疾患中的一个急性症状。

表 168　目赤肿痛辨证治疗

项目		外感风热	肝胆火盛
病因病机	病因	外感风热时邪，侵袭目窍，郁而不宣	肝胆火盛，循经上扰
	病机	经脉闭阻，血壅气滞	
辨证	主症	目赤肿痛，羞明，流泪，眵多	
	兼症	兼见起病急，患眼灼热，痒痛皆作，眵多黄黏，伴头痛，发热，恶风，脉浮数	口苦，烦热，便秘，舌质红，苔黄，脉弦滑
治疗	治法	疏散风热，消肿止痛。以近部取穴及手阳明、足厥阴经穴为主	
	主穴	睛明、太阳、风池、合谷、太冲	
	配穴	①风热者，加少商、外关 ②肝胆火盛者，加行间、侠溪	

续表

项目		外感风热	肝胆火盛
治疗	操作	①毫针泻法 ②太阳点刺放血	
	方义	①取局部睛明、太阳宣泄患部郁热以消肿 ②取合谷调阳明经气，善清头面邪热 ③太冲、风池分属肝胆两经，上下相应，导肝胆之火下行	

二、麦粒肿

麦粒肿是指胞睑生小疖肿，形似麦粒，易于成脓破溃的眼病。

表 169　麦粒肿辨证治疗

项目		外感风热	脾胃蕴热
病因病机	病因	脾胃蕴热，或心火上炎，又复外感风热	
	病机	积热与外风相搏，气血瘀阻，火热结聚，以致眼睑红肿，熟腐化为脓液	
辨证	主症	①病起始则睑缘局限性红肿硬结、疼痛和触痛 ②继则红肿渐形扩大 ③数日后硬结顶端出现黄色脓点，破溃后脓自流出	
	兼症	局部微肿痒痛，伴头痛发热，全身不舒，苔薄白，脉浮数	局部红肿灼痛，伴有口渴口臭，便秘，苔黄，脉数
治疗	治法	疏风清热，解毒散结。以局部穴、足太阳、手足阳明经穴为主	
	主穴	太阳、攒竹、二间、内庭	
	配穴	外感风热配大椎、风池、合谷、丝竹空	脾胃蕴热加头维、承泣、三阴交、内庭
	操作	①毫针泻法 ②太阳穴点刺出血	
	方义	①浅刺太阳出血，可清热解毒，活血散结 ②攒竹为足太阳经穴，疏调眼部气血 ③二间、内庭泻阳明邪热	

三、近视

近视是以视近清楚，视远物模糊为主症的眼病。

表 170　近视辨证治疗

项目		肝肾不足	心脾两虚
病因病机	病因	①先天禀赋不足、劳心伤神 ②不良用眼习惯，坐位姿势不正以及光线的强烈或不足	
	病机	目络瘀阻，目失所养	
辨证	主症	视近物正常，视远物模糊不清	
	兼症	失眠健忘，腰酸，目干涩，舌红，脉细	神疲乏力，纳呆便溏，头晕心悸，面色不华或白，舌淡，脉细
治疗	治法	通络活血，养肝明目。以近部取穴为主，配合远部选穴	
	主穴	风池、承泣、睛明、太阳、光明、养老	
	配穴	肝肾不足加肝俞、肾俞、太溪、照海	心脾两虚加心俞、脾俞、神门、足三里
	操作	①承泣、睛明选用30号以上的细针，将眼球固定，轻缓刺入，忌提插捻转，出针时长时间按压以防出血 ②风池、光明用平补平泻法，或用补法 ③养老用补法或温灸法 ④风池针感宜扩散至颞及前额或至眼区。余配穴均用补法	
	方义	①风池疏导头面气血，加强眼区穴位的疏通经络作用 ②承泣、睛明为局部选穴，可疏通眼部经络 ③光明为足少阳经之络穴，可养肝明目 ④养老为手太阳经穴，有养血明目作用	

四、耳聋、耳鸣

耳鸣是以耳内鸣响，如蝉如潮，妨碍听觉为主症，耳聋是以听力不同程度减退或失听为主症。

表 171　耳鸣耳聋辨证治疗

项目		实证		虚证
		肝胆火盛	外感风邪	肾精亏虚
病因病机	病因	恼怒、惊恐，肝胆风火上逆	风邪侵袭、突然暴响震伤耳窍	精精亏虚
	病机	邪扰耳窍		耳窍失养

续表

项目		实证		虚证
		肝胆火盛	外感风邪	肾精亏虚
辨证	主症	暴病耳聋，耳中觉胀，鸣声隆隆不断，按之不减		久病耳聋，耳中如蝉鸣，时作时止，声细调低，按之鸣声减弱，劳累则加剧
	兼症	头胀，面赤，咽干，烦躁善怒，舌质红，苔黄，脉弦	畏寒，发热，舌质红，苔薄黄，脉浮	伴头晕、腰酸、遗精，舌红，苔少，脉细
治疗	治法	疏风泻火，通络开窍。以局部穴位及足少阳经穴为主		益肾养窍。以局部穴位及足少阴经穴为主
	主穴	翳风、听会、侠溪、中渚		翳风、听宫、太溪、肾俞
	配穴	①肝胆火盛者，加行间、丘墟 ②外感风邪者，加外关、风池		
	操作	毫针泻法		翳风、听宫的针感宜向耳内或耳周传导为佳；太溪、肾俞针刺补法可加灸或用温针灸
	方义	中渚、翳风、听会、侠溪可疏通少阳经络，清肝泻火		①太溪、肾俞可补益肾精、肾气 ②翳风、听宫可疏通耳部经络气血

五、鼻渊

鼻渊是以鼻流腥臭浊涕，鼻塞，嗅觉减退为主症的一种病证。

表 172　鼻渊辨证治疗

项目		肺经风热	胆腑郁热	湿热阻窍
病因病机	病因	风寒袭肺、胆腑郁热、脾胃湿热		
	病机	邪壅鼻窍		
辨证	主症	鼻流浊涕，色黄腥秽，鼻塞不闻香臭		
	兼症	病变初发、黄涕量多，或伴头痛、发热、咳嗽、舌红、苔黄、脉浮数。	涕下黏稠如脓，鼻塞较重，伴头痛，口苦咽干，心烦易怒，小便黄赤，舌红，苔黄，脉弦数	经久不愈，反复发作者，则兼见头昏、眉额胀痛、思绪分散、记忆衰退、舌红、苔腻

续表

项目		肺经风热	胆腑郁热	湿热阻窍
治疗	治法	清热宣肺，通利鼻窍。以局部穴及手太阴、手阳明经穴为主		
	主穴	印堂、迎香、合谷、列缺、通天		
	配穴	肺经风热者，配尺泽、少商	胆腑郁热配阳陵泉、侠溪	湿热阻窍者，加曲池、阴陵泉
	操作	常规针刺，少商点刺出血		
	方义	①印堂位于鼻旁，迎香夹于鼻旁，近取二穴，散鼻部之郁热而通利鼻窍 ②迎香、合谷同属大肠经，两穴远近结合，以清泻大肠经热邪 ③合谷与列缺又为表里经配穴，可清泻肺热 ④通天善通鼻窍		

六、咽喉肿痛

咽喉肿痛是以咽喉部红肿疼痛、吞咽不适为主症的一种病证。

表 173　咽喉肿痛辨证治疗

项目		外感风热	肺胃实热	肾阴不足
病因病机	病因	外感风热	肺、胃二经郁热	肾阴不足
	病机	风热熏灼肺系	肺、胃二经郁热上壅	肾阴不足，虚火上炎
辨证	主症	咽喉肿痛		
	兼症	咽喉赤肿疼痛，吞咽困难，咳嗽，伴有寒热头痛，舌质红，苔薄黄，脉浮数	咽干，口渴，便秘，尿黄，舌红，苔黄，脉洪大	咽喉稍肿，色暗红，疼痛较轻，或吞咽时觉痛楚，微有热象，入夜则见症较重，舌红少津，少苔或无苔，脉细数
治疗	治法	清热利咽，消肿止痛。以手太阴、手足阳明经穴为主		滋阴降火，养阴清热。以足少阴经穴为主
	主穴	廉泉、天突、少商、尺泽、内庭、关冲		廉泉、太溪、照海、鱼际
	配穴	外感风热者，加风池、外关	肺胃实热者，加厉兑、鱼际	入夜发热者，加三阴交、复溜

续表

项目		外感风热	肺胃实热	肾阴不足
治疗	操作	少商、商阳、鱼际点刺出血，余穴毫针泻法		毫针常规刺，补法或平补平泻法。列缺、照海行针时可配合吞咽动作
	方义	①廉泉、天突疏导咽部气血 ②少商点刺出血，可清泄肺热，为治疗喉证的主穴 ③尺泽泻肺经实热，取实则泻其子之意 ④内庭泻阳明之郁热 ⑤关冲点刺出血，加强清泄肺胃之热，以达消肿清咽之功		①廉泉疏导咽部气血 ②太溪是足少阴经原穴，照海为足少阴经和阴跷脉的交会穴，两脉均循行于喉咙，取之能调两经经气 ③鱼际利咽清肺热使虚火得清，不致灼伤阴液

七、牙痛

牙痛是以牙齿疼痛为主要临床表现的常见口腔疾患。

表 174　牙痛辨证治疗

项目		阳明火邪牙痛	风火牙痛	肾虚牙痛
病因病机	病因	大肠、胃腑积热，多食甘酸之物	风邪外袭经络	肾阴不足
	病机	多食甘酸之物，口齿不洁，垢秽蚀齿而作痛者	郁于阳明而化火，火邪循经上炎而发牙痛	肾阴不足，虚火上升亦可引起牙痛
辨证	主症	牙齿疼痛		
	兼症	牙痛甚烈，兼有口臭、口渴、便秘、舌质红，苔黄，脉洪	痛甚而龈肿，兼形寒身热，舌质红，苔薄黄，脉浮数	隐隐作痛，时作时止，口不臭，舌淡，苔白，脉细或齿浮动
治疗	治法	通络止痛。以手、足阳明经穴为主		
	主穴	合谷、颊车、下关		
	配穴	①风火牙痛者，加外关、风池 ②胃火牙痛者，加内庭、二间 ③阴虚牙痛者，加太溪、行间		
	操作	主穴用泻法，循经远取可左右交叉刺，合谷持续行针 1～3 分钟	主穴用泻法，循经远取可左右交叉刺，合谷持续行针 1～3 分钟	①主穴用泻法，循经远取可左右交叉刺，合谷持续行针 1～3 分钟 ②虚证时，太溪用补法，行间用泻法
	方义	①合谷为远道取穴，可疏通阳明经络，祛风通络止痛，为治疗牙痛之要穴 ②颊车、下关为近部选穴，疏通经气而止痛		

第七节　急　症

一、晕厥

晕厥是以突发而短暂的意识丧失、四肢厥冷为主症的病证。

表 175　晕厥辨证治疗

<table>
<tr><th colspan="2">项目</th><th>虚证晕厥</th><th>实证晕厥</th></tr>
<tr><td rowspan="2">病因病机</td><td>病因</td><td>元气虚弱</td><td>①情志异常波动
②外伤剧烈疼痛</td></tr>
<tr><td>病机</td><td>气血不足，脑窍失养</td><td>气机逆乱，神窍受扰</td></tr>
<tr><td rowspan="2">辨证</td><td>主症</td><td colspan="2">突然昏仆，不省人事，四肢厥冷。轻者昏厥时间较短，数秒至数分钟后恢复清醒；重者昏厥时间较长，苏醒后无明显后遗症</td></tr>
<tr><td>兼症</td><td>素体虚弱，疲劳惊恐而致昏仆，兼面白唇淡，目陷口张，四肢厥冷，息微汗出，舌淡，苔薄白，脉细缓无力</td><td>素体健壮，偶因外伤、恼怒等致突然昏仆，兼呼吸急促，牙关禁闭，舌淡，苔薄白，脉沉弦</td></tr>
<tr><td rowspan="5">治疗</td><td>治法</td><td colspan="2">苏厥醒神。以督脉、手厥阴经穴为主</td></tr>
<tr><td>主穴</td><td colspan="2">水沟、内关、涌泉</td></tr>
<tr><td>配穴</td><td>气海、关元</td><td>合谷、太冲</td></tr>
<tr><td>操作</td><td colspan="2">①水沟、内关用泻法
②涌泉用平补平泻法</td></tr>
<tr><td>方义</td><td colspan="2">①水沟属督脉穴，督脉入络脑，取之有开窍醒神之功
②内关调心气，苏心神
③涌泉可激发肾经之气，最能醒神开窍，多用于昏厥之重证</td></tr>
</table>

二、虚脱

虚脱是以突然面色苍白、肢冷汗出、表情淡漠或烦躁不安，甚则昏迷、二便失禁、脉微欲绝为特征的危重证候。

表 176 虚脱辨证治疗

<table>
<tr><th colspan="2">项目</th><th>亡阳</th><th>亡阴</th></tr>
<tr><td rowspan="2">病因病机</td><td>病因</td><td colspan="2">①六淫邪毒，情志内伤，药物过敏或中毒
②久病虚衰、大量出血，大吐、大泻</td></tr>
<tr><td>病机</td><td colspan="2">脏腑阴阳失调，阴不敛阳，阳不固阴，阴阳欲离欲绝，甚者可导致阴阳衰竭，亡阴亡阳</td></tr>
<tr><td rowspan="2">辨证</td><td>主症</td><td colspan="2">以面色苍白，神志淡漠，反应迟钝或昏迷，或烦躁不安，尿少或二便失禁，张口自汗，肢冷肤凉，血压下降，脉微细或芤大无力</td></tr>
<tr><td>兼症</td><td>呼吸微弱，唇发紫，舌质胖，脉细无力</td><td>口渴，烦躁不安，唇舌干红，脉细数无力</td></tr>
<tr><td rowspan="5">治疗</td><td>治法</td><td colspan="2">回阳固脱，苏厥救逆。以督脉、任脉及手厥阴心包经穴为主</td></tr>
<tr><td>主穴</td><td colspan="2">素髎、百会、神阙、关元、内关</td></tr>
<tr><td>配穴</td><td colspan="2">亡阳配气海、足三里；亡阴配太溪、涌泉。神志昏迷者，加中冲、涌泉</td></tr>
<tr><td>操作</td><td colspan="2">①素髎，毫针强刺激
②内关用补法
③关元、神阙、百会用灸法
④中冲、涌泉用点刺法</td></tr>
<tr><td>方义</td><td colspan="2">①督脉为阳脉之海，入络脑，督脉穴素髎、百会能醒脑开窍、升阳救逆
②脐下为元气所聚之处，任脉为阴脉之海，任脉穴神阙、关元均位于脐部，重灸可大补元气，敛阴固脱，回阳救逆
③内关为手厥阴心包经络穴，又是八脉交会穴，可维系、调节诸阴经之气，有通心络、益心气、强心醒神之功</td></tr>
</table>

三、高热

高热是体温超过 39℃的急性症状，中医称“壮热”“实热”“日晡潮热”等。

表 177 高热辨证治疗

<table>
<tr><th colspan="2">项目</th><th>风热表证</th><th>肺热证</th><th>热在气分</th><th>热入营血</th></tr>
<tr><td rowspan="2">病因病机</td><td>病因</td><td colspan="4">外感发热是由感受风热、暑热或温邪疫毒等；内伤发热则由脏腑功能失调致郁遏化热</td></tr>
<tr><td>病机</td><td>外感发热之邪从口鼻而入，卫失宣散</td><td>外感发热之邪，肺失清肃</td><td>温邪疫毒侵袭人体，燔于气分</td><td>温邪疫毒侵袭人体内陷营血或外感暑热之邪，内犯心包</td></tr>
</table>

续表

项目		风热表证	肺热证	热在气分	热入营血
辨证	主症	体温升高，超过39℃			
	兼症	高热恶寒，咽干，头痛，舌红，苔黄，脉浮数	咳嗽，痰黄而稠，咽干，咳嗽，口渴，舌红，苔薄黄，脉数	高热汗出，烦渴引饮，舌红而燥，脉洪数	高热夜甚，斑疹隐隐，吐血、便血或衄血，舌绛心烦，甚则出现神昏谵语，抽搐
治疗	治法	清泻热邪。以督脉、手阳明经穴及井穴为主			
	主穴	大椎、十二井或十宣、曲池、合谷			
	配穴	①肺卫热盛加尺泽、鱼际、外关 ②气分热盛加支沟、内庭 ③热入营血加内关、血海 ④抽搐加太冲、阳陵泉；神昏加水沟、内关			
	操作	①大椎刺络拔罐，十宣、井穴点穴出血			
	方义	①大椎属督脉，为诸阳之会，总督一身之阳，可宣散全身阳热之气 ②十二井、十宣穴皆在四末，为阴阳经交接之处，具有明显的退热作用 ③合谷、曲池清泻肺热			

四、抽搐

抽搐是以四肢肌肉不随意地肌肉抽动，或兼有颈项强直、角弓反张、口噤不开等为主症的病证。

表178 抽搐辨证治疗

项目		热极生风	痰热化风	血虚生风
病因病机	病因	感受六淫邪毒、暴怒、头部外伤、药物中毒、失血伤津		
	病机	热极生风或虚风内动		
辨证	主症	四肢抽搐，或伴见口噤不开，项脊强直，角弓反张，甚者意识丧失		
	兼症	兼见表证，起病急骤，有汗或无汗，头痛神昏	壮热烦躁，昏迷痉厥，喉间痰鸣，牙关紧闭	无发热，伴有手足抽搐，露睛，纳呆
治疗	治法	醒脑开窍，息风止痉。以督脉、手足厥阴经穴为主		
	主穴	水沟、内关、合谷、太冲、阳陵泉		
	配穴	大椎、曲池	风池、丰隆	血海、足三里
		神昏者，加十宣、涌泉		

续表

项目		热极生风	痰热化风	血虚生风
治疗	操作	①水沟向上斜刺0.5寸，雀啄法捣刺 ②大椎刺络拔罐，十宣可点刺出血		
	方义	①督脉为病，脊强反折，水沟为督脉要穴，可醒脑开窍，息风止痉，为止抽搐要穴 ②内关为手厥阴心包经之络穴，可调理心气 ③合谷、太冲相配，称为开四关，为息风止痉之要穴 ④筋会阳陵泉，可镇肝息风、缓解痉挛		

五、心绞痛

心绞痛指以胸后或心前区突然发生压榨型疼痛，伴心悸、胸闷、气短、汗出为特征的临床综合征。

表179　心绞痛辨证治疗

项目		气滞血瘀	寒邪凝滞	痰浊阻络	阳气虚衰
诱因		劳累、情绪激动、饱食、受寒			
辨证	主症	突发胸闷及胸骨后或心前区压榨性或窒息性疼痛，或心痛如绞，心痛彻背。伴心悸、胸闷、气短、出汗、面色苍白、表情焦虑或恐惧感			
	兼症	七情诱发，胸闷及心前区压榨性疼痛，烦躁不宁，舌质紫暗或有瘀斑，脉弦紧	遇寒诱发，唇甲青紫，心痛如刺，心痛彻背，舌质紫暗，脉涩	胸中痞闷而痛，痛彻肩背，喘不得卧，喉中痰鸣，舌胖，苔腻，脉滑	面色苍白或表情淡漠，甚至心背彻痛，大汗淋漓，气促息微，四肢厥冷，唇甲青紫或蛋白，舌淡，苔薄白，脉沉细微
治疗	治法	通阳行气，活血止痛。以手厥阴、手少阴经穴为主			
	主穴	内关、阴郄、膻中、郄门			
	配穴	血海、太冲	神阙、至阳	中脘、丰隆	心俞、至阳
	操作	膻中向下平刺，以有麻胀感为度。寒邪凝滞、阳气虚衰宜用灸法			

续表

项目		心绞痛
治疗	方义	①内关为心包经络穴及八脉交会穴之一，通阴维脉，故胸痹心痛不论寒热虚实皆可用之 ②膻中为心包之募穴，又为气之会穴，可疏调气机，化瘀止痛 ③阴郄、郄门分别为心经和心包经郄穴，善治心系急症

六、胆绞痛

胆绞痛是以右上腹胁肋区绞痛，阵发性加剧或痛无休止为主要特征的病证。

表 180　胆绞痛辨证治疗

项目		肝胆湿热	肝胆气滞	蛔虫妄动
辨证	主症	突发性上腹痛，呈持续性绞痛，阵发性加剧，疼痛部位拒按，可向右肩背部放射		
	兼症	寒战高热，恶心、呕吐，口苦咽干，黄疸，便干溲黄，舌质红，苔黄腻，脉滑数	常因情志变动而诱发，胁肋胀痛，走窜不定，兼见性情急躁，胸闷不舒，舌淡红，苔薄白，脉弦	右上腹及剑突下阵发性钻顶样剧痛，拒按，恶心呕吐或吐蛔，舌淡，苔白，脉弦紧
治疗	治法	疏肝利胆，行气止痛。以胆的俞募穴、下合穴为主		
	主穴	胆囊穴、阳陵泉、胆俞、日月		
	配穴	①肝胆湿热配行间、阴陵泉 ②肝胆气滞配太冲、丘墟 ③蛔虫妄动配迎香透四白 ④发热寒战者，加曲池、大椎 ⑤呕吐者，加内关、足三里 ⑥黄疸配至阳		
	操作	常规针刺，久留针，间歇行针以保持较强的针感，或用电针		
	方义	①经外奇穴胆囊穴为治疗胆腑疾病的经验效穴 ②阳陵泉为足少阳之合穴，以利肝胆之腑 ③胆俞、日月同用，俞募相配，利胆止痛		

七、胆道蛔虫症

胆道蛔虫症指蛔虫钻进胆道所引起的一种急性病症。

表 181 胆道蛔虫症辨证治疗

项目		胆道蛔虫症
辨证	主症	上腹中部和右上腹突发的阵发性剧烈绞痛或剑突下“钻顶”样疼痛，可向肩胛区或右肩放射
	兼症	伴有恶心、呕吐，有时吐出蛔虫，继发感染时有发热，舌质红，苔黄，脉弦数
治疗	治法	解痉利胆，驱蛔止痛。以足少阳经及手、足阳明经穴为主
	主穴	胆囊穴、迎香、四白、鸠尾、日月
	配穴	呕吐者，加内关、足三里
	操作	①毫针泻法 ②迎香透四白，鸠尾透日月 ③每次留针 1 ~2 小时
	方义	①迎香透四白为治疗本病的经验穴 ②鸠尾透日月疏通局部气血 ③胆囊穴为治疗胆腑疾病的经验穴，诸穴共奏驱蛔止痛之功

八、肾绞痛

肾绞痛是以阵发性剧烈腰部或侧腹部绞痛并沿输尿管向髂窝、会阴、阴囊及下肢内侧放射，伴不同程度的尿痛、尿血为主要表现的病证，是由泌尿系结石引发的剧烈疼痛症。

表 182 肾绞痛辨证治疗

项目		肾绞痛
诱因		泌尿系结石内阻，通降失利，水道不通
辨证	主症	小腹及茎中急胀刺痛，多呈持续性或间歇性，或腰部刺痛，向膀胱、外生殖器及大腿内侧放射，并出现血尿或脓尿，排尿困难或因有砂石而中断，变换体位常能通畅，肾区可有叩击痛
治疗	治法	清利湿热，通淋止痛。以相应俞募穴、足太阴经穴为主
	主穴	肾俞、京门、膀胱俞、中极、三阴交

续表

项目		肾绞痛
治疗	配穴	①下焦湿热配阴陵泉、委阳 ②肾气虚弱配水分、关元 ③恶心呕吐配内关、足三里 ④尿中砂石配次髎、水道 ⑤尿血配地机、血海
	操作	常规针刺
	方义	①肾俞与京门、膀胱俞与中极分别是肾与膀胱的俞募，为俞募配穴法，可清利下焦湿热，助膀胱气化，通调肾与膀胱气机，行气止痛 ②三阴交穴通脾、肝、肾三经，可疏肝行气，健脾化湿，益肾利尿，化瘀通滞

九、出血症

出血症是指机体不同部位各种出血的病症。

表 183　出血症辨证治疗

项目		咯血	吐血	衄血	便血	尿血
出血部位		气管、支气管、肺组织出血，经口腔排出	上消化道出血	鼻出血	血从大便而下	尿液中混有血液
辨证	主症	咯血轻者，仅见痰中带血；严重者血从口鼻涌出，舌红少苔，脉细数	血色鲜红或呈褐色，常混有食物残渣，常并发黑便，舌红苔黄，脉滑数	轻者出血较少，尚易止住；重者血流不止，甚者大量出血，舌红苔黄，脉洪数	便血量多少不一，血色鲜红或暗红，舌质红，苔黄腻，脉滑数	少量血尿，用显微镜检查尿液才能发现，舌红苔黄腻，脉滑数或濡数
治疗	治法	①滋阴降火，清热凉血 ②以手太阴肺经穴为主	①和胃止血 ②以足阳明、足太阴经穴为主	①清热止血 ②以手太阴、手阳明经穴为主	①清热化湿，化瘀止血 ②以督脉、足太阳经穴为主	①清热凉血 ②以背俞穴、足太阴经穴为主
	<u>主穴</u>	列缺、尺泽、肺俞、鱼际、孔最	足三里、公孙、膈俞、内关	孔最、合谷、迎香、上星	长强、承山、大肠俞、脾俞、次髎	肾俞、血海、膀胱俞、阴陵泉、三阴交

续表

项目		咯血	吐血	衄血	便血	尿血
治疗	操作	毫针泻法	①足三里、公孙用补法 ②膈俞、内关用泻法	①毫针泻法 ②少商可点刺出血	①脾俞用平补平泻法 ②余穴用泻法	①肾俞、三阴交用平补平泻法 ②余穴用泻法
	方义	①列缺清泻肺经、大肠经的瘀血 ②尺泽配鱼际清泻肺经之热邪，凉血止血 ③肺俞清热降火 ④孔最为郄穴，是治疗咯血的有效穴	①足三里、内关和胃止呕 ②脾统血，公孙为脾经穴，又通冲脉，冲为血海，故可健脾止血 ③膈俞为血之会穴，取之理血宁血	①孔最为治疗血证之要穴 ②合谷清泻阳明之热，止血之效最捷 ③上星取之清泻督脉，清泻诸阳经之热 ④迎香疏通鼻部气机	①长强为治疗脱肛和肠风下血之要穴 ②承山、大肠俞、次髎疏导肠道气机，同为治疗后阴病的主穴 ③脾俞健脾化湿	①肾俞、膀胱俞以疏利膀胱气机 ②血海、阴陵泉利水通淋理血 ③三阴交调理足三阴经气机，对前阴疾患颇为有效

第八节　其他病证

一、慢性疲劳综合征

慢性疲劳综合征是一种以长期疲劳为突出表现，同时伴有低热、头痛、肌肉关节疼痛、失眠和多种精神症状的一组症候群。

表 184　慢性疲劳综合征辨证治疗

项目		肝气郁结	脾气虚弱	心肾不交
病因病机	病因	劳逸过度，饮食起居失常，情志内伤		
	病机	五脏气血阴阳失调		
辨证	主症	原因不明的持续或反复发作的严重疲劳，并且持续至少 6 个月，充分休息后疲劳不能缓解，活动水平较健康时下降 50% 以上		
	兼症	每因情绪波动疲劳加重，活动后减轻，胁腹胀痛，舌红，苔薄，脉弦	神疲乏力，劳则加重，纳呆懒言，面色萎黄，舌淡，苔薄，脉细弱	心烦少寐，头晕耳鸣，腰膝酸软，舌红，苔少或无苔，脉细数

续表

项目		肝气郁结	脾气虚弱	心肾不交
治疗	治法	疏肝健脾，益气养神。以督脉、任脉及背俞穴为主		
	主穴	百会、关元、肾俞、足三里、三阴交、太冲		
	配穴	期门、膻中	脾俞	神门、太溪
		失眠、心悸配内关、照海；健忘配印堂、水沟；头晕、注意力不集中配四神聪、悬钟		
	操作	毫针常规刺，百会可灸		
	方义	①百会位于头部，可升举阳气，清利头目，健脑益神 ②关元鼓舞先天元气，肾俞补益肾精 ③足三里补益后天气血生化之源 ④太冲、三阴交疏肝理气、健脾益肾，消除疲劳		

二、戒断综合征

戒断综合征指长期吸烟、饮酒、吸毒之人，在成瘾、产生依赖后，突然中断而出现的烦躁不安、哈欠连作、流泪流涎、全身疲乏、昏昏欲睡、感觉迟钝等一系列瘾癖症候群。

表 185　戒断综合征辨证治疗

项目		戒烟综合征	戒毒综合征
辨证		精神萎靡，疲倦乏力，焦虑不安，呵欠连作，流泪流涎，口舌无味，咽喉不适，胸闷，恶心呕吐，甚至出现肌肉抖动，感觉迟钝等	神疲呵欠，流泪流涕，瞳孔扩大，出汗寒战，打喷嚏，恶心或呕吐，厌食，腹痛腹泻，肌肉抽动，软弱无力，失眠或夜寐易醒，心悸，烦躁易怒或精神抑郁，甚至打人毁物
治疗	治法	宁心安神，除烦定躁。以督脉、手少阴经穴为主	安神定志，疏调气血。以督脉、手厥阴、手少阴经穴为主
	主穴	百会、神门、戒烟穴（列缺与阳溪连线的中点）	百会、水沟、神门、内关、劳宫、合谷
	配穴	①咽部不适者，加列缺、照海 ②烦躁者，加通里、内关 ③胸闷、痰多配膻中、丰隆 ④精神萎靡配脾俞、足三里 ⑤肌肉抖动配太冲、阳陵泉	①肝风扰动配太冲、侠溪 ②心肾不交配心俞、肾俞 ③脾肾两虚配脾俞、肾俞 ④腹痛腹泻、便秘配天枢、上巨虚 ⑤烦躁惊厥配中冲、涌泉 ⑥毒瘾发作初期配太冲 ⑦肌肉抽搐配阳陵泉 ⑧失眠配照海、申脉 ⑨呕吐配足三里

续表

<table>
<tr><th colspan="2">项目</th><th>戒烟综合征</th><th>戒毒综合征</th></tr>
<tr><td rowspan="2">治疗</td><td>操作</td><td>毫针泻法或平补平泻法</td><td>水沟刺向鼻中隔，强刺激。余穴常规针刺</td></tr>
<tr><td>方义</td><td>①百会为督脉穴，可清利头目、健脑益神
②神门乃心之原穴、戒烟穴为戒烟的有效验穴，两穴配合，宁心安神，除烦止呕</td><td>①百会、水沟为督脉穴，内通于脑，可清利头目、醒神开窍
②神门为心之原穴，内关、老公分别为心包经的络穴、荥穴，三穴通用可宁心安神，清心除烦
③合谷通行气血，镇静止痛</td></tr>
</table>

三、肥胖症

肥胖症是指由于能量摄入超过消耗，人体脂肪积聚过多，体重超过标准体重的20%以上。

表186 肥胖症辨证治疗

<table>
<tr><th colspan="2">项目</th><th>胃肠积热</th><th>脾胃虚弱</th><th>肾阳亏虚</th></tr>
<tr><td colspan="2">临床表现</td><td colspan="3">形体肥胖，面肥颈臃，项厚背宽，腹大腰粗，臀丰腿圆</td></tr>
<tr><td rowspan="6">治疗</td><td>治法</td><td colspan="3">祛湿化痰，通经活络
以手足阳明经、足太阴经穴为主</td></tr>
<tr><td>主穴</td><td colspan="3">中脘、曲池、天枢、阴陵泉、丰隆、太冲</td></tr>
<tr><td rowspan="2">配穴</td><td>上巨虚、内庭</td><td>脾俞、足三里</td><td>肾俞、关元</td></tr>
<tr><td colspan="3">心悸配神门、内关；胸闷配膻中、内关；嗜睡配照海、申脉；便秘配支沟、上巨虚；性功能减退配关元、肾俞
腹部肥胖配大横、归来、下脘、中极；下肢水肿配三阴交、水分</td></tr>
<tr><td>操作</td><td colspan="3">常规针刺、可用电针</td></tr>
<tr><td>方义</td><td colspan="3">①中脘、天枢分别为胃和大肠的募穴，两穴相配可通利肠腑，降浊消脂
②曲池为大肠经合穴，通调腑气
③阴陵泉为脾经合穴，健脾祛湿，丰隆乃足阳明胃经之络穴，为治痰要穴，可健脾祛湿，化痰消脂
④太冲疏肝而调理气机</td></tr>
</table>

四、衰老

衰老是指生命周期中随时间进展而表现出结构和功能衰退，适应性和抵抗力减退的现象，包括生理性衰老、病理性衰老。

表 187　衰老辨证治疗

项目		肾精不足	脾胃虚弱	心肺气虚
病因病机		基本病机为肾精不足、脾胃虚弱、五脏失养、阴阳失调		
辨证	主证	神疲健忘、反应迟钝、形寒肢冷、腰膝无力、动作迟缓、眩晕耳鸣、气短乏力、纳差少眠、甚则面浮肢肿等		
治疗	治法	补益气血，调养脏腑 以强壮保健穴为主		
治疗	主穴	关元、百会、神阙、足三里、三阴交		
治疗	配穴	肾俞、太溪	脾俞、胃俞、太白	内关、心俞、肺俞
治疗	操作	①神阙、关元、足三里用灸法 ②余穴用毫针补法，或加灸		
治疗	方义	①百会健脑益智、抗老防衰 ②神阙位于脐中，乃生命之根蒂 ③关元为元阴元阳出入之所，灸之大补元气，温肾助阳 ④足三里健脾养胃，调补气血，促进气血生化 ⑤三阴交调理足三阴经，健脾益胃，补益肝肾，养血填精		

五、肿瘤

肿瘤是机体在各种致癌因素作用下，局部组织异常增生而形成的新生物，是全身性疾病在局部的表现。

表 188　肿瘤辨证治疗

项目		改善症状延长生存期	镇痛	减轻化疗副作用
病因病机		气滞、血瘀、湿聚、痰凝等因素相互交结而成		
临床表现		早期无明显症状，后期见肿块逐渐增大、表面高低不平、质地坚硬、时有疼痛，常伴发热、乏力、鼓胀、纳差、消瘦并进行性加重		
治疗	治法	①扶正固本 ②以强壮保健穴为主	①行气活血 ②以大肠经、肝经及夹脊穴为主	①扶正化浊 ②以督脉、胃经、脾经穴为主
治疗	主穴	关元、足三里、三阴交	相应夹脊穴、合谷、太冲	大椎、足三里、三阴交

续表

项目		改善症状延长生存期	镇痛	减轻化疗副作用
治疗	配穴	①肺癌，加肺俞、内关、列缺、尺泽 ②胃癌、肠癌，加胃俞、大肠俞、曲池、内关、上巨虚 ③乳腺癌，加内关、乳根、膺窗 ④食道癌，加天突、膻中、巨阙、鸠尾 ⑤瘀血内停，加膈俞、血海 ⑥痰湿结聚，加中脘、丰隆、阴陵泉 ⑦气血不足，加气海、脾俞、胃俞 ⑧脾肾阳虚，加肾俞、命门 ⑨肝肾阴虚，加太冲、太溪、照海 ⑩厌食，加下脘、天枢、上巨虚；呃逆，加内关、中脘	①肝癌痛，加阳陵泉、期门、章门 ②肺癌胸痛，加孔最、尺泽、列缺 ③乳腺癌，加内关、膻中、乳根 ④脑瘤痛，加印堂、前顶、长强	①化疗导致免疫功能抑制，加内关、关元 ②白细胞减少，加膈俞、脾俞、胃俞、肝俞、肾俞 ③胃肠反应，加内关、中脘、天枢 ④口腔咽喉反应，加照海、列缺、廉泉 ⑤直肠反应，加天枢、大肠俞、支沟、梁丘
	操作	根据不同病变部位及患者不同体质选用3～5个穴位，每日或隔日治疗1次。可根据不同症状，配合艾灸，或用温针灸法，活用艾炷灸法	常规针刺，也可加电针。根据具体情况每日可治疗数次	针刺或加温针灸，或采用隔姜灸
	方义	①关元培本固肾 ②足三里、三阴交健脾益胃，协调三阴	①合谷、太冲行气活血止痛 ②相应夹脊穴针对病变部位鼓动脏腑气血，通调气机	①大椎为诸阳之会可宣导阳气、消散瘀热 ②足三里、三阴交健脾益气、化湿祛痰

巩固与练习

一、选择题

（一）A型题

1. 疼痛部位以前额、眉棱、鼻根部为主的头痛归属于什么经脉？（　　）

A. 少阳经脉　B. 阳明经脉　C. 太阳经脉
D. 厥阴经脉　E. 少阴经脉

2. 风池、太阳、率谷、阿是穴、外关、足临泣配合治疗哪类头痛？（　　）

A. 太阳经脉　B. 阳明经脉　C. 少阳经脉
D. 厥阴经脉　E. 少阴经脉

3. 头痛在选取主穴的基础上，外感风寒头痛加取（　　）

A. 偏历、阴陵泉　B. 大椎、曲池　C. 风门、列缺
D. 中脘、丰隆　E. 风门、曲池

4. 治疗肝阳上亢型偏头痛，在主穴基础上应配合（　　）

A. 风池、风门　B. 血海、内关　C. 百会、行间
D. 合谷、太冲　E. 中脘、丰隆

5. 患者3年来右侧额颞部疼痛反复发作，部位固定，呈针刺样，伴有恶心、呕吐，舌质紫暗有瘀斑，脉涩，治疗除选择阿是穴、风池、外关、太冲、足临泣外，还应选取（　　）

A. 血海、膈俞　B. 大椎、曲池　C. 百会、行间
D. 风门、列缺　E. 内庭、丰隆

6. 针灸治疗偏头痛除局部穴外，选取（　　）经的腧穴为主

A. 足少阴、足太阳　B. 足厥阴、手足少阳　C. 手足阳明
D. 足太阴、足阳明　E. 手少阳、手足太阳

7. 治疗面痛主选的经穴是（　　）

A. 手、足阳明及足厥阴经穴

B. 手、足阳明及足少阳经穴

C. 手、足阳明及足太阳经穴

D. 手、足少阳及足太阳经穴

E. 手、足少阳及足厥阴经穴

8. 治疗面痛属气血瘀滞者，除主穴外应加(　　)

A. 内关、三阴交　B. 内庭、行间　C. 风池、太溪

D. 曲池、外关　E. 风池、列缺

9. 患者右面部疼痛2年，间断发作，呈闪电样剧痛，持续数秒，疼痛时面部抽搐，伴流泪，有灼热感，舌红，苔薄黄，脉浮数，辨证为(　　)

A. 外感风寒　B. 外感风热　C. 肝胃郁热

D. 阴虚阳亢　E. 气血瘀滞

10. 治疗风寒侵袭引起的落枕，除主穴外应配合(　　)

A. 翳风、头维　B. 风池、合谷　C. 风府、天柱

D. 颈夹脊　E. 后溪、悬钟

11. 落枕患者颈肩部强痛，头歪向患侧，向健侧转动时加重，颈肩部压痛明显，辨证属(　　)

A. 督脉证　B. 阳明经证　C. 少阳经证

D. 太阳经证　E. 厥阴经证

12. 关于落枕的针灸治疗描述不正确的是(　　)

A. 毫针操作以泻法为主　B. 针刺时先刺局部穴位

C. 针刺时先刺远端穴位　D. 可配合灸法

E. 可配合点刺放血

13. 肩前区疼痛为主，辨证为(　　)

A. 手太阳经证　B. 手少阳经证　C. 手阳明经证

D. 手太阴经证　E. 手厥阴经证

14. 治疗肩周炎的经验效穴是(　　)

A. 肩髃、肩髎　B. 阿是穴、肩贞　C. 条口透承山

D. 阳陵泉、足三里　E. 风池、合谷

15. 肩前近腋部疼痛为主，在主穴的基础上宜配(　　)

A. 合谷　B. 后溪　C. 内关

D. 外关　E. 列缺

16. 外邪侵袭型臂丛神经痛，在主穴基础上可加取(　　)

A. 风池、合谷　　B. 内关、合谷　　C. 尺泽、内关

D. 风府、神门　　E. 膈俞、风池

17. 肩后部出现强烈的放射性疼痛，向臂外尺侧放射，辨证为(　　)

A. 手少阳经证　　B. 手厥阴经证　　C. 手太阳经证

D. 手少阴经证　　E. 手阳明经证

18. 臂丛神经痛以腋下痛为主者，辨证为(　　)

A. 手太阳经证　　B. 手少阳经证　　C. 手阳明经证

D. 手厥阴经证　　E. 手少阴经证

19. 网球肘主要累及(　　)

A. 手太阳经筋　　B. 手少阳经筋　　C. 手阳明经筋

D. 手太阴经筋　　E. 手厥阴经筋

20. 肘劳属于手太阳经筋证者，压痛点主要位于(　　)

A. 前臂外侧　　B. 肱骨内上髁周围

C. 肱骨外上髁周围　　D. 尺骨鹰嘴

E. 前臂内侧

21. 肱骨外上髁炎除选用局部阿是穴外，还可加用(　　)

A. 曲池、手三里　　B. 尺泽、曲泽　　C. 阳谷、小海

D. 外关、天井　　E. 小海、少海

22. 患者腰部冷痛重着，拘挛不可俯仰，舌淡，苔白，脉紧，针灸治疗除主穴外，还应选取(　　)

A. 肝俞、肾俞　　B. 膈俞、次髎　　C. 命门、腰阳关

D. 肾俞、太溪　　E. 申脉、昆仑

23. 患者腰部酸痛，肌肉僵硬，痛处固定，久坐加重，舌质淡暗，有瘀点，针灸治疗除主穴外，还应选取(　　)

A. 命门、腰阳关　　B. 膈俞、次髎　　C. 肾俞、足三里

D. 肾俞、太溪　　E. 悬钟、太冲

24. 痛在腰脊中部，与之相关的经脉是(　　)

A. 督脉　　B. 带脉　　C. 足太阳膀胱经

D. 足少阳胆经　　E. 足少阴肾经

25. 辨证为寒湿型坐骨神经痛，治疗应加用(　　)

A. 三阴交、次髎　　B. 血海、膈俞　　C. 足三里、气海

D. 腰阳关、命门　　E. 阿是穴、血海

26. 坐骨神经痛以下肢后侧为主者属于(　　)

A. 足少阳经证　　B. 足太阳经证　　C. 足阳明经证

D. 足太阴经证　　E. 足少阴经证

27. 坐骨神经痛患者表现为腰腿疼痛剧烈，痛处固定不移，舌质紫暗，脉涩，辨证为(　　)

A. 寒湿证　　B. 肾虚证　　C. 血瘀证

D. 阴虚证　　E. 气血不足证

28. 治疗眩晕实证的主穴方为(　　)

A. 百会、风池、内关、太冲

B. 风池、百会、内关、合谷

C. 百会、风池、合谷、太冲

D. 百会、内关、足三里、三阴交

E. 内关、合谷、太冲、三阴交

29. 眩晕兼见急躁易怒，口苦，耳鸣，舌红苔黄，脉弦，可在主穴放的基础上加(　　)

A. 行间、侠溪、太溪　　B. 中脘、丰隆、阴陵泉

C. 志室、悬钟、三阴交　　D. 气海、脾俞、胃俞

E. 百会、风池、内关、太冲

30. 眩晕兼见头蒙如裹，胸闷恶心，神疲困倦，舌胖苔白腻，脉濡滑，可在主穴放的基础上加

A. 行间、侠溪、太溪　　B. 中脘、丰隆、阴陵泉

C. 志室、悬钟、三阴交　　D. 气海、脾俞、胃俞

E. 百会、风池、内关、

31. 高血压的基本病机是(　　)

A. 肾阴不足　肝阳偏亢　　B. 痰湿壅盛　经脉不通

C. 气血亏虚　血瘀气滞　　D. 阴阳两虚　迫血妄行

E. 肝火亢盛　上扰清窍

32. 高血压的主穴不包括(　　)

A. 百会　B. 风池　C. 太冲

D. 合谷　E. 足三里

33. 高血压症见神疲乏力，头晕头重，胸闷，苔腻，脉滑，应在主穴基础上配伍(　　)

A. 行间、侠溪　B. 中脘、丰隆　C. 肝俞、肾俞

D. 关元、肾俞　E. 足三里、膈俞

34. 风痰阻络型中风可在基础方上加(　　)

A. 太冲、太溪　B. 丰隆、风池

C. 曲池、内庭、丰隆　D. 足三里、气海

E. 太溪、风池

35. 肝阳暴亢型中风可在基础方上加(　　)

A. 太冲、太溪　B. 丰隆、合谷

C. 曲池、内庭、丰隆　D. 足三里、气海

E. 太溪、风池

36. 中风中经络的针灸基础方为(　　)

A. 内关、曲池、三阴交、极泉、尺泽、委中

B. 百会、神阙、关元、丰隆、委中、三阴交

C. 神门、内关、大陵、三阴交、足三里

D. 神阙、关元、委中、太溪、昆仑

E. 内关、水沟、三阴交、极泉、尺泽、委中

37. 假性延髓麻痹的主穴不包括(　　)

A. 水沟、　B. 廉泉　C. 金津

D. 咽后壁　E. 颊车

38. 假性延髓麻痹的主症不包括(　　)

A. 软腭、咽喉、舌肌运动障碍　B. 吞咽、发音、讲话困难

C. 咽反射存在　D. 下颌反射增强

E. 半身不遂

39. 假性延髓麻痹的病位为(　　)

A. 脑，累及舌咽　B. 心　C. 脾
D. 肾　E. 肺

40. 治疗面瘫的基础方为(　　)
A. 翳风、颧髎、合谷、太冲、丰隆
B. 阳白、颧髎、颊车、地仓、翳风、合谷
C. 阳白、四白、颊车、地仓、翳风、颧髎
D. 攒竹、鱼腰、阳白、四白、颊车、地仓
E. 攒竹、鱼腰、阳白、四白、颊车、昆仑

41. 面瘫风寒证在主穴方的基础上加上(　　)
A. 内庭　B. 太溪　C. 大椎
D. 风池　E. 曲池

42. 面瘫风热证在主穴方的基础上加上(　　)
A. 内庭　B. 太溪　C. 迎香
D. 风池　E. 曲池

43. 行痹的治疗除局部选穴外，可再加(　　)
A. 膈腧、血海　B. 阴陵泉、足三里　C. 大椎、曲池
D. 肾俞、关元　E. 风池、百会

44. 痛痹的治疗除局部选穴外，可再加(　　)
A. 膈腧、血海　B. 阴陵泉、足三里　C. 大椎、曲池
D. 肾俞、腰阳关　E. 风池、风府

45. 热痹的治疗除局部选穴外，可再加(　　)
A. 膈腧、血海　B. 阴陵泉、足三里　C. 大椎、曲池
D. 肾俞、关元　E. 风池、风府

46. 治疗痿证除选取手足阳明经腧穴外，还应选取(　　)
A. 阿是穴　B. 华佗夹脊穴　C. 太阳经脉
D. 厥阴经脉　E. 少阴经脉

47. 上肢肌肉萎缩除主穴外，应加(　　)
A. 胸部夹脊穴　B. 颈部夹脊穴　C. 腰部夹脊穴
D. 手阳明经排刺　E. 足阳明经排刺

48. 痿证在选取主穴的基础上，湿热浸淫加取(　　)

A. 偏历、阴陵泉 B. 尺泽、肺俞 C. 大椎、阴陵泉
D. 脾俞、胃俞 E. 太冲、太溪

49. 发作期治疗痫病的要穴( )
A. 水沟 B. 百会 C. 内关
D. 后溪 E. 涌泉

50. 间歇期治疗痫病的要穴( )
A. 印堂 B. 鸠尾 C. 间使
D. 太冲 E. 丰隆

51. 治疗痫病的经验穴？( )
A. 腰奇 B. 间使 C. 鸠尾
D. 后溪 E. 太冲

52. 除内关、神门、太冲外，属于治疗癫证的主穴是( )
A. 劳宫、水沟、印堂 B. 百会、印堂、丰隆
C. 丰隆、太溪、照海 D. 百会、劳宫、四神聪
E. 太溪、太冲、肾俞

53. 除少商、隐白、大陵外，属于治疗狂证的主穴是( )
A. 水沟、风府、印堂 B. 劳宫、水沟、印堂
C. 水沟、风府、劳宫 D. 百会、印堂、水沟
E. 百会、劳宫、内庭

54. 治疗癫证肝郁气滞型取穴，除主穴外还应选取( )
A. 膻中、期门 B. 太冲、期门 C. 太冲、丰隆
D. 肝俞、太冲 E. 膻中、行间

55. 治疗颤证的主穴中，具有养血柔筋作用的一组腧穴是( )
A. 曲池、合谷 B. 合谷、阳陵泉 C. 太冲、阳陵泉
D. 合谷、太冲 E. 风池、阳陵泉

56. 除合谷、曲池、太冲、阳陵泉外，属于治疗颤证的主穴是( )
A. 百会、风府、印堂 B. 四神聪、百会、印堂
C. 百会、四神聪、风池 D. 百会、印堂、水沟
E. 百会、风府、风池

57. 治疗颤证阳气虚衰型取穴，除主穴外还应选取？(　　)
A. 关元、气海　B. 肾俞、气海　C. 肾俞、命门
D. 关元、肾俞　E. 气海、神阙

58. 治疗不寐的经验穴是(　　)
A. 神门　B. 内关　C. 申脉
D. 照海　E. 安眠

59. 不寐伴噩梦除主穴外，应加(　　)
A. 夹脊、四神聪　B. 风池、悬钟　C. 厉兑、隐白
D. 风池、行间　E. 太冲、太溪

60. 治疗不寐时，百会的针刺方向应(　　)
A. 向前平刺　B. 向后平刺　C. 向左平刺
D. 向右平刺　E. 直刺

61. 以下不是治疗郁证所选经脉腧穴的(　　)
A. 督脉　B. 手厥阴经　C. 足厥阴经
D. 手少阴经　E. 足少阴经

62. 郁证咽部异物哽塞感明显者除主穴外，应加(　　)
A. 天突、膻中　B. 膻中、中府　C. 天突、中府
D. 天突、照海　E. 气海、膻中

63. 郁证在选取主穴的基础上，肝气郁结证加取(　　)
A. 期门　B. 膻中　C. 太冲
D. 行间　E. 气海

64. 治疗痴呆，应选取(　　)
A. 督脉　B. 任脉　C. 足厥阴经
D. 手少阴经　E. 足少阴经

65. 治疗痴呆的主穴中，具有健脑益聪的效穴是(　　)
A. 风池　B. 风府　C. 四神聪
D. 百会　E. 悬钟

66. 治疗痴呆时，头部穴位可采取的操作方法时(　　)
A. 点刺放血　B. 弹法　C. 提插
D. 捻转　E. 刮法

67. 除膻中、内关、神门外，治疗心悸的主穴是(　　)

A. 心俞、百会　B. 通里、心俞　C. 厥阴俞、郄门

D. 心俞、阴郄　E. 心俞、厥阴俞

68. 治疗心悸水气凌心证，除主穴外，还应加取(　　)

A. 水分、三阴交　B. 三焦俞、水分　C. 肾俞、水分

D. 肾俞、三焦俞　E. 三焦俞、水道

69. 治疗心悸的主穴中，具有宁心安神定悸作用的腧穴是(　　)

A. 内关　B. 郄门　C. 神门

D. 厥阴俞　E. 膻中

70. 针灸治疗感冒的选穴原则(　　)

A. 以手太阴、手阳明经穴为主

B. 以肺之背俞、募穴和原穴为主

C. 以手太阴、手阳明及督脉穴为主

D. 以督脉及手太阳、手少阳经穴为主

E. 以肺之背俞、募穴及手太阴经穴为主

71. 感受风寒所致感冒者，治疗时应加(　　)

A. 风门、肺俞　B. 曲池、外关　C. 足三里、关元

D. 丰隆、阴陵泉　E. 膏肓、太溪

72. 感受风热所致感冒者，治疗时应加(　　)

A. 风门、肺俞　B. 曲池、外关　C. 足三里、关元

D. 丰隆、阴陵泉　E. 膏肓、太溪

73. 外感咳嗽兼风寒者，治疗时应加(　　)

A. 风门　B. 大椎　C. 少商

D. 丰隆　E. 膏肓

74. 外感咳嗽兼风热者，治疗时应加(　　)

A. 大椎、曲池　B. 风池、大椎　C. 行间、鱼际

D. 丰隆、阴陵泉　E. 膏肓、太溪

75. 患者咳嗽痰多色白，胸脘痞闷，舌苔白腻，脉濡滑。治疗除主穴外，宜配穴(　　)

A. 足三里、气海　B. 大椎、风池　C. 行间、鱼际

D. 丰隆、阴陵泉　E. 膏肓、太溪

76. 风寒外袭引起的哮喘，治疗时可在主方的基础上选取(　　)

A. 气海、足三里　B. 膻中、天突　C. 风门、合谷

D. 阴谷、关元　E. 丰隆、曲池

77. 针灸治疗哮喘虚证可选用(　　)

A. 肺俞、膏肓、肾俞、太渊、太溪、足三里、定喘

B. 列缺、尺泽、肺俞、中府、定喘

C. 肺俞、定喘、尺泽、膏肓

D. 天突、气海、膻中、足三里、定喘

E. 丰隆、曲池、关元、太溪、定喘

78. 肺气不足引起的哮喘，治疗时可在主方的基础上选取(　　)

A. 气海、关元　B. 膻中、气海　C. 风门、合谷

D. 阴谷、关元　E. 丰隆、曲池

79. 针灸治疗疟疾的选穴原则(　　)

A. 以任脉、手厥阴、足阳明经穴为主

B. 以胃的俞募穴、下合穴为主

C. 以督脉及手太阳、手少阳经穴为主

D. 以胃之下合穴及大肠、小肠募穴为主

E. 以任脉及大肠、小肠募穴为主

80. 针灸治疗温疟，在主穴基础上，可加(　　)

A. 至阳、期门　B. 脾俞、胃俞　C. 梁门、天枢

D. 期门、太冲　E. 关冲、商阳

81. 针灸治疗疟疾的适宜时间点是(　　)

A. 发作后即刻　B. 发作前 30 分钟

C. 发作后 1 ~ 2 小时　D. 发作后 30 分钟

E. 发作前 1 ~ 2 小时

82. 患者呕吐痰涎，苔白腻，脉滑。治疗除主穴外，可配用的腧穴是(　　)

A. 脾俞、大肠俞　B. 膻中、丰隆

C. 上脘、胃俞　D. 梁门、天枢

E. 太冲、阳陵泉

83. 饮食积滞所致的呕吐，在主穴基础上，可加(　　)

A. 膻中、丰隆　B. 脾俞、胃俞　C. 梁门、天枢

D. 期门、太冲　E. 上脘、公孙

84. 脾胃虚寒所致的呕吐，在主穴基础上，可加(　　)

A. 膻中、丰隆　B. 脾俞、神阙　C. 梁门、天枢

D. 肝俞、太冲　E. 商阳、内庭

85. 下列穴位中的降逆要穴是(　　)

A. 梁门　B. 中脘　C. 膻中

D. 内关　E. 公孙

86. 针灸治疗呃逆的选穴原则(　　)

A. 以任脉、手厥阴、足阳明经穴为主

B. 以胃的俞募穴、下合穴为主

C. 以任脉及手太阳、手少阳经穴为主

D. 以胃之下合穴及大肠、小肠募穴为主

E. 以任脉及大肠、小肠募穴为主

87. 胃寒积滞所致的呃逆，在主穴基础上，可加(　　)

A. 胃俞、内庭　B. 脾俞、胃俞　C. 胃俞、建里

D. 期门、太冲　E. 胃俞、三阴交

88. 气滞血瘀型胃痛的疼痛特点是(　　)

A. 胃脘灼热隐痛　B. 胃脘隐痛，喜暖喜按

C. 胃脘刺痛，痛有定处　D. 胃脘胀满，脘痛连胁

E. 胃痛暴作，得温痛减

89. 患者上腹胃脘胀痛，嗳腐吞酸，苔厚腻，脉滑。治疗除中脘、足三里外，还可选用的腧穴是(　　)

A. 内关、天枢、梁门　B. 太冲、阴陵泉

C. 关元、脾俞、胃俞　D. 内关、期门、太冲

E. 内关、胃俞、三阴交

90. 胃脘部隐痛，痛处喜按，泛吐清水，喜暖，大便溏薄，神疲，舌淡苔薄，脉虚弱。治疗应配用的腧穴是(　　)

A. 期门、太冲　　B. 神阙、胃俞、脾俞
C. 天枢、梁门　　D. 膻中、膈俞
E. 胃俞、三阴交

91. 患者腹痛灼热，遇凉痛减，舌红，苔黄腻，脉滑数。治疗在主穴的基础上，可加(　　)
A. 天枢、梁门　　B. 胃俞、神阙　　C. 太冲、血海
D. 阴陵泉、内庭　　E. 神阙、公孙

92. 寒邪内积所致的急性腹痛，在选取主穴的基础上，可加(　　)
A. 天枢、梁门　　B. 胃俞、神阙　　C. 脾俞、胃俞
D. 太冲、血海　　E. 神阙、公孙

93. 针灸治疗慢性腹痛的基本处方是(　　)
A. 足三里、中脘、内关、阴陵泉、内庭
B. 足三里、天枢、关元、神阙、公孙
C. 足三里、中脘、内关、脾俞、胃俞
D. 足三里、天枢、关元、脾俞、神阙
E. 足三里、中脘、内关、胃俞、三阴交

94. 胁痛的治疗主穴不包括下列哪一个腧穴(　　)
A. 期门　　B. 太冲　　C. 太溪
D. 支沟　　E. 阳陵泉

95. 肝胆湿热型胁痛应选下列哪一组腧穴(　　)
A. 膈俞、阳辅　　B. 阳陵泉、行间　　C. 内关、行间
D. 肝俞、肾俞　　D. 阳陵泉、足三里

96. 气滞血瘀型胁痛的辨证要点是(　　)
A. 胁痛如刺，痛处不移　　B. 闪电样、抽掣样疼痛
C. 胀痛为主，痛无定处　　D. 痛势绵绵
E. 疼痛重，以绞痛为主

97. 急性泄泻肠腑湿热型在主穴的基础上还应选取哪一组腧穴(　　)
A. 内庭、曲池　　B. 中脘、建里　　C. 肝俞、太冲
D. 脾俞、太白　　E. 肾俞、命门

98. 慢性泄泻脾气虚弱型在主穴的基础上还应选取哪一组腧穴(　　)

A. 肝俞、太冲　B. 中脘、建里　C. 内庭、曲池
D. 肾俞、命门　E. 脾俞、太白

99. 食滞肠胃型泄泻的辨证要点是(　　)

A. 大便恶臭，泻后痛减，伴有未消化的食物
B. 便稀有黏液，肛门灼热
C. 嗳气食少，腹痛泄泻
D. 大便清稀，水谷相混，肠鸣胀痛
E. 大便溏薄，腹胀肠鸣

100. 寒湿型痢疾的治疗在主穴的基础上还应选取哪组腧穴(　　)

A. 中脘、阴陵泉　B. 大椎、中冲　C. 曲池、内庭
D. 内关、中脘　E. 脾俞、足三里

101. 痢疾的主症不包括下列哪一项表现(　　)

A. 大便次数增多　B. 粪中带有黏液脓血　C. 里急后重
D. 腹痛腹泻　E. 下痢不能进食

102. 湿热型痢疾的治疗在主穴的基础上还应选取哪组腧穴(　　)

A. 中脘、阴陵泉　B. 大椎、中冲　C. 曲池、内庭
D. 内关、中脘　E. 脾俞、足三里

103. 热秘型便秘的治疗在主穴的基础上还应选取哪组腧穴(　　)

A. 太冲、中脘　B. 合谷、内庭　C. 脾俞、气海
D. 神阙、关元　E. 足三里、三阴交

104. 便秘的主症不包括下列哪一项表现(　　)

A. 大便秘结不通　B. 排便周期或时间延长
C. 粪质干燥、坚硬　D. 腹痛
E. 虽有便意但排便不畅

105. 气虚型便秘的治疗在主穴的基础上还应选取哪组腧穴(　　)

A. 太冲、中脘　B. 合谷、内庭　C. 脾俞、气海
D. 神阙、关元　E. 足三里、三阴交

106. 虚证癃闭的主穴不包括下列哪一个腧穴(　　)

A. 关元　　B. 脾俞　　C. 秩边
D. 肾俞　　E. 肝俞

107. 实证癃闭辨证分型不包括下列哪一型(　　)
A. 膀胱湿热　　B. 脾虚气弱　　C. 肺热壅盛
D. 肝郁气滞　　E. 外伤血瘀

108. 肾阳亏虚型癃闭的治疗在主穴的基础上还应选取哪一组腧穴(　　)
A. 肾俞、命门　　B. 肝俞、太冲　　C. 气海、足三里
D. 肺俞、尺泽　　E. 膈俞、血海

109. 肾气亏损型遗精在主穴的基础上还应配下列哪一组腧穴(　　)
A. 中极、阴陵泉　　B. 心俞、神门　　C. 气海、命门
D. 太溪、太冲　　E. 神门、太溪

110. 针灸治疗消渴的主穴中哪一个腧穴是治疗本病的经验效穴(　　)
A. 胃脘下俞　　B. 肾俞　　C. 肺俞
D. 脾俞　　E. 三阴交

111. 中消主要责之于哪一个脏腑(　　)
A. 肺　　B. 胃　　C. 肝
D. 脾　　E. 肾

112. 下消的治疗除了主穴之外还应配上下列哪组腧穴(　　)
A. 太渊、少府　　B. 内庭、地机　　C. 复溜、太冲
D. 关元、命门　　E. 肾俞、肺俞

113. 治疗气虚型月经先期的针灸处方是(　　)
A. 中脘、血海、三阴交、足三里、太冲
B. 膈俞、太溪、交信、足三里、归来
C. 血海、三阴交、足二里、胃俞、命门
D. 血海、三阴交、足三里、太冲、肾俞
E. 关元、血海、三阴交、足三里、气海

114. 治疗虚寒型月经不调，可在基本处方的基础上再加(　　)

A. 中脘　B. 太溪　C. 膈俞
D. 肾俞　E. 命门

115. 下列各项中除(　)外，都能治疗肝郁型月经不调
A. 行间　B. 关元　C. 肝俞
D. 三阴交　E. 太冲

116. 寒凝血瘀型痛经宜取(　)
A. 脾俞、肾俞、气海、足三里
B. 中极、合谷、血海、行间
C. 中极、三阴交、地机、归来
D. 命门、肾俞、关元、足三里、大赫
E. 带脉、白环俞、气海、三阴交

117. 治疗肾气亏损型痛经，可在基本处方的基础上再加(　)
A. 中脘　B. 太溪　C. 膈俞
D. 气海　E. 命门

118. 下列各项中除(　)外，都能治疗气滞血瘀型痛经
A. 肝俞　B. 次髎　C. 中极
D. 三阴交　E. 太冲

119. 治疗肝肾亏虚型闭经，可在基本处方的基础上再加(　)
A. 中脘、足三里　B. 太溪、肝俞　C. 膈俞、血海
D. 脾俞、太冲　E. 太冲、期门

120. 治疗肾气亏损型痛经，可在基本处方的基础上再加(　)
A. 中脘　B. 太溪　C. 膈俞
D. 气海　E. 命门

121. 下列各项中除(　)外，都能治疗气滞不足型闭经
A. 血海　B. 气海　C. 关元
D. 足三里　E. 脾俞

122. 治疗崩漏的主穴是(　)
A. 太冲、三阴交、关元　B. 脾俞、三阴交、足三里
C. 关元、三阴交、隐白　D. 丰隆、血海、三阴交
E. 太溪、足三里、膻中

123. 治疗血热内扰型崩漏，除针刺主穴外，还应加用(　　)

A. 脾俞、足三里　B. 行间、血海　C. 肾俞、太溪

D. 丰隆、阴陵泉　E. 中脘、足三里

124. 下列各项中除(　　)外，都能治疗肾阳虚型崩漏

A. 血海　B. 关元　C. 命门

D. 三阴交　E. 肾俞

125. 针灸治疗绝经前后诸症的主穴是(　　)

A. 太冲、三阴交、关元　B. 脾俞、三阴交、足三里

C. 关元、三阴交、肝俞　D. 丰隆、血海、三阴交

E. 太溪、足三里、膻中

126. 治疗肾阴虚型绝经前后诸症，除针刺主穴外，还应加用(　　)

A. 脾俞、足三里　B. 行间、血海　C. 阴谷、照海

D. 丰隆、阴陵泉　E. 中脘、足三里

127. 下列各项中除(　　)外，都能治疗肾阳虚型绝经前后诸症

A. 肾俞　B. 腰阳关　C. 命门

D. 三阴交　E. 血海

128. 治疗带下病的主穴是(　　)

A. 膻中、三阴交、气海、关元

B. 脾俞、太溪、三阴交、足三里、膻中

C. 带脉、中极、三阴交、白环

D. 太冲、血海、三阴交、脾俞、肝俞

E. 中脘、太溪、足三里、膻中

129. 治疗湿热下注型带下病，除针刺主穴外，还应加用(　　)

A. 脾俞、足三里　B. 行间、血海　C. 阴谷、照海

D. 丰隆、阴陵泉　E. 水道、次髎

130. 下列各项中除(　　)外，都能治疗脾虚湿盛型带下病

A. 肾俞　B. 脾俞　C. 足三里

D. 三阴交　E. 气海

131. 治疗不孕症的主穴有(　　)

A. 膻中、三阴交、气海、关元
B. 脾俞、太溪、三阴交、足三里、膻中
C. 带脉、中极、三阴交、白环俞
D. 太冲、血海、三阴交、脾俞、肝俞
E. 中关元、太溪、肾俞、三阴交

132. 治疗肾虚胞寒型不孕症，除针刺主穴外，还应加用(　　)
A. 命门　B. 行间　C. 阴谷
D. 阴陵泉　E. 水道

133. 下列各项中除(　　)外，都能治疗肝气郁结型不孕症
A. 肾俞　B. 太溪　C. 足三里
D. 三阴交　E. 太冲

134. 治疗胎位不正的主穴是(　　)
A. 气海　B. 膻中　C. 带脉
D. 三阴交　E. 至阴

135. 治疗气血虚弱型胎位不正，除针刺主穴外，还应加用(　　)
A. 命门　B. 行间　C. 阴谷
D. 足三里　E. 水道

136. 下列各项中除(　　)外，都能治疗气机郁滞型胎位不正
A. 肝俞　B. 行间　C. 足三里
D. 至阴　E. 脾俞

137. 催产之经验要穴是(　　)
A. 气海　B. 独阴　C. 带脉
D. 三阴交　E. 至阴

138. 针灸治疗气滞血瘀型滞产的穴位是(　　)
A. 合谷　B. 行间　C. 阴谷
D. 足三里　E. 太冲

139. 下列各项中能治疗气血虚弱型滞产的穴位是(　　)
A. 肝俞　B. 行间　C. 足三里
D. 至阴　E. 脾俞

140. 生乳、通乳之经验要穴是(　　)

A. 少泽　　B. 少海　　C. 带脉
D. 三阴交　　E. 至阴

141. 针灸治疗缺乳的主穴是(　　)
A. 膻中、肩井、乳根　　B. 肩井、期门、少海
C. 足二里、胃俞、命门　　D. 血海、三阴交、足三里
E. 关元、足三里、气海

142. 下列各项中能治疗气血虚弱型缺乳的穴位是(　　)
A. 肝俞　　B. 行间　　C. 足三里
D. 至阴　　E. 脾俞

143. 治疗阴挺的经验要穴是(　　)
A. 子宫　　B. 维道　　C. 带脉
D. 三阴交　　E. 至阴

144. 针灸治疗阴挺的主穴中具有益气固胞作用的穴位是(　　)
A. 气海　　B. 子宫　　C. 足三里
D. 关元　　E. 三阴交

145. 下列各项中能治疗脾虚型阴挺的穴位是(　　)
A. 肝俞　　B. 行间　　C. 足三里
D. 至阴　　E. 太溪

146. 治疗遗尿的主穴中属于俞募相配的穴位是(　　)
A. 中极、脾俞　　B. 膀胱俞、带脉　　C. 带脉、脾俞
D. 膀胱俞、维道　　E. 中极、膀胱俞

147. 针灸治疗遗尿的主穴中具有培补元气作用的穴位是(　　)
A. 气海　　B. 子宫　　C. 足三里
D. 关元　　E. 三阴交

148. 夜梦多可加用的穴位是(　　)
A. 神门　　B. 太溪　　C. 命门
D. 足三里　　E. 气海

149. 治疗急惊风兼有高热时，可在基本处方的基础上再加(　　)
A. 中脘　　B. 大椎　　C. 印堂
D. 气海　　E. 足二里

150. 针灸治疗急惊风的常用方法为(　　)
A. 补法　B. 泻法
C. 可以用补法，也可以用泻法
D. 补法与泻法交替运用　E. 平补平泻

151. 下列各项中除(　　)外皆为治疗急惊风的常用穴
A. 水沟　B. 印堂　C. 合谷
D. 太冲　E. 关元

152. 下列哪项不是治疗抽动障碍的主穴(　　)
A. 百会　B. 风池　C. 太冲
D. 合谷　E. 太溪

153. 针灸治疗肝阳化风型抽动障碍的配穴是(　　)
A. 行间、侠溪　B. 丰隆、太白　C. 风池、三阴交
D. 百会、风池　E. 神门、心俞

154. 针灸治疗阴虚风动型抽动障碍的配穴是(　　)
A. 风池、三阴交　B. 百会、风池　C. 行间、侠溪
D. 四神聪、风池　E. 风池、太溪

155. 下列哪项不是针灸治疗积滞的主穴(　　)
A. 中脘　B. 足三里　C. 上巨虚
D. 脾俞　E. 天枢

156. 针灸治疗积滞的局部选穴为(　　)
A. 中脘、天枢　B. 中脘、大横　C. 中脘、腹结
D. 下脘、天枢　E. 下脘、大横

157. 积滞出现呕吐时可选穴(　　)
A. 中脘　B. 足三里　C. 内关
D. 公孙　E. 天枢

158. 治疗疳积的经验穴是(　　)
A. 中脘　B. 足三里　C. 四缝
D. 脾俞　E. 百虫窝

159. 针灸治疗疳积的主穴为(　　)
A. 中脘、足三里、四缝　B. 脾俞、胃俞、足三里

C. 中脘、脾俞、内关　　D. 中脘、胃俞、足三里

E. 中脘、脾俞、百虫窝

160. 大便下虫可选穴(　　)

A. 中脘　　B. 足三里　　C. 四缝

D. 百虫窝　　E. 天枢

161. 下列哪项不是针灸治疗小儿脑性瘫痪的主穴(　　)

A. 百会　　B. 四神聪　　C. 悬钟

D. 脾俞　　E. 足三里

162. 针灸治疗治疗脑瘫见上肢瘫痪可再加(　　)

A. 曲池、肩髃　　B. 心俞、肺俞　　C. 环跳、丰隆

D. 大肠俞、小肠俞　　E. 肺俞、胆俞

163. 针灸治疗治疗脑瘫见腰部瘫痪可再加(　　)

A. 腰阳关　　B. 足三里　　C. 大肠俞

D. 关元　　E. 天枢

164. 治疗肝肾阴虚型注意力缺陷多动症，可在基本处方的基础上再加(　　)

A. 足三里、解溪　　B. 合谷、曲池　　C. 肾俞、太溪

D. 太溪、三阴交　　E. 太溪、照海

165. 对于注意力缺陷多动症患儿，下列各项中除(　　)外皆为须注意的事项

A. 帮助患儿培养良好的生活习惯

B. 对患儿不良行为要耐心教育

C. 关怀和爱护患儿

D. 打骂、歧视患儿

E. 对学习困难者应予指导、帮助

166. 针灸治疗注意力缺陷多动症，主穴中用泻法的穴位是(　　)

A. 百会　　B. 印堂　　C. 风池

D. 神门　　E. 内关

167. 下列哪项是治疗孤独症的主穴(　　)

A. 百会　　B. 风池　　C. 上星

D. 神门　E. 太溪

168. 针灸治疗孤独症的经外奇穴是(　　)

A. 四神聪　B. 太阳　C. 印堂

D. 当阳　E. 鱼腰

169. 孤独症出现语言障碍时的配穴是(　　)

A. 廉泉　B. 通里　C. 四神聪

D. 神门　E. 风池

170. 瘾疹的主要症状为(　　)

A. 皮肤出现皱纹、疼痛　B. 皮肤出现疱疹、流水

C. 皮肤出现风团、瘙痒　D. 皮肤出现划痕、瘙痒

E. 皮肤出现丘疹、瘙痒

171. 蛇串疮的主要症状为(　　)

A. 皮肤出现皱纹、疼痛　B. 皮肤出现水泡、刺痛

C. 皮肤出现风团、瘙痒　D. 皮肤出现划痕、瘙痒

E. 皮肤出现丘疹、瘙痒

172. 蛇串疮的主要治法为(　　)

A. 泄火解毒，清热利湿　B. 清热泻火，活血化瘀

C. 理气化痰，清热燥湿　D. 疏散风热，解毒

E. 清热泻火，燥湿化痰

173. 治疗扁平疣的主要操作(　　)

A. 围刺或点刺法、出针时摇大针孔

B. 泻法、出针时摇大针孔

C. 平补平泻、出针时按压针孔

D. 泻法、出针时按压针孔

E. 围刺或点刺法、出针时按压针孔

174. 治疗神经性皮炎的主要选穴于(　　)

A. 督脉、手太阳经　B. 足太阳经、手阳明经

C. 任脉、足太阳经　D. 手太阳经、足太阳经

E. 病变局部腧穴为主

175. 神经性皮炎的治法为(　　)

A. 清热利湿，疏风止痒　　B. 泻火解毒，清热润燥
C. 疏风止痒，清热润燥　　D. 清热解毒
E. 清热燥湿，泻火解毒

176. 针刺治疗神经性皮炎的阿是穴主要操作方法为(　　)
A. 刺络放血、补法　　B. 阿是穴围刺，并可艾灸
C. 泻法　　D. 补法
E. 刺络放血、平补平泻

177. 治疗斑秃的主要选穴位于(　　)
A. 督脉，手太阳经　　B. 足太阳经，手阳明经
C. 督脉和患部腧穴　　D. 手太阳经，足太阳经
E. 病变局部腧穴为主

178. 中医治疗斑秃的治法为(　　)
A. 清热利湿，疏风止痒　　B. 泻火解毒，清热润燥
C. 疏风止痒，清热润燥　　D. 清热解毒
E. 养血祛风，活血化瘀

179. 针刺治疗神经性皮炎的阿是穴主要操作方法为(　　)
A. 刺络放血、补法　　B. 阿是穴围刺，并可艾灸
C. 阿是穴用梅花针叩刺　　D. 补法
E. 刺络放血、平补平泻

180. 治疗疔疮的主要选穴位于那条经脉(　　)
A. 督脉　　B. 足太阳经　　C. 任脉
D. 手太阳经　　E. 足少阳经

181. 疔疮的治法为(　　)
A. 清热利湿　　B. 泻火解毒　　C. 化瘀止血
D. 清热解毒　　E. 清热燥湿

182. 针刺治疗疔疮的主要操作方法为(　　)
A. 刺络放血、补法　　B. 平补平泻　　C. 泻法
D. 补法　　E. 刺络放血、平补平泻

183. 丹毒的主要治法为(　　)
A. 泄火解毒，清热利湿　　B. 清热泻火，活血化瘀

C. 清热解毒，凉血祛瘀　　D. 理气化痰，清热燥湿
E. 疏散风热，解毒

184. 疟腮的主要病因为(　　)
A. 血分有热，复感时热火毒　　B. 胃肠积热，感受风寒
C. 正气虚弱，复感外邪　　D. 肌肤破伤，毒邪乘隙侵入
E. 感染风热疫毒

185. 女子乳头和乳房各分属于那条经脉(　　)
A. 肾、胃　　B. 肝、胃　　C. 肝、心
D. 心、胃　　E. 胃、肾

186. 乳癖病在那几条经脉(　　)
A. 肾、胃、脾　　B. 肝、胃、脾　　C. 肝、心、肾
D. 心、脾、胃　　E. 胃、肝、肾

187. 乳癖的病性为(　　)
A. 慢性恶性疾病　　B. 慢性良性疾病
C. 急性传染性疾病　　D. 急性恶性疾病
E. 急性化脓性疾病

188. 以下哪些是乳癖的主要病机(　　)
A. 胃经积热、脾胃损伤　　B. 温毒蕴结、外邪火毒侵入
C. 肝经郁火、气滞血瘀　　D. 肝经湿热，湿热蕴结乳房
E. 气滞痰凝，冲任失调

189. 治疗肠痈的主穴为(　　)
A. 阑尾、天枢、足三里　　B. 阑尾、天枢、上巨虚
C. 阑尾、下巨虚、上巨虚　　D. 下巨虚、天枢、上巨虚
E. 阑尾、天枢、神阙

190. 乳癖的治法为(　　)
A. 清热导滞、通腹调气　　B. 行气导滞、活血化瘀
C. 清热导滞、疏肝行气　　D. 通腹调气、活血化瘀
E. 行气导滞、疏肝行气

191. 以下哪些是肠痈的主要病机(　　)
A. 胃经积热、肠腑气蕴、热瘀互结

B. 温毒蕴结、肠腑气蕴、热瘀互结
C. 肝经郁火、气滞血瘀、血败肉腐
D. 肝经湿热，湿热蕴结、血败肉腐
E. 肠腑气蕴、热瘀互结、血败肉腐

192. 治疗痔疮的主要选穴位于那几条经脉(　　)
A. 督脉、足少阳经　B. 督脉、足太阳经
C. 任脉、足太阳经　D. 手太阳经、足太阳经
E. 足少阳经、足太阳经

193. 痔疮的治法为(　　)
A. 清热利湿，升提固脱　B. 行气导滞、疏肝行气
C. 清热利湿，化瘀止血　D. 通腹调气、化瘀止血
E. 升阳举陷、清热利湿

194. “可疏导肛门瘀滞之气血”是何穴的作用(　　)
A. 百会　B. 长强　C. 大肠俞
D. 上巨虚　E. 承山

195. 脱肛的治法是什么(　　)
A. 升提固脱　B. 升阳举陷　C. 清利湿热
D. 补中益气　E. 固本益肾

196. 脱肛兼见中气下陷者加穴位(　　)
A. 肺俞、关元、肾俞　B. 肺俞、膻中、肾俞
C. 肺俞、气海、三阴交　D. 脾俞、气海、三阴交
E. 脾俞、气海、足三里

197. 颈椎病表现为后项部疼痛为主属于(　　)
A. 少阳经证　B. 太阳经证　C. 阳明经证
D. 督脉证　E. 厥阴经证

198. 下列各组腧穴中，气滞血瘀型颈椎病宜选(　　)
A. 天柱、风池、悬钟、阿是穴、肝俞、肾俞
B. 颈夹脊、风池、悬钟、阿是穴、合谷、膈俞
C. 颈夹脊、后溪、悬钟、天宗、百会、外关
D. 天柱、后溪、悬钟、肩井、中脘、内关

E. 肩髃、天宗、悬钟、足三里、中脘、气海

199. 颈椎病出现恶心呕吐者，在主穴基础上可加(　　)
A. 后溪、丰隆　B. 内庭、百会　C. 中脘、内关
D. 合谷、太冲　E. 列缺、合谷

200. 腰部扭伤选用穴位(　　)
A. 阿是穴、肾俞、腰痛穴、委中
B. 阿是穴、肾俞、腰痛穴、承扶
C. 阿是穴、肾俞、秩边、承扶
D. 阿是穴、环跳、秩边、委中
E. 阿是穴、环跳、秩边、承扶

201. 陈旧性扭伤多用(　　)
A. 针刺泻法　B. 三棱针点刺　C. 拔罐
D. 艾灸法　E. 七星针扣刺法

202. 治疗腱鞘囊肿的主要操作(　　)
A. 围刺或点刺法、出针时摇大针孔
B. 泻法、出针时摇大针孔
C. 平补平泻、出针时按压针孔
D. 泻法、出针时按压针孔
E. 围刺或点刺法、出针时按压针孔

203. 治疗腱鞘炎的主穴为(　　)
A. 身柱　B. 内关　C. 外关
D. 阿是穴　E. 阳溪

204. 目赤肿痛的主要病因是(　　)
A. 外感风热时邪、肝胆火盛
B. 肝胆火盛、脾胃郁热
C. 肝胆火盛、肾虚水泛
D. 心火上炎、外感风热时邪
E. 肝胆火盛、心火上炎

205. 中医治疗目赤肿痛的治法为(　　)
A. 清热利湿、疏风止痒　B. 泻火解毒、清热润燥

C. 疏风止痒、清热润燥　　D. 清热解毒
E. 清泻风热，消肿定痛

206. 针刺治疗外感风热所致的目赤肿痛选用下列哪一组穴放血(　　)
A. 鱼际、太阳、上星　　B. 少商、至阳、上星
C. 精明、少商、外关　　D. 厉兑、太阳、上星
E. 少商、太阳、中冲

207. 麦粒肿的主要病因是(　　)
A. 外感风热时邪、肝胆火盛　　B. 外感风热、脾胃蕴热
C. 肝胆火盛、肾虚水泛　　D. 心火上炎、外感风热时邪
E. 肝胆火盛、心火上炎

208. 中医治疗麦粒肿的治法为(　　)
A. 清热利湿、疏风止痒　　B. 泻火解毒、清热润燥
C. 疏风止痒、清热润燥　　D. 清热解毒
E. 疏风清热，解毒散结

209. 针刺治疗麦粒肿选用下列哪一穴位放血(　　)
A. 太阳　　B. 少商　　C. 上星
D. 厉兑　　E. 中冲

210. 近视的主要辨证是(　　)
A. 肝肾不足、肝胆火盛　　B. 肝肾不足、脾胃蕴热
C. 肝肾不足、心脾两虚　　D. 心火上炎、心脾两虚
E. 肝胆火盛、心脾两虚

211. 近视的基本病机是(　　)
A. 肝风内动，清窍失养　　B. 肝肾亏虚，经脉瘀阻
C. 肝血亏虚，目失所养　　D. 肝火上炎，灼伤眼络
E. 目络瘀阻，目失所养

212. 耳聋、耳鸣实证的主要辨证是(　　)
A. 肝肾不足、肝胆火盛　　B. 肝胆火盛、脾胃蕴热
C. 肝肾不足、外感风邪　　D. 心火上炎、肝胆火盛
E. 肝胆火盛、外感风邪

213. 耳聋、耳鸣虚证的主要辨证是(　　)

A. 肝肾不足、心脾两虚　B. 肝胆火盛、脾胃蕴热

C. 肝肾不足、外感风邪　D. 肾气亏虚、肝肾亏虚

E. 肾气亏虚、外感风邪

214. 鼻渊的病机是(　　)

A. 风寒袭肺　B. 胆腑郁热　C. 邪壅鼻窍

D. 肝胆湿热　E. 脾胃湿热

215. 针刺治疗咽喉肿痛各种证型均含有的一个主穴为(　　)

A. 廉泉　B. 少商　C. 尺泽

D. 内庭　E. 关冲

216. 风火牙痛除主穴外外加(　　)

A. 外关、风池　B. 内庭、二间　C. 太溪、行间

D. 侠溪、行间　E. 中渚、风池

217. 胃火牙痛除主穴外外加(　　)

A. 外关、风池　B. 内庭、二间　C. 太溪、行间

D. 侠溪、行间　E. 中渚、风池

218. 以突然昏仆，不省人事，四肢厥冷为主症的病症是(　　)

A. 晕厥　B. 虚脱　C. 中风

D. 抽搐　E. 癫痫

219. 水沟、内关、涌泉为主配合治疗哪类神志病(　　)

A. 晕厥　B. 虚脱　C. 中风

D. 抽搐　E. 癫痫

220. 晕厥在选取主穴的基础上，虚证晕厥加取(　　)

A. 气海、关元　B. 合谷、太冲　C. 劳宫

D. 中脘、丰隆　E. 风池、曲池

221. 突然面色苍白、肢冷汗出、表情淡漠或烦躁不安，甚则昏迷、二便失禁、脉微欲绝为特征的危重证候是(　　)

A. 晕厥　B. 虚脱　C. 中风

D. 抽搐　E. 癫痫

222. 素髎、百会、神阙、关元、内关为主配合治疗哪类神志

病？（　　）

A. 晕厥　B. 虚脱　C. 中风

D. 抽搐　E. 癫痫

223. 晕厥在选取主穴的基础上，亡阴者加取（　　）

A. 太溪、涌泉　B. 太溪、气海　C. 太溪、合谷

D. 涌泉、水沟　E. 太溪、水沟

224. 高热是指体温超过多少度的急性症状？（　　）

A. 38 度　B. 38.5 度　C. 39 度

D. 39.5 度　E. 40 度

225. 大椎、十二井或十宣、曲池、合谷为主配合治疗哪类病？（　　）

A. 晕厥　B. 虚脱　C. 中风

D. 抽搐　E. 高热

226. 热入营血的高热在选取主穴的基础上加取（　　）

A. 尺泽、鱼际　B. 内关、血海　C. 支沟、内庭

D. 涌泉、水沟　E. 水沟、内关

227. 以四肢肌肉不随意地肌肉抽动，或兼有颈项强直、角弓反张、口噤不开等为主症的病证是（　　）

A. 晕厥　B. 虚脱　C. 中风

D. 抽搐　E. 高热

228. 水沟、内关、合谷、太冲、阳陵泉为主配合治疗什么病症？（　　）

A. 晕厥　B. 虚脱　C. 中风

D. 抽搐　E. 高热

229. 痰热化风的抽搐在选取主穴的基础上加取（　　）

A. 尺泽、鱼际　B. 大椎、曲池　C. 风池、丰隆

D. 涌泉、水沟　E. 丰隆、鱼际

（二）X 型题

230. 头痛的针灸操作哪些是正确的（　　）

A. 风门拔罐或艾灸

B. 大椎点刺出血

C. 瘀血头痛可在局部及膈俞刺络放血拔罐

D. 不可用梅花针叩刺

E. 头痛急性发作时可每日治疗2次，每次留针时间宜长

231. 厥阴头痛远端可选取( )

A. 合谷 B. 足临泣 C. 后溪

D. 内关、 E. 太冲

232. 偏头痛的基本针刺操作正确的有( )

A. 毫针泻法为主 B. 发作时以远端穴为主

C. 发作期采用较弱刺激 D. 发作期采用较强刺激

E. 不可用梅花针叩刺

233. 偏头痛针灸治疗中用于疏泄肝胆的腧穴有( )

A. 外关 B. 足临泣 C. 太冲

D. 列缺 E. 风池

234. 面痛主要发生在眼部，在主穴基础上可加( )

A. 丝竹空 B. 阳白 C. 迎香

D. 翳风 E. 外关

235. 面痛主要发生在上、下颌部，在主穴基础上可加( )

A. 瞳子髎 B. 颧髎 C. 承浆

D. 颊车 E. 翳风

236. 落枕症状表现为颈项背部强痛，低头时加重，项背部压痛明显，在主穴基础上可加( )

A. 大椎 B. 束骨 C. 天宗

D. 肩井 E. 内关

237. 治疗落枕的远端主穴是( )

A. 劳宫 B. 后溪 C. 内关

D. 悬钟 E. 外劳宫

238. 患者肩外侧疼痛，遇风寒疼痛加剧，得温痛减，舌淡，苔薄白，脉浮，除局部穴外，还可选取( )

A. 合谷 B. 风池 C. 外关

D. 膈俞　　E. 气海

239. 气滞血瘀型漏肩风在主穴基础上，可以选取(　　)

A. 足三里　　B. 列缺　　C. 内关

D. 膈俞　　E. 阴陵泉

240. 臂丛神经痛以腋下痛为主者，在主穴基础上可选择(　　)

A. 极泉　　B. 少海　　C. 曲池

D. 通里　　E. 合谷

241. 下列经脉中，与臂丛神经痛密切相关的有(　　)

A. 手阳明大肠经　　B. 手太阳小肠经　　C. 手少阴心经

D. 手少阳三焦经　　E. 手太阴肺经

242. 肘劳的病位在(　　)

A. 手太阳经筋　　B. 手少阳经筋　　C. 手阳明经筋

D. 手太阴经筋　　E. 手厥阴经筋

243. 关于肘劳的针灸治疗，下列叙述正确的是(　　)

A. 采用毫针泻法

B. 在局部压痛点采用多向透刺法或齐刺法

C. 局部可加温和灸

D. 局部可加电针

E. 局部不可做隔姜灸

244. 针灸治疗腰痛的主穴是(　　)

A. 昆仑　　B. 申脉　　C. 阿是穴

D. 委中　　E. 大肠俞

245. 关于腰痛治疗的论述正确是(　　)

A. 寒湿腰痛或肾虚腰痛可用灸法

B. 瘀血腰痛在阿是穴用刺络拔罐

C. 痛势较急者委中点刺放血

D. 疼痛在腰脊两侧者可加申脉

E. 取穴以局部阿是穴及足阳明经穴为主

246. 有关针灸治疗坐骨神经痛的叙述，正确的是(　　)

A. 以通经止痛为法

B. 以足太阳、足少阳经穴为主

C. 属于气血不足者配足三里、三阴交

D. 腰部取腰夹脊

E. 向下肢的放射样针感以多次重复出现为佳

247. 坐骨神经痛下肢外侧疼痛明显者，可选择( )

A. 昆仑 B. 环跳 C. 阳陵泉

D. 悬钟 E. 丘墟

248. 治疗眩晕虚证的主穴方有

A. 百会 B. 风池 C. 肝俞

D. 肾俞 E. 足三里

249. 治疗眩晕虚证的治法包括

A. 益气养血 B. 平肝潜阳 C. 补肾益精

D. 开窍醒神 E. 化痰定眩

250. 以半身不遂，肌肤不仁，舌强语謇，口角歪斜，而无意识障碍为主症者，属( )

A. 中风 B. 中脏腑 C. 中经络

D. 假性延髓麻痹 E. 中风先兆

251. 中风中脏腑选用的主穴有

A. 水沟 B. 百会 C. 内关

D. 三阴交 E. 曲池

252. 假性延髓麻痹的治法包括( )

A. 祛痰化浊 B. 通关利窍 C. 开窍醒神

D. 调神导气 E. 疏通经络

253. 假性延髓麻痹的主穴不包括

A. 水沟 B. 廉泉 C. 金津玉液

D. 咽后壁 E. 风池

254. 假性延髓麻痹的主症不包括

A. 软腭、咽喉、舌肌运动障碍

B. 吞咽、发音、讲话困难

C. 咽反射存在

D. 下颌反射增强

E. 常出现强哭强笑

255. 针灸治疗面瘫的主穴有

A. 阳白　B. 颧髎　C. 颊车

D. 地仓　E. 翳风

256. 面瘫气血不足证在主穴方的基础上加上

A. 风池　B. 列缺　C. 足三里

D. 气海　E. 外关

257. 面瘫出现目合困难应在主穴方的基础上加上

A. 风池　B. 列缺　C. 攒竹

D. 昆仑　E. 外关

258. 行痹的配穴有

A. 膈俞　B. 关元　C. 血海

D. 阴陵泉　E. 足三里

259. 着痹的配穴有

A. 肾俞　B. 关元　C. 大椎

D. 阴陵泉　E. 足三里

260. 热痹的配穴有

A. 曲池　B. 关元　C. 大椎

D. 阴陵泉　E. 足三里

261. 痿证的针刺操作哪些是正确的

A. 足三里、三阴交用补法

B. 夹脊穴用平补平泻法

C. 曲池用泻法

D. 大椎、尺泽可用三棱针点刺出血

E. 肢体穴位可加用灸法

262. 痿证肝肾亏损型可选取(　　)穴

A. 肝俞　B. 肾俞　C. 太溪

D. 内关　E. 太冲

263. 痫病的针刺操作哪些是正确的

A. 水沟用雀啄手法 B. 太冲用泻法 C. 丰隆用泻法
D. 内关用补法 E. 百会可加灸法

264. 痫病发作期和间歇期都选取的腧穴为(　　)
A. 督脉 B. 任脉 C. 手厥阴经
D. 足厥阴经 E. 足阳明经

265. 治疗狂证痰热瘀结型取穴时，除主穴外还应选取(　　)
A. 膈俞 B. 血海 C. 丰隆
D. 中脘 E. 三阴交

266. 治疗癫证和狂证都选取哪条经脉的腧穴(　　)
A. 督脉 B. 任脉 C. 手厥阴经
D. 足厥阴经 E. 手少阴经

267. 治疗颤证髓海不足型取穴时，除主穴外还应选取（　　）
A. 太溪 B. 神阙 C. 百会
D. 肾俞 E. 三阴交

268. 治疗颤证选取哪条经脉的腧穴（　　）
A. 督脉 B. 手少阳经 C. 手厥阴经
D. 足厥阴经 E. 足少阳经

269. 治疗不寐的主穴，包括(　　)
A. 百会 B. 神门 C. 三阴交
D. 照海 E. 申脉

270. 治疗不寐肝火扰心型，除主穴外还可选取(　　)穴
A. 风池 B. 肝俞 C. 行间
D. 侠溪 E. 太冲

271. 下列腧穴中，治疗郁证的主穴是(　　)
A. 百会 B. 神门 C. 内关
D. 四神聪 E. 膻中

272. 郁证心神失养型可加取(　　)穴
A. 通里 B. 心俞 C. 神门
D. 内关 E. 百会

273. 治疗痴呆的主穴中，具有调脑神作用的腧穴是(　　)

A. 百会　　B. 神庭　　C. 内关

D. 四神聪　　E. 印堂

274. 痴呆气血不足型可加取(　　)穴

A. 关元　　B. 气海　　C. 足三里

D. 三阴交　　E. 血海

275. 治疗心悸的主穴中，厥阴俞的作用是(　　)

A. 益心气　　B. 宁心神　　C. 调气机

D. 安心神　　E. 定悸

276. 心悸阴虚火旺型可加取(　　)穴

A. 三阴交　　B. 肾俞　　C. 然谷

D. 太溪　　E. 复溜

277. 针灸治疗感冒的基本处方是(　　)

A. 列缺　　B. 合谷　　C. 大椎

D. 风池　　E. 太阳

278. 针灸治疗体虚感冒，在选取主穴的基础上可加(　　)

A. 足三里　　B. 肺俞　　C. 太渊

D. 关元　　E. 外关

279. 针灸治疗外感咳嗽的基本处方是(　　)

A. 列缺　　B. 肺俞　　C. 中府

D. 合谷　　E. 膏肓

280. 针灸治疗内伤咳嗽的基本处方是(　　)

A. 足三里　　B. 肺俞　　C. 太渊

D. 三阴交　　E. 中府

281. 针灸治疗哮喘实证可选用(　　)

A. 膻中　　B. 列缺　　C. 肺俞

D. 尺泽　　E. 膏肓

282. 患者哮喘声低气怯，气息短促，呼多稀少，动则喘甚，耳鸣，腰膝酸软，舌淡，苔薄白，脉沉细。治疗除主穴外，宜配用的腧穴是(　　)

A. 气海　　B. 膻中　　C. 天突

D. 阴谷　　E. 关元

283. 善于治疗疟疾的腧穴是(　　)

A. 大椎　　B. 风府　　C. 合谷

D. 陶道　　E. 风门

284. 针灸治疗疟疾的基本处方是(　　)

A. 大椎　　B. 后溪　　C. 陶道

D. 中渚　　E. 间使

285. 针灸治疗呕吐的基本处方(　　)

A. 中脘　　B. 胃俞　　C. 足三里

D. 内关　　E. 章门

286. 热邪内蕴所致的呕吐，在主穴基础上，可加(　　)

A. 商阳、内庭　　B. 金津、玉液点刺出血　　C. 脾俞、神阙

D. 膻中、丰隆　　E. 肝俞、太冲

287. 针灸治疗呃逆的基本处方是(　　)

A. 膈俞　　B. 内关　　C. 中脘

D. 足三里　　E. 膻中

288. 胃阴不足所致的呃逆，在主穴基础上，可加(　　)

A. 胃俞　　B. 内庭　　C. 脾俞

D. 三阴交　　E. 太冲

289. 取中脘穴治疗胃痛，主要原因是(　　)

A. 任脉经穴　　B. 近部取穴　　C. 胃的募穴

D. 八会穴之一　　E. 足阳明经的交会穴

290. 针灸治疗胃痛的临床多用(　　)

A. 以胃之下合穴、募穴为主

B. 选用脾、胃经穴为主

C. 针用补法，可加用灸法

D. 疼痛发作时，远端穴持续行针 1～3 分钟，直到痛止或缓解

E. 足三里、内关、中脘

291. 急性腹痛的疼痛特点是(　　)

A. 胃脘以下、耻骨毛际以上部位疼痛

B. 发病急骤，痛势剧烈，痛时拒按

C. 多为虚证，或虚实兼夹

D. 多为实证

E. 病程较长，痛势缠绵

292. 针灸治疗胃痛的临床基本治疗方法是(　　)

A. 以胃之下合穴及大肠、小肠募穴为主

B. 通调腑气，缓急止痛

C. 足三里、天枢、关元

D. 疼痛发作时，足三里持续行针 1～3 分钟，直到痛止或缓解

E. 毫针刺，虚补实泻；寒证可用艾灸

293. 胁痛的辨证分型主要包括下列哪些类型(　　)

A. 肝气郁结　B. 气滞血瘀　C. 肝胆湿热

D. 肝脾不和　E. 肝阴不足

294. 肝气郁结型胁痛在主穴的基础上还应选取下列哪些腧穴(　　)

A. 内关　B. 行间　C. 膈俞

D. 阳陵泉　E. 肝俞

295. 急性泄泻包括下列哪些证型(　　)

A. 寒湿内盛　B. 肝气乘脾　C. 肠腑湿热

D. 食滞肠胃　E. 脾气虚弱

296. 慢性泄泻不包括下列哪些证型(　　)

A. 肠腑湿热　B. 肝气乘脾　C. 脾气虚弱

D. 肾阳虚衰　E. 食滞肠胃

297. 针灸治疗痢疾的主穴包括下列哪些腧穴(　　)

A. 天枢　B. 上巨虚　C. 合谷

D. 三阴交　E. 长强

298. 痢疾可分为下列哪些类型(　　)

A. 湿热痢　B. 寒湿痢　C. 疫毒痢

D. 噤口痢　　E. 休息痢

299. 针灸治疗便秘的主穴包括下列哪些腧穴(　　)

A. 天枢　　B. 上巨虚　　C. 三阴交

D. 大肠腧　　E. 支沟

300. 便秘可分为下列哪些类型(　　)

A. 热秘　　B. 气秘　　C. 冷秘

D. 气虚秘　　E. 血虚秘

301. 治疗实证癃闭的主穴包括下列哪些腧穴(　　)

A. 中极　　B. 膀胱俞　　C. 秩边

D. 阴陵泉　　E. 三阴交

302. 癃闭的主症包括(　　)

A. 排尿困难　　B. 小便点滴而下

C. 甚至小便闭塞不通　　D. 小便次数增多

E. 小便次数减少

303. 针灸治疗阳痿的主穴包括下列哪些腧穴(　　)

A. 关元　　B. 三阴交　　C. 肾俞

D. 命门　　E. 志室

304. 遗精的治疗主穴包括下列哪些(　　)

A. 关元　　B. 志室　　C. 三阴交

D. 肾俞　　E. 次髎

305. 消渴的主症包括下列哪些(　　)

A. 多饮　　B. 多食　　C. 多尿

D. 形体消瘦　　E. 尿有甜味

306. 肾虚型月经不调宜选用(　　)

A. 照海　　B. 命门　　C. 肾俞

D. 足三里　　E. 太溪

307. 治疗月经后期的基本处方是(　　)

A. 照海　　B. 关元　　C. 归来

D. 气海　　E. 三阴交

308. 气血不足型痛经宜选用(　　)

A. 太溪　　B. 命门　　C. 三阴交
D. 足三里　　E. 气海

309. 治疗实证痛经的基本处方是(　　)
A. 中极　　B. 关元　　C. 地机
D. 十七椎　　E. 三阴交

310. 血滞经闭宜选用(　　)
A. 太溪　　B. 命门　　C. 三阴交
D. 中极　　E. 血海

311. 治疗痰湿阻滞型经闭可选用穴位是(　　)
A. 中极　　B. 血海　　C. 丰隆
D. 阴陵泉　　E. 三阴交

312. 肾阴虚型崩漏宜选用(　　)
A. 太溪　　B. 肾俞　　C. 三阴交
D. 中极　　E. 血海

313. 治疗血瘀型崩漏可选用穴位是(　　)
A. 太冲　　B. 血海　　C. 丰隆
D. 阴陵泉　　E. 足三里

314. 脾虚痰凝型绝经前后诸症可选用(　　)
A. 丰隆　　B. 脾俞　　C. 三阴交
D. 肾俞　　E. 关元

315. 治疗肝郁气滞型绝经前后诸症可配用的穴位是(　　)
A. 太冲　　B. 血海　　C. 丰隆
D. 阴陵泉　　E. 合谷

316. 肾虚型带下病可选用(　　)
A. 丰隆　　B. 脾俞　　C. 三阴交
D. 肾俞　　E. 关元

317. 治疗带下病主穴可采用泻法的穴位是(　　)
A. 太冲　　B. 血海　　C. 三阴交
D. 阴陵泉　　E. 合谷

318. 瘀滞胞宫型不孕症可选用(　　)

A. 血海 B. 膈俞 C. 三阴交
D. 肾俞 E. 关元

319. 治疗痰湿阻滞型不孕症可配用的穴位是(　　)
A. 太冲 B. 血海 C. 命门
D. 阴陵泉 E. 丰隆

320. 气血虚弱型胎位不正可选用(　　)
A. 血海 B. 脾俞 C. 三阴交
D. 足三里 E. 关元

321. 治疗气机郁滞型胎位不正可配用的穴位是(　　)
A. 肝俞 B. 血海 C. 命门
D. 行间 E. 足三里

322. 治疗滞产，以下哪两个穴位相配伍可理气行血、催产下胎(　　)
A. 血海 B. 脾俞 C. 三阴交
D. 足三里 E. 合谷

323. 腹痛剧烈的滞产可选用的穴位是(　　)
A. 合谷 B. 三阴交 C. 地机
D. 行间 E. 足三里

324. 治疗肝气郁结型缺乳，以下哪两个穴位相配(　　)
A. 行间 B. 气海 C. 三阴交
D. 期门 E. 太冲

325. 治疗痰浊阻络型缺乳，以下哪两个穴位相配(　　)
A. 丰隆 B. 中脘 C. 地机
D. 太冲 E. 足三里

326. 治疗肾虚型阴挺，可选用的配穴是(　　)
A. 行间 B. 气海 C. 三阴交
D. 肾俞 E. 太溪

327. 治疗阴挺的主穴是(　　)
A. 百会 B. 气海 C. 子宫
D. 维 E. 足三里

328. 治疗肾气不足型遗尿，可选用的配穴是(　　)
A. 行间　B. 气海　C. 命门
D. 肾俞　E. 太溪
329. 治疗肝经郁热型遗尿，可选用的配穴是(　　)
A. 血海　B. 曲池　C. 肝俞
D. 蠡沟　E. 太冲
330. 治疗慢惊风的基本处方是(　　)
A. 印堂　B. 百会　C. 足三里
D. 气海　E. 太冲
331. 治疗急惊风，可点刺出血的穴位是(　　)
A. 大椎　B. 十宣　C. 十二井
D. 曲池　E. 太冲
332. 抽动障碍出现睡眠不足的症状可配穴(　　)
A. 太溪　B. 安眠　C. 神门
D. 三阴交　E. 四神聪
333. 脾虚痰聚型抽动障碍可配穴(　　)
A. 足三里　B. 太白　C. 脾俞
D. 阴陵泉　E. 丰隆
334. 治疗脾胃虚弱型的积滞可配穴(　　)
A. 脾俞　B. 中脘　C. 胃俞
D. 大横　E. 天枢
335. 治疗乳食内积的配穴是(　　)
A. 梁门　B. 建里　C. 脾俞
D. 膏肓　E. 胃俞
336. 治疗脾胃失和型的疳积可配穴(　　)
A. 胃俞　B. 章门　C. 足三里
D. 气海　E. 太冲
337. 治疗干疳的配穴是(　　)
A. 神阙　B. 气海　C. 脾俞
D. 膏肓　E. 胃俞

338. 治疗肝肾不足型脑瘫的配穴( )

A. 脾俞 B. 肝俞 C. 胃俞

D. 大肠俞 E. 肾俞

339. 治疗痰瘀阻络型脑瘫的配穴( )

A. 丰隆 B. 血海 C. 脾俞

D. 膈俞 E. 胃俞

340. 治疗肝肾阴虚型注意力缺陷多动症的配穴( )

A. 太溪 B. 肝俞 C. 胃俞

D. 三阴交 E. 肾俞

341. 注意力缺陷多动症出现盗汗时可配穴( )

A. 阴郄 B. 复溜 C. 血海

D. 膈俞 E. 神门

342. 针灸治疗肾精亏虚型孤独症可配穴( )

A. 太溪 B. 肾俞 C. 神门

D. 三阴交 E. 四神聪

343. 心肝火旺型抽动障碍可配穴( )

A. 劳宫 B. 行间 C. 曲池

D. 神门 E. 太冲

344. 以下哪些是瘾疹的主要病因( )

A. 风邪侵袭 B. 胃肠积热 C. 感受风寒

D. 阴血不足 E. 感染疫毒

345. 瘾疹的针刺取穴经脉( )

A. 手阳明经 B. 足少阴经 C. 足太阴经

D. 手太阳经 E. 手太阴经

346. 以下哪些是蛇串疮的主要辨证( )

A. 肝经火毒 B. 胃肠积热 C. 脾经湿热

D. 阴血不足 E. 余邪留滞

347. 治疗扁平疣的主穴为( )

A. 曲池 B. 内关 C. 外关

D. 阿是穴 E. 合谷

348. 治疗神经性皮炎的主穴为(　　)
A. 阿是穴　B. 合谷　C. 曲池
D. 血海　E. 膈俞
349. 治疗斑秃的主穴为(　　)
A. 阿是穴　B. 百会　C. 风池
D. 肝俞　E. 膈俞
350. 治疗疔疮的主穴为(　　)
A. 身柱　B. 灵台　C. 承山
D. 合谷　E. 委中
351. 以下哪些是丹毒的主要病因(　　)
A. 血分有热，复感时热火毒　B. 胃肠积热，感受风寒
C. 正气虚弱，复感外邪　D. 肌肤破伤，毒邪乘隙侵入
E. 感染时疫毒邪
352. 丹毒的针刺取穴经脉(　　)
A. 手阳明经　B. 足少阴经　C. 督脉
D. 手太阳经　E. 手太阴经
353. 以下哪些是丹毒的主要证型(　　)
A. 温邪在表　B. 温毒蕴结　C. 温毒内陷
D. 肝经湿热　E. 湿热下注
354. 治疗痄腮的主穴为(　　)
A. 翳风　B. 颊车　C. 外关
D. 合谷　E. 关冲
355. 以下哪些是乳痈的主要病因(　　)
A. 胃经积热　B. 温毒蕴结　C. 肝经郁火
D. 肝经湿热　E. 外邪火毒侵入
356. 治疗乳痈的主穴为(　　)
A. 足三里　B. 膻中　C. 期门
D. 内关　E. 肩井
357. 治疗乳癖的主穴为(　　)
A. 膻中　B. 乳根　C. 屋翳

D. 太冲　E. 期门

358. 治疗肠痈的主穴为(　　)

A. 阑尾　B. 天枢　C. 屋翳

D. 上巨虚　E. 期门

359. 治疗痔疮的主穴为(　　)

A. 会阳　B. 长强　C. 承山

D. 次髎　E. 二白

360. 针刺治疗脱肛的主穴是什么(　　)

A. 百会　B. 长强　C. 大肠俞

D. 承山　E. 承扶

361. 颈椎病取穴以(　　)经的腧穴为主

A. 督脉　B. 手三阳经　C. 手三阴经

D. 足三阳经　E. 足三阴经

362. 患者左侧颈项部疼痛 2 年，遇寒疼痛明显，伴有左上肢麻木无力，除选择颈夹脊、天柱、风池、曲池、悬钟、阿是穴外，还可选取(　　)

A. 合谷　B. 列缺　C. 膈俞

D. 天宗　E. 肾俞

363. 扭伤多选用穴位

A. 申脉　B. 内关　C. 丘墟

D. 梁丘　E. 解溪

364. 扭伤多选用穴位

A. 申脉　B. 膝眼　C. 膝阳关

D. 梁丘　E. 解溪

365. 治疗目赤肿痛的主穴为(　　)

A. 合谷　B. 太冲　C. 风池

D. 睛明　E. 太阳

366. 治疗麦粒肿的主穴为(　　)

A. 太阳　B. 攒竹　C. 二间

D. 鱼腰　E. 内庭

367. 针刺治疗近视主穴为(　　)
A. 承泣　B. 睛明　C. 太阳
D. 风池　E. 养老

368. 针刺治疗耳聋、耳鸣虚证的主穴为(　　)
A. 翳风　B. 听宫　C. 太溪
D. 肾俞　E. 养老

369. 针刺治疗耳聋、耳鸣实证的主穴为(　　)
A. 听宫　B. 翳风　C. 听会
D. 侠溪　E. 中渚

370. 针刺治疗鼻渊的主穴为(　　)
A. 列缺　B. 合谷　C. 迎香
D. 印堂　E. 通天

371. 咽喉肿痛主要辨证是(　　)
A. 外感风热　B. 脾胃蕴热　C. 肺胃实热
D. 心火上炎　E. 肾阴不足

372. 针刺治疗咽喉肿痛外感风热型的主穴为(　　)
A. 廉泉　B. 少商　C. 尺泽
D. 内庭　E. 养老

373. 针刺治疗咽喉肿痛肾阴不足型的主穴为(　　)
A. 廉泉　B. 太溪　C. 照海
D. 鱼际　E. 中渚

374. 牙痛的主要辨证是(　　)
A. 阳明火邪牙痛　B. 肝胆火盛牙痛　C. 脾胃蕴热牙痛
D. 风火牙痛　E. 肾虚牙痛

375. 针刺治疗牙痛的主穴为(　　)
A. 合谷　B. 翳风　C. 颊车
D. 侠溪　E. 下关

376. 晕厥的针灸操作哪些是正确的(　　)
A. 水沟泻法　B. 涌泉用平补平泻法　C. 内关用补法
D. 水沟用补法　E. 内关用泻法

377. 虚脱的亡阳者加取那些穴位(　　)

A. 气海　B. 太冲　C. 合谷

D. 足三里　E. 太溪

378. 高热病症治疗常采用的操作方法是(　　)

A. 大椎刺络拔罐　B. 十宣、井穴点穴出血

C. 温灸　D. 毫针刺平补平泻

E. 不可拔罐

379. 抽搐病症治疗常采用的操作方法是(　　)

A. 水沟向上斜刺 0.5 寸，雀啄法捣刺

B. 大椎刺络拔罐

C. 十宣可点刺出血温灸

D. 毫针刺平补平泻

E. 毫针刺用补法

二、填空题

380. 头痛以后枕部为主，或下连于项者属于________头痛。

381. 头痛部位在巅顶部，或连于目系者属于________头痛。

382. 偏头痛兼见头痛昏沉，胸脘痞闷，苔白腻，脉滑者辨证为________，除主穴外还可选取的穴位有________和________。

383. 面痛总的治法为________、________。

384. 落枕症状表现为颈项背部强痛，低头时加重，项背部压痛明显者，为________、________经筋络受损。

385. 患者肩部酸痛，劳累加重，伴眩晕、四肢乏力，舌淡，苔薄白，脉细弱，诊断为________型漏肩风，在主穴基础上可加________、________。

386. 臂丛神经痛以肩前部痛为主，疼痛和麻木可向臂外桡侧放射者为________经证。

387. 肘劳可概括现代医学中的________、________和________。

388. 腰痛以腰脊中部为主者配________，以腰脊两侧为主者配________。

389. 坐骨神经痛取穴以________和________经穴为主。

390. 眩晕是以自觉________或________为主症的病证。

391. 眩晕的病位在________与________、________、________相关。

392. 眩晕病机是________、________、________、________扰乱清窍，或________、________、________。

393. 眩晕实证主穴是________、________、________、________，虚证主穴是________、________、________、________、________。

394. 高血压的病位在________、________；病机是________、________，病之本为________、病之标为________、________、________内生。

395. 高血压主穴是________、________、________、________、________、________；

396. 中风是以________、________、________、________、________或________、________。

397. 中风病位在________，病变涉及________、________、________、________；病机是________、________、________、________、________。

398. 假性延髓麻痹的病位在________，累及________、________，属于中医________、________的范畴。

399. 假性延髓麻痹的病机是________；主症为________、________。

400. 假性延髓麻痹的主穴是________、________、________、________、________、________、________。

401. 面瘫病位在________，与________、________有关；病机是________、________。

402. 面瘫主穴是________、________、________、________、________、________。

403. 痹证是以肢体关节及肌肉________、________、________、________，甚或________等为主症病证。

404. 痹证病机是________、________。

405. 痿证为病，与________、________、________和________脏有关。

406. 痫病的病机主要与________、________、________、________有关。

407. 癫狂的病因多与________、________及________有关。

408. 颤证病位在________，病变脏腑主要在________。

409. 不寐与奇经八脉中的________、________功能失衡，阳盛阴衰，阴阳失交有关。

410. 治疗郁证的主穴中内关与膻中相配，起到________、________的作用。

411. 痴呆的病机为________、________。

412. 治疗心悸的主穴中属于俞募配穴的是________和________。

413. 针灸治疗感冒的主穴有列缺、________、________、________、________。

414. 针灸治疗外感咳嗽以________、________经穴为主。

415. 针灸治疗内伤咳嗽以________、________和________经穴为主。

416. 针灸治疗哮喘实证以________和________经穴为主。

417. 针灸治疗哮喘虚证以相应背俞穴________和________经穴为主。

418. 针灸治疗疟疾以________、________和________经穴为主。

419. 呕吐的针灸治法为和胃降逆、理气止呕，应以________和________经穴为主。

420. 呃逆的针灸治法为宽胸利膈，和胃降逆，应以________、________和________经穴为主。

421. 针灸治疗胃腑疾病常用的要穴有________、________、内关。

423. 腹痛的针灸治法为通调腑气，缓急止痛，应以________、________、及________为主。

424. 胁痛与________（脏腑）关系最为密切。

425. 泄泻患者根据临床表现不同，大便溏薄者称为“________”，大便如水注者称为“________”。

426. 症见大便次数增多，粪中带有黏液脓血，腹痛，里急后重，诊断为________。

427. 针灸治疗便秘的主穴包括________、________、________、________。

428. 癃闭患者根据症状轻重不同，点滴而下，病势较缓为________，欲溲不下，病势较急为________。

429. 月经先后无定期辨证分型包括________、________、________。

430. ________是治疗痛经的经验效穴。

431. ________有活血调经作用，为治疗闭经的效穴。

432. 崩漏实证的治疗多选取________、________经穴为主。

433. 绝经前后诸症的治疗原则是________。

434. 带下色黄，稠黏，如脓如涕，气秽臭，阴中瘙痒，小腹作痛，小便短赤，身热，口苦咽干，舌红，苔黄，脉滑数，辨证为________，除主穴外还可选取的穴位有________和________、________。

435. 肾虚不孕除主穴外还可选取的穴位有________和________。

436. 气血虚弱型胎位不正除主穴外还可选取的穴位有________和________。

437. 滞产总的治法为________、________。

438. 缺乳总的治法为________、________。

439. 阴挺总的治法为________、________。

440. 神疲乏力，面色苍白，肢冷畏寒，白天小便亦多，舌淡，苔薄白，脉沉细无力，辨证为________型遗尿，可选用的配穴为________、________、________。

441. 惊风总的治法为________、________。

442. 抽动障碍总的治法为________、________。

443. 积滞总的治法为________、________。

444. 疳积总的治法为________、________。

445. 语言发育迟缓，流涎不禁，食少，便溏，舌淡，苔白，脉细弱，辨证为________型小儿脑性瘫痪，配穴可选用________、________。

446. 注意力缺陷多动症总的治法为________、________。

447. 孤独症总的治法为________、________。

448. 瘾疹的主要证型有：风热袭表、风寒袭表、________、________。

449. 蛇串疮的主要证型有肝经火毒、________、________。

450. 针灸治疗扁平疣的主穴是阿是穴、________、________。

451. 针灸治疗神经性皮炎的主穴是阿是穴、________、________、________。

452. 斑秃的病机是：________或________导致________。

453. 疔疮的病机是________、________。

454. 丹毒的主要证型有火毒夹风、________、________。

455. 痄腮的主要证型有温毒在表、________、________。

456. 乳痈的病机是________、________。

457. 乳癖的病机是________、________。

458. 肠痈的病机是________、________。

459. 痔疮的病机是________、________。

460. 针灸治疗脱肛的主穴是________、________、________、________。

461. 颈椎病表现为颈肩部酸痛，兼眩晕乏力者，辨证属于________，在主穴基础上可加________、________。

462. 针灸治疗肩部扭伤的主穴是肩髃、________、________。

463. 针灸治疗腱鞘囊肿的主穴是________。

464. 目赤肿痛的病机是：________、________。

465. 麦粒肿的病机是：积热与外风相搏，________、________，以致眼睑红肿，熟腐化为脓液。

466. 近视的病机是：________、________。

467. 耳聋、耳鸣的病机是：________、________。

468. 鼻渊的病机是：________。

469. 咽喉肿痛的证型有外感风热、________、________。

470. 牙痛的治法为________，以手、足阳明经穴为主。

471. 晕厥兼兼呼吸急促，牙关禁闭，舌淡，苔薄白，脉沉弦为________症，宜加取________、________穴。

472. 虚脱病症是以选取________、________和________经穴位为主。

473. 肺卫热盛型高热加取________、________、________穴位。

474. 血虚生风型抽搐加取________、________穴位。

三、名词解释

475. 头痛

476. 偏头痛

477. 面痛

478. 落枕

479. 漏肩风

480. 臂丛神经痛

481. 肘劳

482. 腰痛

483. 坐骨神经痛

484. 眩晕

485. 高血压

486. 中风

487. 假性延髓麻痹

488. 面瘫

489. 倒错

490. 痹症

491. 痿证

492. 痫病

493. 癫证

494. 狂证

495. 颤证

496. 不寐
497. 郁证
498. 梅核气
499. 痴呆
500. 心悸
501. 感冒
502. 咳嗽
503. 哮喘
504. 疟疾
505. 呃逆
506. 腹痛
507. 胁痛
508. 泄泻
509. 痢疾
510. 便秘
511. 癃闭
512. 阳痿
513. 遗精
514. 消渴
515. 月经先期
516. 痛经
517. 经闭
518. 崩漏
519. 绝经前后诸症
520. 带下病
521. 不孕症
522. 胎位不正
523. 滞产
524. 缺乳
525. 阴挺

526. 遗尿
527. 惊风
528. 抽动障碍
529. 积滞
530. 疳积
531. 小儿脑性瘫痪
532. 注意力缺陷多动症
533. 孤独症
534. 瘾疹
535. 蛇串疮
536. 扁平疣
537. 神经性皮炎
538. 斑秃
539. 疔疮
540. 丹毒
541. 痄腮
542. 乳痈
543. 乳癖
544. 肠痈
545. 痔疮
546. 脱肛
547. 颈椎病
548. 扭伤
549. 腱鞘囊肿
550. 目赤肿痛
551. 麦粒肿
552. 近视
553. 耳聋
554. 耳鸣
555. 鼻渊

556. 咽喉肿痛
557. 牙痛
558. 晕厥
559. 虚脱
560. 壮热（高热）
561. 抽搐

四、简答题

562. 根据头痛的部位，如何辨证归经选取穴位进行治疗，为什么？
563. 根据头痛的临床表现，如何辨证配取穴位？
564. 针刺治疗偏头痛的主穴是什么？为什么？
565. 针刺治疗偏头痛的操作要点是什么？
566. 根据面痛的不同部位，如何选取穴位？
567. 针刺治疗面痛的选穴方义？
568. 针刺治疗落枕的主穴是什么？
569. 针刺治疗落枕的经验穴是什么？
570. 针刺治疗落枕如何操作？
571. 针刺治疗漏肩风的应选取哪些主要穴位？如何辨证取穴？
572. 漏肩风针刺治疗处方的方义是什么？
573. 臂丛神经痛如何根据经络进行辨证取穴？
574. 臂丛神经痛针刺治疗的操作要点是什么？
575. 肘劳如何按照经络辨证归经？
576. 针刺治疗肘劳的如何选取穴位？有何意义？
577. 针刺治疗腰痛的主穴是什么？为什么选取？
578. 针刺治疗腰痛如何辨证施治？
579. 坐骨神经痛的经络辨证是什么？
580. 坐骨神经痛的取穴方义是什么？
581. 风池、百会、内关、太冲治疗何种原因引起的眩晕？为什么？
582. 肝阳上亢引起的眩晕在主穴的基础上应加取哪些穴位？
583. 气血虚弱引起的眩晕应在主穴的基础上配哪些穴位？
584. 简述高血压的病因。

585. 高血压的主穴是什么？如何操作？

586. 肝阳上亢引起的高血压除主穴外还可配哪些穴位？

587. 中风闭证和脱证如何鉴别诊断？

588. 针刺治疗中风中经络选取那些穴位？如何操作？

589. 针刺治疗中风脱证的取穴和方义是什么？

590. 假性延髓麻痹的针刺治疗选穴是什么？

591. 治疗假性延髓麻痹选用金津、玉液的操作方法是什么？

592. 面瘫主症有哪些？

593. 治疗面瘫时选取哪些穴位？为什么？

594. 行痹、痛痹、着痹、热痹辨证要点是什么？

595. 痹证在选取阿是穴和局部穴位的基础上，根据感邪的性质不同，还应配取哪些穴位？

596. 痿证的治疗取穴和方义是什么？

597. 针刺治疗痿证常选取哪经的循行路线进行排刺？为什么？

598. 痫证的治疗取穴和方义是什么？

599. 中风的中经络、中脏腑和痫证发作期相同的取穴是什么？

600. 简述癫证与狂证治疗取穴的不同点。

601. 针灸治疗癫狂的选穴是什么？

602. 针灸治疗癫狂的取穴方义是什么？

603. 针刺治疗颤证的主穴是什么？方义是什么？

604. 针灸治疗不寐时的辨证选穴是什么？

605. 针灸治疗不寐时的操作是什么？

606. 针灸治疗郁证的选穴方义是什么？

607. 简述治疗梅核气的治法及处方。

608. 针灸治疗痴呆的选穴是什么？为什么？

609. 针灸治疗痴呆的操作是什么？

610. 针灸治疗心悸的辨证选穴是什么？其中体现了什么腧穴配伍关系？

611. 针灸治疗心悸的取穴方义是什么？

612. 针灸治疗感冒如何辨证取穴？为什么？

613. 针灸治疗内伤咳嗽的主穴是什么？为什么？
614. 针灸治疗外感咳嗽的操作是什么？
615. 针灸治疗外感咳嗽与内伤咳嗽有何区别？
616. 针灸治疗哮喘的主穴及取穴方义是什么？
617. 穴位敷贴法治疗哮喘的具体操作是什么？
618. 针灸治疗疟疾的辨证选穴是什么？为什么？
619. 针灸治疗疟疾的操作是什么？
620. 针灸治疗呕吐的治疗原则及主穴？怎样操作？
621. 针灸治疗呕吐的取穴方义是什么？
622. 针灸治疗呃逆的主穴是什么？
623. 针灸治疗呃逆时怎样操作？
624. 针灸治疗胃痛的主穴是什么？为什么？
625. 针刺治疗急性胃痛时如何操作？
626. 针灸治疗腹痛的选取的经穴是什么？为什么？
627. 针灸治疗腹痛时怎样操作？
628. 针灸治疗胁痛选取的穴位是什么？为什么如此选穴？
629. 针灸治疗胁痛的取穴方义是什么？
630. 针灸治疗急性泄泻的主穴是什么？这样选穴为什么？
631. 慢性泄泻的治疗处方及取穴方义是什么？
632. 针灸治疗急性泄泻与慢性泄泻的有何不同之处？
633. 针灸治疗痢疾的辨证分型及选穴是什么？
634. 针灸治疗痢疾的取穴方义是什么
635. 针灸治疗便秘如何辨证取穴？为什么？
636. 针灸治疗便秘的操作是什么？
637. 针灸治疗癃闭的辨证取穴是什么？为什么？
638. 针灸治疗癃闭时如何操作？
639. 针灸治疗阳痿的主穴是什么？为什么这样选穴？
640. 针灸治疗阳痿时，关元穴怎样操作？
641. 针灸治疗遗精的辨证选穴是什么？
642. 针灸治疗遗精的取穴方义是什么？

643. 针灸治疗消渴的主穴是什么？经验效穴是什么？
644. 针灸治疗消渴在操作上应注意什么？
645. 针灸治疗经早、经迟、经乱的治疗主穴是什么？
646. 治疗月经不调的经验穴是什么？
647. 针灸治疗痛经的主穴是什么？为什么？
648. 针灸治疗痛经如何对症选穴？为什么？
649. 针灸治疗血枯经闭的主穴及方义是什么？
650. 针灸治疗血滞经闭的主穴及方义是什么？
651. 针灸治疗崩漏的经验穴是什么？
652. 针灸治疗崩漏的辨证选穴及取穴方义是什么？
653. 针灸治疗绝经前后诸症的辨证取穴是什么？为什么？
654. 绝经前后诸症的取穴方义是什么？
655. 带脉、中极、白环俞、阴陵泉四穴配合用于治疗妇科的什么病症？为什么？
656. 带下病的治疗方义是什么？
657. 针灸治疗不孕症如何辨证选穴，为什么？
658. 针刺治疗不孕症的操作要点是什么？
659. 胎位不正的治疗取穴是什么？
660. 采用灸法治疗胎位不正，如何操作？
661. 针灸治疗滞产的主穴是什么？怎样操作？
662. 针灸治疗滞产的经验要穴是什么？
663. 通乳的经验效穴是什么？
664. 针刺治疗缺乳选取哪些穴位？为什么？
665. 针灸治疗阴挺的辨证归经、选穴是什么？
666. 针灸治疗阴挺的效穴是什么？
667. 针灸治疗遗尿的辨证取穴是什么？为什么？
668. 针刺治疗遗尿的选穴方义？
669. 急惊风及慢惊风的辨证取穴是什么？
670. 针灸治疗惊厥时用到的开四关是指什么？
671. 针灸治疗抽动障碍的主穴是什么？为什么？

672. 针刺治疗抽动障碍的选穴方义?
673. 针灸治疗积滞的主穴是什么? 怎样操作?
674. 针灸治疗积滞的效穴是什么?
675. 治疗疳积的经验穴是什么?
676. 针灸疳证的治疗操作是什么?
677. 针灸治疗小儿脑性瘫痪的辨证取穴是什么? 为什么?
678. 针刺治疗小儿脑性瘫痪的选穴方义?
679. 针灸治疗注意力缺陷多动障碍的辨证归经选穴是什么?
680. 针灸治疗注意力缺陷多动障碍时，治疗操作是什么?
681. 针灸治疗孤独症的主穴是什么? 为什么?
682. 针刺治疗孤独症的选穴方义?
683. 瘾疹的主症、治法是什么?
684. 针灸治疗蛇串疮的主穴是什么? 如何操作?
685. 扁平疣的针刺操作方法与蛇串疮的操作方法有何异同?
686. 针刺治疗神经性皮炎中如何理解“治风先治血，血行风自灭”?
687. 斑秃的治法是什么? 如何根据斑秃的临床表现辨证取穴?
688. 如何掌握斑秃的辨证叩刺力度?
689. 针刺治疗疔疮的操作方法是什么?
690. 针刺治疗疔疮选取什么穴位? 为什么?
691. 针刺治疗疔疮的经验用穴是什么?
692. 丹毒的针灸治疗取穴及方义是什么?
693. 丹毒的治疗操作是什么?
694. 如何根据丹毒发病部位配取穴位?
695. 治疗痄腮为何要选取少阳、阳明经的穴位?
696. 乳痈的临床分期各有何特点?
697. 治疗乳痈的经验用穴是什么? 为什么?
698. 乳根、膻中、屋翳及人迎在治疗乳癖的针刺操作应该注意什么?
699. 为何说乳癖病在胃、肝、脾三经?

700. 治疗肠痈的经验用穴是什么?
701. 针刺治疗痔疮的原则是什么?
702. 治疗痔疮的经验用穴是什么?
703. 针刺治疗脱肛的主穴? 为什么?
704. 选用哪些穴位治疗颈椎病，为什么?
705. 颈椎病的针刺处方和方义是什么?
706. 扭伤病如何根据受伤部位的经络所在来选取配穴?
707. 结合扭伤和腱鞘囊肿，如何理解“在筋守筋”?
708. 针刺治疗目赤肿痛如何辨证取穴? 为什么?
709. 治疗目赤肿痛有几种针刺操作方法，以哪种操作手法为主?
710. 治疗麦粒肿的方义分析是什么?
711. 根据麦粒肿的临床表现，针刺如何取穴? 如何操作?
712. 治疗近视的方义分析什么?
713. 针刺治疗耳聋、耳鸣的辨证取穴是什么?
714. 针刺治疗鼻渊的主穴及方义是什么?
715. 咽喉肿痛阴虚证和耳鸣、耳聋的虚证在取穴方面有何异同?
716. 虚证的咽喉肿痛可以选取少商穴为主穴治疗吗?
717. 针灸治疗牙痛为何要循经远取交叉刺?
718. 针灸治疗牙痛如何辨证取穴? 如何操作?
719. 晕厥的取穴特点是什么? 为什么选用水沟、内关、涌泉治疗?
720. 针灸治疗虚脱与晕厥时有哪些异同?
721. 治疗虚脱的方义分析是什么?
722. 高热的辨证分型有哪些? 针刺治疗高热如何操作?
723. 治疗高热的常用效穴有哪些?
724. 抽搐和虚脱在取穴上有何异同?
725. 针灸治疗心绞痛的主穴是什么?
726. 治疗心绞痛时可以使用电针吗?
727. 胆绞痛的治疗主穴中包含哪些取穴与配穴原则?
728. 治疗胆腑疾病的经验穴是什么?
729. 胆道蛔虫症与胆绞痛的选穴治疗上有何异同?

730. 针灸治疗肾绞痛原则是什么？如何取穴？
731. 比较各种出血症的异同？
732. 治疗咯血的有效穴是什么？
733. 慢性疲劳综合征的选穴及临床意义是什么？
734. 戒烟综合征与戒毒综合征治疗上有哪些异同？
735. 针灸治疗肥胖主要选哪个经脉的腧穴，为什么？
736. 延缓衰老的腧穴有哪些？
737. 肿瘤针灸治疗中的指导原则是什么？

参考答案

一、选择题

1. B 2. C 3. C 4. C 5. A 6. B 7. C 8. A 9. B 10. B 11. C
12. B 13. C 14. C 15. E 16. A 17. C 18. E 19. C 20. B
21. A 22. C 23. B 24. A 25. D 26. B 27. C 28. A 29. A
30. B 31. A 32. B 33. B 34. B 35. A 36. E 37. E 38. E
39. A 40. B 41. D 42. E 43. A 44. D 45. C 46. A 47. D
48. C 49. D 50. B 51. A 52. B 53. C 54. A 55. D 56. C
57. D 58. E 59. C 60. B 61. E 62. D 63. A 64. A 65. C
66. D 67. C 68. B 69. C 70. C 71. A 72. B 73. A 74. B
75. D 76. C 77. A 78. B 79. C 80. E 81. E 82. B 83. C
84. B 85. D 86. A 87. C 88. C 89. A 90. B 91. D 92. E
93. D 94. C 95. B 96. A 97. A 98. E 99. A 100. A 101. E
102. C 103. B 104. D 105. C 106. E 107. B 108. A 109. C
110. A 111. B 112. C 113. E 114. E 115. A 116. C 117. A
118. D 119. B 120. C 121. A 122. C 123. C 124. A 125. C
126. C 127. E 128. C 129. E 130. A 131. E 132. A 133. C
134. E 135. D 136. E 137. B 138. E 139. C 140. A 141. A
142. C 143. A 144. A 145. C 146. E 147. D 148. A 149. B
150. B 151. E 152. E 153. A 154. A 155. D 156. A 157. C

158. C 159. A 160. D 161. D 162. A 163. A 164. D 165. D
166. C 167. D 168. A 169. A 170. C 171. B 172. A 173. A
174. E 175. C 176. B 177. C 178. E 179. C 180. A 181. B
182. A 183. C 184. E 185. B 186. B 187. B 188. E 189. B
190. A 191. E 192. B 193. C 194. B 195. A 196. E 197. B
198. B 199. C 200. A 201. D 202. A 203. D 204. A 205. E
206. C 207. A 208. B 209. A 210. A 211. E 212. E 213. D
214. C 215. A 216. A 217. B 218. A 219. A 220. A 221. B
222. B 223. A 224. C 225. E 226. B 227. D 228. D 229. C
230. ABCE 231. DE 232. ABD 233. ABC 234. ABE 235. BCDE
236. ABC 237. BDE 238. ABC 239. CD 240. ABD 241. ABC
242. ABC 243. ABCD 244. CDE 245. ABCD 246. ABCD
247. BCDE 248. ABCDE 249. AC 250. AC 251. ABC 252. AB
253. ABCDE 254. ABCDE 255. ABCDE 256. CD 257. CD 258. AC
259. DE 260. AC 261. ABDE 262. ABCE 263. ABC 264. ACD
265. AD 266. AC 267. ADE 268. ABDE 269. ABCDE 270. ACD
271. ABCE 272. AB 273. ABE 274. BCE 275. ABC 276. BD
277. ABCDE 278. AD 279. ABD 280. BCDE 281. BCD 282. DE
283. AD 284. ABCDE 285. ABCD 286. AB 287. ABCDE 288. AD
289. BCDE 290. ADE 291. ABD 292. ABCDE 293. ABCE 294. AB
295. ACD 296. AE 297. ABCD 298. ABCDE 299. ABDE
300. ABCDE
301. ABCDE 302. ABC 303. ABC 304. ABCDE 305. ABCDE
306. CE 307. CDE 308. ABCD 309. ABCE 310. CDE 311. ABCDE
312. ABC 313. AB 314. ABCDE 315. AE 316. CDE 317. CD
318. ABCDE 319. DE 320. BD 321. ADE 322. CE 323. ABC
324. DE 325. AB 326. DE 327. ABCD 328. CDE 329. DE
330. ABCDE 331. ABC 332. BCD 333. ABE 334. AC 335. AB
336. ABE 337. ABD 338. BE 339. ABD 340. AD 341. AB

342. AB　343. AB　344. ABD　345. AC　346. ACE　347. ADE
348. ABCDE　349. ABCDE　350. ABDE　351 . ABD　352. AC
353. ABD　354. ABCDE　355. ACE　356. ABCDE　357. ABCDE
358. ABD　359. ABCDE　360. ABCD　361. ABD　362. AB　363. CE
364. BCD　365. ABCDE　366. ABCE　367. ABCDE　368. ABCD
369. BCDE　370. ABCDE　371. ACE　372. ABCD　373. ABCD
374. AD E　375. ACE　376. AB E　377. A D　378. A B　379. ABC

二、填空题

380. 太阳
381. 厥阴
382. 痰湿偏盛，中脘，丰隆
383. 疏通经络、活血止痛
384. 督脉、太阳
385. 气血虚弱，足三里，气海
386. 手阳明
387. 肱骨外上髁炎、肱骨内上髁炎、尺骨鹰嘴炎
388. 后溪，申脉
389. 足太阳，足少阳
390. 头晕眼花、视物旋转动摇
391. 脑、肝、脾、肾
392. 风、火、痰、瘀、气血虚弱、髓海不足、清窍失养
393. 百会、风池、内关、太冲，百会、风池、肝俞、肾俞、足三里
394. 肝、肾；肾阴不足、肝阳偏亢、阴阳失调；风、痰、瘀血
395. 百会、风池、太冲、合谷、曲池、三阴交
396. 突然晕到、不省人事、伴口角歪斜、语言不利、半身不遂、不经昏仆仅以口歪、半身不遂
397. 脑、心、肝、脾、肾；脏腑阴阳失调、气血逆乱、上扰清窍、窍闭神匿、神不导气
398. 脑、舌咽、噎膈、喑痱

399. 风痰、瘀浊阻滞脑络、舌窍；吞咽困难，语言不利
400. 水沟、廉泉、金津、玉液、咽后壁、风池、翳风
401. 面部，少阳、阳明经筋；经气痹阻，经筋功能失调
402. 阳白、颧髎、颊车、地仓、翳风、合谷
403. 酸痛、麻木、重着、屈伸不利，关节肿大灼热
404. 经络不通、气血痹阻
405. 肺、脾、肝、肾
406. 风、痰、火、瘀
407. 先天禀赋、心理因素及家族遗传
408. 脑、肝
409. 阴跷脉、阳跷脉
410. 疏理气机，宽胸解郁
411. 髓海不足、神机失用
412. 厥阴俞、膻中
413. 合谷、大椎、风池、太阳
414. 手太阴、手阳明
415. 肺之背俞、募穴、原穴
416. 手太阴经穴、相应背俞穴
417. 手太阴经穴、足少阴经穴
418. 督脉、手太阳经穴、手少阳经穴
419. 胃的俞募穴、下合穴
420. 任脉、手厥阴、足阳明经穴
421. 足三里、中脘
423. 胃之下合穴、大肠募穴、小肠募穴
424. 肝
425. “泄”，“泻”
426. 痢疾
427. 大肠俞、天枢、支沟、上巨虚
428. 癃，闭
429. 肝郁证、肾虚证、脾虚证

430. 十七椎、次髎
431. 归来
432. 任脉、足太阴
433. 滋补肝肾，调理冲任
434. 湿热下注，水道、次髎、行间
435. 太溪、命门
436. 足三里、脾俞
437. 理气活血，行滞催产
438. 调理气血，疏通乳络
439. 补脾益肾，提升固脱
440. 肾阳不足，肾俞、命门
441. 开窍醒神，熄风镇惊
442. 平肝熄风，调神止搐
443. 健脾和胃，消食化积
444. 健脾益胃，化滞消疳
445. 心脾两虚，心俞、脾俞
446. 健脑益智，安神定志、太溪
447. 醒脑益智，开窍安神
448. 胃肠积热血虚风燥
449. 脾经湿热、瘀血阻络
450. 曲池、合谷
451. 曲池、血海、膈俞
452. 血虚风燥，或气滞血瘀，发失所养
453. 火毒蕴结肌肤，经络气血凝滞
454. 火毒夹湿、热毒内陷
455. 温毒蕴结、温毒内陷
456. 胃热肝郁，火毒凝结
457. 气滞痰凝，冲任失调
458. 肠腑气蕴，热瘀互结、血败肉腐
459. 湿热下注，或病久脾气下陷

460. 百会、长强、大肠俞、承山
461. 肝肾不足，肝俞，肾俞
462. 肩髎、肩贞
463. 阿是穴
464. 经脉闭阻，血壅气滞
465. 气血瘀阻，火热结聚
466. 目络瘀阻，目失所养
467. 邪扰耳窍、耳窍失养
468. 邪壅鼻窍
469. 肺胃实热、肾阴不足
470. 通络止痛
471. 实证、合谷、太冲
472. 督脉、任脉及手厥阴心包经穴
473. 尺泽、鱼际、外关
474. 血海、足三里

其他题型答案参见本章相关内容。